孕产期营养百科

健康生活丛书

肖琦 高鹏 ◎ 主编

顾军 ◎ 副主编

孕期安胎养胎大补贴

孕期饮食原则与饮食禁忌

孕期常见不适与疾病饮食调养

产后饮食滋补调理

U0321377

青岛出版社
QINGDAO PUBLISHING HOUSE

国家一级出版社
全国百佳图书出版单位

图书在版编目（CIP）数据

孕产期营养百科 / 肖琦, 高鹏主编. -- 青岛 : 青岛出版社，2014.5
ISBN 978-7-5552-0760-3

Ⅰ. ①孕… Ⅱ. ①肖… ②高… Ⅲ. ①孕妇—营养卫生②产妇—营养卫生
Ⅳ. ①R153.1

中国版本图书馆CIP数据核字(2014)第101102号

书　　名	孕产期营养百科	
主　　编	肖琦　高鹏	
副 主 编	顾军	
出版发行	青岛出版社	
社　　址	青岛市海尔路182号（266061）	
本社网址	http://www.qdpub.com	
邮购电话	13335059110　0532-85814750（传真）　0532-68068026	
责任编辑	尹红侠　谢磊	
责任校对	赵慧慧	
制　　版	青岛乐喜力科技发展有限公司	
印　　刷	北京德富泰印务有限公司	
出版日期	2014年10月第1版　2019年6月第2版第2次印刷	
开　　本	16开（700mm×1000mm）	
印　　张	20	
字　　数	300千	
书　　号	ISBN 978-7-5552-0760-3	
定　　价	29.80元	

编校质量、盗版监督服务电话 4006532017
青岛版图书售后如发现质量问题，请寄回青岛出版社出版印务部调换。
电话：0532-68068638

前言
Preface

怀孕期间，胎儿生长发育所需的一切营养都要由准妈妈提供。如果准妈妈营养不足或营养过剩，都会影响腹中宝宝的健康。在孩子顺利出世后，处于婴儿时期的宝宝营养主要来自于母乳，所以孕产妇和哺乳期妇女的健康水平与营养状况直接决定胎儿和婴儿的生长发育状况。

本书从孕前计划开始，详细列出了准爸爸和准妈妈的优生饮食原则，提醒准备怀孕的准妈妈应提前服用叶酸等营养素，及早回归健康的饮食方式。

在孕期的每个月份，从惊喜的第一个月、难言的第二个月，一直到怀孕第十个月，分别为孕妈咪讲解孕期不同月份的饮食指导，提醒准妈妈摄取均衡营养，同时罗列出适宜准妈妈食用的各种饮料、粥、汤煲、凉菜、热炒和主食食谱，为准妈妈孕育宝宝打下丰厚的营养物质基础。另外，列出了孕期每个月份准妈妈容易出现的不适和疾病，以及针对不适和疾病的饮食对策和调理食谱。

在宝宝顺利出世后，为新妈妈讲解产褥期、哺乳期和断奶期的饮食调理方法，同时罗列出适宜产褥期、哺乳期和断奶期食用的各种饮料、粥、汤煲、凉菜、热炒和主食食谱，帮助新妈妈早日恢复健康，顺利哺育宝宝，以及顺利断奶。另外，也列出了产褥期、哺乳期新妈妈容易出现的不适和疾病，以及针对不适和疾病的饮食对策和调理食谱。

最后详细介绍了适宜孕产妇食用的各种水果、蔬菜、海鲜、河产品、肉禽乳制品，以及五谷杂粮等，用准确的数字标出这些食物的营养成分含量，同时讲解这些食物对孕产妇的特殊功效以及科学的食用方法。

在本书附录部分，分别介绍了母乳喂养、混合喂养、人工喂养、添加辅食等不同的喂养方法。

本书内容细致翔实，贴近生活，为准妈妈和新妈妈列出的食谱丰富实用，同时列出了详细的制作步骤和菜品功效，让准妈妈和新妈妈在轻松愉快的阅读欣赏中得到专业的饮食营养指导。

妈妈营养好，宝宝才能健康。愿每一位妈妈都能快乐健康地孕育自己的宝宝，愿每一对夫妇都能拥有一个健康、聪明的宝宝，愿宝宝能在爸爸妈妈无微不至的照顾下健康快乐地成长。

编 者

2019年3月

目录
Contents

 PART 1 孕前饮食

准爸妈孕前饮食指导

准妈妈孕前优生饮食指导...................2

准爸爸孕前优生饮食指导...................2

准妈妈孕前饮食细安排.....................3

孕前开始加强营养的时间...................4

根据体重指数评估肥胖程度.................4

肥胖者孕前饮食注意事项...................5

体重过低者孕前饮食注意事项...............6

正常体重者孕前饮食注意事项...............6

准妈妈应提前服用叶酸.....................6

准妈妈提前补充叶酸的合理剂量.............7

补充复合维生素制剂和单纯补充

　叶酸的区别.............................7

富含蛋白质的食物.........................7

富含碳水化合物的食物.....................8

富含膳食纤维的食物.......................8

富含必需脂肪酸的食物.....................8

准妈妈孕前食谱

适合孕前饮用的饮料.......................9

　蜂蜜鲜萝卜水...........................9

　葡萄地黄汁蜜...........................9

适合孕前食用的粥.........................9

　黑参粥.................................9

　香菇鸡粥...............................9

适合孕前食用的汤煲......................10

　菠菜蛋汤..............................10

　酸辣猪血豆腐汤........................10

适合孕前食用的凉菜......................10

　凉拌豆腐..............................10

　香椿芽拌豆腐..........................11

适合孕前食用的热炒......................11

　甜椒牛肉丝............................11

　青椒炒瘦肉丝..........................11

　西红柿炒鸡蛋..........................12

　红烧黄鱼..............................12

适合孕前食用的主食......................12

　虾肉水饺..............................12

PART 2　准妈妈孕一月饮食

准妈妈孕一月身体的变化
孕一月宝宝的发育状况
准妈妈孕一月饮食注意事项
准妈妈孕一月饮食指导

准妈妈孕一月营养要素 15
准妈妈孕一月饮食原则 15
适合孕一月食用的食物 15
孕一月准妈妈一天食谱参考 16
孕妈咪孕期营养要全面 16
孕妈咪孕期如何正确补充营养素 ... 17
孕妈咪孕期如何选择中医进补 18
孕妈咪要吃得有营养而不发胖 18
过瘦孕妈咪如何补充营养 19
素食孕妈咪饮食原则 20
孕早期所需营养素 22
孕早期害喜时怎么吃 24
准妈妈不宜吃过量水果 25
准妈妈可适当多吃的食物 25
准妈妈吃鱼好处多 26
准妈妈应多吃玉米 27
准妈妈应少吃刺激性食物 28
准妈妈要多喝牛奶 28
喝孕妇奶粉，方便补充营养 28
准妈妈最易忽视的营养素 28
准妈妈不宜偏食 29
准妈妈不宜饮用含咖啡因的饮料 ... 29
准妈妈饮水不宜过多 30
准妈妈如何选择饮料 30
准妈妈不宜多饮茶 30

准妈妈不宜贪吃冷饮 30
准妈妈不宜用饮料代替白开水 31
准妈妈不宜多饮汽水 31
准妈妈切莫滥服补药 32
准妈妈不宜多服温热补品 32

准妈妈孕一月食谱
适合孕一月饮用的饮料 33
　葡萄姜蜜茶 33
　柠檬汁 33
适合孕一月食用的粥 34
　大枣山药粥 34
　乌鸡糯米葱白粥 34
适合孕一月食用的汤煲 34
　茼蒿鱼肉汤 34
　蛋黄莲子汤 35
适合孕一月食用的凉菜 35
　煮栗子 35
　白切肉 35
适合孕一月食用的热炒 36
　椒油牛百叶 36
适合孕一月食用的主食 36
　粟橘饭 36
　虾仁枸杞炒饭 36

孕一月易出现的不适与饮食
对策
孕期疲劳的饮食对策 37

孕一月常见疾病的饮食调理
预防发热的饮食调理 38
　调理食谱：冬瓜粥 38

PART 3　准妈妈孕二月饮食

准妈妈孕二月身体的变化

孕二月宝宝的发育状况

准妈妈孕二月饮食注意事项

准妈妈孕二月饮食指导

孕妈咪二月营养要素 41

孕二月准妈妈一天食谱参考 42

哪些食物孕妈咪不能吃 42

孕妈咪不宜吃的八种食物 44

哪些食物孕妈咪不能多吃 45

孕妈咪应少吃的食物 46

提防水果中的陷阱 48

准妈妈要保证吃早餐 51

准妈妈晚餐不宜多吃 51

准妈妈饮食不宜饥饱不一 52

准妈妈不宜全吃素食 52

准妈妈不宜多吃油条 52

准妈妈不宜多食酸性食物 53

准妈妈要适量吃豆类食品 53

准妈妈不宜过量吃的水果 54

准妈妈不宜过量吃菠菜 54

准妈妈不宜吃热性香料 55

准妈妈不宜吃桂圆 55

准妈妈孕二月食谱

适合孕二月饮用的饮料 56

　丝瓜花绿豆饮 56

适合孕二月食用的粥 56

　莲子芋肉粥 56

　菠菜粥 56

适合孕二月食用的汤煲 57

　养血安胎汤 57

　柠檬猪肺汤 57

适合孕二月食用的凉菜 57

　西红柿拌黄瓜 57

　芝麻拌菠菜 58

适合孕二月食用的热炒 58

　鱿鱼炒茼蒿 58

　清炒胡萝卜 58

　蚝油菜花 59

适合孕二月食用的主食 59

　猪肉酸菜包 59

孕二月易出现的不适与饮食对策

早孕反应的饮食对策 60

孕期食欲不振的饮食对策 61

　调理食谱：酸甜黄瓜 61

　调理食谱：西红柿烧菜花 61

为什么会出现害喜症状 61

害喜症状的分型 62

远离孕吐的措施 62

缓解孕吐15方 63

缓解孕吐的食疗妙方 64

孕二月常见疾病的饮食调理

预防先兆流产的饮食调理 65

　调理食谱：什锦甜粥 66

PART 4　准妈妈孕三月饮食

准妈妈孕三月身体的变化

孕三月宝宝的发育状况

准妈妈孕三月饮食注意事项

准妈妈孕三月饮食指导

孕妈咪三月营养要素 69

孕三月准妈妈一天食谱参考 69

准妈妈饮食状况会影响宝宝

　　未来寿命 70

准妈妈不宜节食 70

准妈妈营养不良害处多 70

准妈妈营养补充小窍门 71

准妈妈要多摄入脑黄金 71

准妈妈要摄入足够的热能 72

准妈妈要适量摄入维生素B₂ 72

准妈妈应少吃方便食品 73

准妈妈应少吃罐头食品 73

准妈妈不宜吃发芽的土豆 74

准妈妈不宜用沸水冲调营养品 74

准妈妈不宜喝长时间煮的骨头汤 ... 74

准妈妈不宜吃腌制食品 75

准妈妈不宜食用过敏性食物 75

准妈妈不宜食用霉变食物 75

孕妇不宜生食食物 76

孕妇身体增重莫太多 76

准妈妈孕三月食谱

适合孕三月饮用的饮料 77

　　橙汁酸奶 77

　　莴苣苹果汁 77

适合孕三月食用的粥 77

　　两米蚕豆粥 77

　　大蒜海参粥 77

适合孕三月食用的汤煲 78

　　什锦豆腐煲 78

　　丝瓜豆腐汤 78

　　大蒜鱼片汤 78

适合孕三月食用的凉菜 79

　　什锦沙拉 79

　　银耳拌豆芽 79

适合孕三月食用的热炒 79

　　盐水虾 79

　　清蒸鱼 80

　　糖醋黄鱼 80

　　丝丝如意 80

　　鸭丝绿豆芽 81

　　虾仁锅巴 81

　　胡萝卜炖猪肉 81

适合孕三月食用的主食 82

　　缤纷鲑鱼饭 82

　　萝卜饼 82

　　豆沙包 82

孕三月易出现的不适与饮食
对策

孕期尿频的饮食对策 83

孕期色素沉淀的饮食对策 83

　　调理食谱：清炒菜花 83

孕三月常见疾病的饮食调理

妊娠剧吐的饮食调理 84

　　调理食谱：炒萝卜 85

　　调理食谱：肉末西红柿 85

孕期感冒谨慎用药 84

缓解感冒不适的措施 86

感冒推荐食谱 86

　　鲍鱼竹笙鸡汤 86

PART 5　准妈妈孕四月饮食

准妈妈孕四月身体的变化

孕四月宝宝的发育状况

准妈妈孕四月饮食注意事项

准妈妈孕四月饮食指导

孕妈咪四月营养要素 ……………… 89

孕四月准妈妈一天食谱参考 ……… 90

孕妈咪一日三餐抗疲劳饮食策略 … 90

孕妈咪一日三餐注意事项 ………… 91

孕妈咪外出就餐有讲究 …………… 91

小心反式脂肪酸的陷阱 …………… 93

孕中期需增加的营养素 …………… 95

孕中期要合理补充矿物质 ………… 98

孕妇不宜盲目大量补充
　维生素类药物 …………………… 99

准妈妈要适量补锌 ………………… 99

准妈妈小心碘缺乏 ………………… 100

准妈妈要适量摄入维生素B_1 …… 101

准妈妈要适量摄入维生素A ……… 101

准妈妈要适量摄入维生素B_6 …… 101

准妈妈要适量摄入维生素B_{12} … 102

准妈妈要适量摄入维生素C ……… 102

准妈妈要适量摄入维生素D ……… 102

准妈妈要适量摄入维生素E ……… 103

准妈妈要适量摄入维生素K ……… 103

准妈妈孕四月食谱

适合孕四月饮用的饮料 …………… 104

葡萄蜜汁 …………………………… 104

枣仁茶 ……………………………… 104

适合孕四月食用的粥 ……………… 104

猪肝绿豆粥 ………………………… 104

红枣糯米粥 ………………………… 104

适合孕四月食用的汤煲 …………… 105

鸡汤鲈鱼 …………………………… 105

红白豆腐 …………………………… 105

适合孕四月食用的凉菜 …………… 105

桂花糯米糖藕 ……………………… 105

适合孕四月食用的热炒 …………… 106

莲子猪肚 …………………………… 106

虾皮烧冬瓜 ………………………… 106

五香卤鸭 …………………………… 106

大枣鸡泥干贝 ……………………… 107

适合孕四月食用的主食 …………… 107

鸡蛋家常饼 ………………………… 107

孕四月易出现的不适与饮食
对策

孕期腿脚麻木、浮肿的饮食对策 … 108

孕期消化不良的饮食对策 ………… 108

准妈妈心情烦躁的饮食对策 …… 108

调理食谱：百合莲肉炖蛋 ………… 109

孕四月常见疾病的饮食调理

孕期便秘的饮食调理 ……………… 109

调理食谱：金针菇拌菠菜 ………… 110

孕期腹泻的饮食调理 ……………… 110

调理食谱：赤豆玉米粥 …………… 110

PART 6　准妈妈孕五月饮食

准妈妈孕五月身体的变化

孕五月宝宝的发育状况

准妈妈孕五月饮食注意事项

准妈妈孕五月饮食指导

孕妈咪五月营养要素 113

孕五月准妈妈一天食谱参考 113

怀孕就该吃两人的饭吗 114

有助于补充矿物质的食物 114

孕妇不宜多吃精米精面 115

宝宝智力发育和孕期营养的关系 ... 115

营养过剩对孕妇的影响 116

准妈妈孕五月食谱

适合孕五月饮用的饮料 117

　生姜乌梅饮 117

　当归补血茶 117

适合孕五月食用的粥 117

　香菇荞麦粥 117

　牛肉粥 118

　猪肝粥 118

适合孕五月食用的汤煲 118

　猪蹄香菇炖豆腐 118

　莲子百合煨瘦肉 119

　鲫鱼丝瓜汤 119

适合孕五月食用的凉菜 119

　凉拌西红柿 119

　木耳拌芹菜 120

适合孕五月食用的热炒 120

　西芹炒百合 120

　蒜蓉空心菜 120

　家常豆腐 121

适合孕五月食用的主食 121

　牛肉焗饭 121

　三仁包子 121

孕五月易出现的不适与饮食
对策

准妈妈头晕的饮食对策 122

孕期失眠的饮食对策 122

孕期腿部抽筋的饮食对策 123

　调理食谱：煎蛤仁蛋饼 124

孕五月常见疾病的饮食调理

预防缺铁性贫血的妙方 124

治疗缺铁性贫血的妙方 126

改善贫血的食疗法 126

　土豆补血什锦汤 126

　高铁紫菜芝麻糊 127

孕期缺铁性贫血的饮食调理 127

　调理食谱：核桃明珠 128

PART 7　准妈妈孕六月饮食

准妈妈孕六月身体的变化

孕六月宝宝的发育状况

准妈妈孕六月饮食注意事项

准妈妈孕六月饮食指导

孕妈咪六月营养要素 131

孕六月准妈妈一天食谱参考 132

准妈妈进食不宜狼吞虎咽 132

准妈妈切莫吃得过多 132

准妈妈不宜多吃鸡蛋 133

准妈妈不宜多吃盐 133

准妈妈不宜长期采用高糖饮食 133

准妈妈要注意补钙 134

补钙过量对宝宝不利 134

孕妈咪需要更多的铁 135

准妈妈孕六月食谱

适合孕六月饮用的饮料 135

　　鲜柠檬葡萄汁 135

　　胡萝卜苹果奶汁 135

适合孕六月食用的粥 136

　　茼蒿粥 136

　　安胎鲤鱼粥 136

适合孕六月食用的汤煲 136

　　鱼头豆腐汤 136

西红柿炖牛肉 137

适合孕六月食用的凉菜 137

　　凉拌双耳 137

　　酸辣黄瓜 137

适合孕六月食用的热炒 138

　　枸杞烩海参 138

　　红枣鲤鱼 138

　　小白菜汆丸子 138

　　芝麻茼蒿 139

适合孕六月食用的主食 139

　　香椿蛋炒饭 139

　　玉米面发糕 139

孕六月易出现的不适与饮食对策

妊娠纹的饮食对策 140

　　调理食谱：扒烧蹄筋 140

孕六月常见疾病的饮食调理

通过饮食控制高血压 141

预防妊娠期高血压疾病的

　　饮食调理 142

　　调理食谱：清汤平菇 142

远离妊娠期糖尿病的饮食准则 143

预防妊娠期糖尿病的饮食调理 143

　　调理食谱：凉拌苦瓜 144

PART 8　准妈妈孕七月饮食

准妈妈孕七月身体的变化

孕七月宝宝的发育状况

准妈妈孕七月饮食注意事项

准妈妈孕七月饮食指导

孕晚期饮食原则 147

孕晚期饮食三大禁忌 147

孕妈咪七月健康食谱 148

过敏体质孕妈咪要忌吃海鲜 148

孕妈咪七月营养要素 149

孕七月准妈妈一天食谱参考 149

准妈妈孕七月食谱

适合孕七月饮用的饮料 149

　　红枣芹菜水 149

　　香蕉木瓜奶 149

适合孕七月食用的粥 150

　　人参粥 150

　　莲子糯米粥 150

适合孕七月食用的汤煲 150

　　当归生姜羊肉汤 150

　　大枣人参汤 150

　　榨菜丝鸡蛋汤 151

适合孕七月食用的凉菜 151

　　素什锦 151

适合孕七月食用的热炒 151

　　清蒸笋鲈鱼 151

　　抓炒鱼片 152

　　海米烩芹菜 152

　　肉炒百合 152

适合孕七月食用的主食 153

　　鳗鱼饭 153

　　翡翠荷叶饺 153

孕七月易出现的不适与饮食
对策

孕期胃部烧灼的饮食对策 153

孕期腰酸背痛的饮食对策 154

如何通过调整饮食来消除水肿 154

如何保证低盐饮食 155

消除水肿的食疗妙方 155

孕七月常见疾病的饮食调理

预防早产的饮食调理 155

　　调理食谱：枸杞松子爆鸡丁 156

PART 9　准妈妈孕八月饮食

准妈妈孕八月身体的变化

孕八月宝宝的发育状况

准妈妈孕八月饮食注意事项

准妈妈孕八月饮食指导

孕妈咪八月营养要素 159

孕八月准妈妈一天食谱参考........... 159

孕晚期饮食注意事项 160

孕期饮食胎教 162

准妈妈能否服用人参 164

准妈妈要关心体重的增长情况....... 165

肥胖对孕产妇和胎婴儿的

　　不良影响 165

准妈妈孕八月食谱

适合孕八月饮用的饮料 167

　　茼蒿汁 167

　　鲜榨橘子汁 167

适合孕八月食用的粥 167

　　花生米粥 167

　　菠菜芹菜粥 167

适合孕八月食用的汤煲 168

　　羊肉冬瓜汤 168

排骨冬瓜汤 168

清炖鹌鹑 168

丝瓜鲢鱼汤 169

适合孕八月食用的凉菜.................169

　　蒜拌海带 169

　　菠菜麻油拌芹菜.....................169

适合孕八月食用的热炒.................170

　　柏子仁猪心 170

　　糖醋藕片 170

适合孕八月食用的主食 170

　　芡实内金饼 170

**孕八月易出现的不适与饮食
对策**

孕期呼吸困难的饮食对策 171

孕期心悸的饮食对策 171

　　调理食谱：栗子大枣炖母鸡.......172

孕八月常见疾病的饮食调理

预防胎儿生长受限的饮食调理....... 172

　　调理食谱：木耳肉丝蛋汤 173

　　调理食谱：清炖牛肉 173

妊娠期真菌性阴道炎的防治 174

PART 10　准妈妈孕九月饮食

准妈妈孕九月身体的变化

孕九月宝宝的发育状况

准妈妈孕九月饮食注意事项

准妈妈孕五月饮食指导

孕妈咪九月营养要素 177

孕九月准妈妈一天食谱参考 178

孕妇孕期体重增长的规律 178

不同体重的孕妇孕期体重增长
　的要求也不同 178

准妈妈如何控制每顿饭的食量 179

准妈妈孕九月食谱

适合孕九月饮用的饮料 180

　洋葱汁 180

　白萝卜鲜藕汁 180

适合孕九月食用的粥 180

　鸡丝粥 180

　草莓绿豆粥 181

适合孕九月食用的汤煲 181

　檬汁煨鸡 181

萝卜鲤鱼汤 181

适合孕九月食用的凉菜 182

　凉拌素什锦 182

适合孕九月食用的热炒 182

　虾皮萝卜丝 182

　炒木耳卷心菜 182

　口蘑鸡片 183

适合孕九月食用的主食 183

　牛奶大米饭 183

　肉羹面 183

孕九月易出现的不适与饮食
对策

孕期小便失禁的饮食对策 184

　调理食谱：炒丝瓜 184

孕期胀气的饮食对策 184

　调理食谱：牛肉芹菜 185

孕九月常见疾病的饮食调理

预防妊娠期肝内胆汁淤积症的
　饮食调理 185

　调理食谱：莴苣豆腐汤 186

PART 11　准妈妈孕十月饮食

准妈妈孕十月身体的变化

孕十月宝宝的发育状况

准妈妈孕十月饮食注意事项

准妈妈孕十月饮食指导

孕妈咪十月营养要素 189

孕十月准妈妈一天食谱参考 189

临产时的饮食 189

产前吃巧克力好 190

产妇在分娩时应重视食物补充 190

剖宫产术前不宜进补人参 191

准妈妈孕十月食谱

适合孕十月饮用的饮料 191

　　参乳雪梨汁 191

　　鲜菠菜水 191

适合孕十月食用的粥 192

　　粳米菠菜粥 192

糯米百合粥 192

适合孕十月食用的汤煲 192

　　山药瘦肉乳鸽煲 192

　　砂仁炖鲫鱼 193

适合孕十月食用的凉菜 193

　　凉拌芹菜叶 193

适合孕十月食用的热炒 193

　　瑶柱鲜芦笋 193

　　海参烧木耳 194

适合孕十月食用的主食 194

　　人参汤圆 194

孕十月易出现的不适与饮食
对策

减少临产恐惧的饮食对策 195

孕十月常见疾病的饮食调理

过期妊娠的饮食调理 196

　　调理食谱：黄豆排骨汤 196

PART 12　产褥期饮食

新妈妈产褥期身体的变化

新妈妈产褥期生活注意事项

新妈妈产褥期饮食指导

产后营养需求 199

月子营养饮食十原则 200

常见坐月子补品 202

能够帮助产妇调理滋补的食物 ... 203

产后均衡饮食九大建议 205

产后进补因体质而异 206

坐月子中药调理四步骤 208

坐月子一定要用酒吗 209

坐月子生化汤如何正确服用 210

产后麻油料理服用注意事项 210

剖宫产妈妈产后饮食调理原则 210

适合新妈妈产后恢复食用的食物 ... 211

产褥期新妈妈饮食原则 212

新妈妈产褥期营养要素 212

正常分娩产褥期饮食安排 213

剖宫产妈咪术后进食三不宜 213

剖宫产妈咪的饮食原则 213

产后补血食物大搜罗 214

产褥期饮食误区 214

新妈妈产后不宜滋补过量 215

产后恢复期不宜急于用人参滋补 ... 215

新妈妈产褥期不宜过多吃

　油炸食品 215

新妈妈产褥期不宜多吃的蔬菜 215

新妈妈产后不宜以鸡蛋为主食 215

新妈妈应少吃辛辣、生冷坚硬

　的食物 216

新妈妈产后不宜过量食用红糖 216

新妈妈产后美容饮食调理 216

新妈妈吃海鲜会引起刀口发炎吗 ... 217

新妈妈产褥期食谱

适合产后恢复饮用的饮料 217

　大枣人参汤 217

　香蜜茶 217

适合产后恢复食用的粥 218

　龙眼莲子粥 218

　羊骨小米粥 218

　粟米粥 218

　虾仁粥 218

　小米粥 219

适合产后恢复食用的汤煲 219

　炖鳗鱼 219

　地黄蒸白鸭 219

　海鲜炖豆腐 220

　黄豆排骨汤 220

　八宝鸡汤 220

牡蛎紫菜蛋汤 221

当归补血汤 221

乌鸡白凤汤 221

红枣炖兔肉 221

清炖鸡参汤 222

牛骨萝卜汤 222

花生猪蹄汤 222

清炖甲鱼 223

萝卜炖羊肉 223

人参鸡片汤 223

适合产后恢复食用的热炒 224

栗子鸡块 224

熘炒黄花猪腰花 224

干贝芦笋 224

栗子黄焖鸡 225

山楂肉干 225

扒什锦豆腐 225

木耳清蒸鲫鱼 226

枸杞肉丝 226

番瓜炒肉丝 226

三色豆腐 227

红杞蒸鸡 227

竹笋炒血豆腐 227

烧全家福 228

赤豆鲤鱼 228

西红柿酿肉 228

龙眼鸡翅 229

适合产后恢复食用的主食 229

西红柿猪肝菠菜面 229

花菜肉饼 229

粟米饭 230

黑糯米油饭 230

桑葚芝麻面 230

什锦面 231

新妈妈产褥期易出现的不适与饮食对策

新妈妈产褥期不适的饮食对策 231

新妈妈产褥期常见疾病的饮食调理

新妈妈预防消化不良的饮食调理 ...232

新妈妈预防产后脱发的饮食调理 ...232

新妈妈预防产褥感染的饮食调理 ...233

新妈妈产后预防痔疮的饮食调理 ...233

新妈妈预防产褥中暑的饮食调理 ...233

新妈妈预防生育性肥胖的

饮食调理 233

新妈妈预防恶露不尽的饮食调理 ...233

调理食谱：小米鸡蛋红糖粥 234

PART 13　哺乳期饮食

新妈妈哺乳期饮食指导

哺乳妈妈饮食注意事项............236

适合新妈妈哺乳期食用的食物......236

新妈妈哺乳期营养要素............237

母乳是婴儿最理想的食物...........237

常用的饮食催奶方法..............238

喝催乳汤的学问..................238

新妈妈哺乳期不宜急于节食......239

哺乳期饮食误区..................239

哺乳期新妈妈不宜吃炖母鸡......239

哺乳期新妈妈不宜多吃味精......240

哺乳期新妈妈不宜吃麦乳精......240

新妈妈哺乳期应适量摄入食盐......240

新妈妈哺乳期不宜多喝茶...........240

新妈妈哺乳期食谱

适合哺乳期饮用的饮料..................241

　橙汁冲米酒..........................241

　桑寄生麦冬蛋茶......................241

适合哺乳期食用的粥..................242

　花生红枣粥..........................242

　糯米红枣粥..........................242

　薏米红枣粥..........................242

　何首乌粥............................242

　花生咸味粥..........................243

　丝瓜粥..............................243

适合哺乳期食用的汤煲..............243

　丝瓜猪蹄汤..........................243

　益母草红枣瘦肉汤...................243

萝卜鲢鱼汤 244

人参鸡煲 244

田七乌鸡汤 244

花生炖猪蹄 245

红萝卜猪肝汤 245

美颜苹果汤 245

养颜燕窝鹌鹑蛋汤 245

何首乌海参瘦肉汤 246

猪骨炖莲藕 246

健脾补肾猪尾汤 246

清汤羊肉 246

蟹肉扒豆腐 247

山药猪蹄莲子汤 247

猪蹄炖丝瓜豆腐 247

炖鸡块 248

排骨大白菜 248

适合哺乳期食用的凉菜 248

黄瓜拌蜇皮 248

凉拌茄子 249

适合哺乳期食用的热炒 249

葱烧海参 249

熘炒黄花猪肝 249

鸡胗芹菜 250

豆芽生鱼片 250

胡萝卜鸭肝 250

油菜炒牛肉 251

酸菜炒肉丝 251

木耳清蒸鲫鱼 251

素炒豆苗 252

青椒牛肉片 252

油菜炒豆腐 252

PART 14　断奶期饮食

断奶时机与常用方法

为宝宝断奶的时机 254

给宝宝正确断奶的方法 254

产后自然回奶的方法 254

产后人工回奶的方法 254

妈咪回奶时乳房护理 255

妈咪回奶后乳房胀痛怎么办 255

预防回奶后发生乳腺炎 255

预防回奶后乳房下垂 255

新妈妈断奶期饮食指导

妈咪回奶的饮食注意事项 256

妈咪回奶时适宜食用的食物 256

新妈妈断奶期食谱

适合断奶期饮用的饮料 256

生枇杷叶茶 256

炒麦芽茶 256

番泻叶茶 256

山楂六神曲茶 256

大黄牛膝麦芽茶 257

适合断奶期食用的粥 257

麦芽粥 257

回乳粥 257

适合断奶期食用的汤煲 257

花椒红糖汤 257

大麦土豆汤 257

适合断奶期食用的热炒 258

韭菜炒肉丝 258

韭黄炒鸡蛋 258

适合断奶期食用的主食 258

燕麦五香饼 258

PART 15　孕产妇常用保健食物

适宜孕产妇食用的水果

柠檬 260

红枣 261

香蕉 262

火龙果 263

板栗 264

橙子 265

适宜孕产妇食用的蔬菜

萝卜 266

丝瓜 267

香菇 268

花生 269

茼蒿 270

适宜孕产妇食用的水产品

鲫鱼 271

海参 272

鲈鱼 274

虾 275

适宜孕产妇食用的肉禽乳制品

牛肉 276

猪蹄 277

鸡肉 278

猪血 279

酸奶 280

牛奶 281

适宜孕产妇食用的主食

玉米 282

小米 283

 # 附录 宝宝喂养指导

母乳喂养

新生宝宝喂养指导 286

掌握正确的喂奶姿势 286

喂完奶要让宝宝打嗝 287

母乳质量巧改善 287

宝宝不宜平躺吃奶 288

掌握1～3个月宝宝每天喂奶次数... 288

混合喂养

母乳不足时先喂母乳 289

精心为宝宝选择优质的鲜牛奶....... 289

精心为宝宝选择优质的婴儿奶粉... 289

真假奶粉巧鉴别 290

人工喂养

掌握好人工喂养的方法 291

掌握好人工喂养的牛奶温度 291

确保宝宝奶嘴奶瓶用品安全无毒... 292

莫忘给宝宝的奶具消毒 292

添加辅食

喂果蔬汁补充维生素C 292

从4个月开始给宝宝添加辅食....... 293

4~6个月的婴儿辅食添加方法....... 293

7~9个月的婴儿辅食添加方法........ 294

10~12个月婴儿应开始断奶 294

最好别在夏天断奶 294

宝宝营养不良的表现 295

宝宝食欲不振怎么办 295

宝宝腹泻时应如何喂养 295

让宝宝养成良好的进食习惯 296

宝宝偏食的危害 296

PART 1
孕前饮食

父母的健康是宝宝健康的基础。丈夫具有良好的营养状况，才能产生足够数量和良好质量的精子。妻子具有良好的营养状况，才有可能提供胎儿发育的温床。如果你有了怀孕的计划，那么怀孕前就要开始有意识地加强营养，养成良好的饮食习惯，为受孕提供良好的营养基础。

准爸妈孕前饮食指导

准妈妈孕前优生饮食指导

合理饮食实现标准体重

准备怀孕的妇女首先要实现标准体重。标准体重计算方法是身高（厘米）减105，所得差即为标准体重（千克）。

保证热能的充足供给

最好在每天供给正常成人需要的2200千卡基础上，再加上400千卡，以供给性生活消耗，这样才能使精强卵壮，为受孕和优生创造条件。

多吃含蛋白质的食物

多吃豆类、蛋类、瘦肉以及鱼等。每天保证摄取足够的优质蛋白质，以保证受精卵的正常发育。

摄入丰富的矿物质

钙、铁、锌、铜等是构成骨骼、制造血液、提高智力的重要营养物质，可以维持代谢平衡。

保证脂肪的供给

脂肪是机体热能的来源之一，其所含必需脂肪酸是构成机体细胞组织不可缺少的物质。适量增加优质脂肪的摄入对怀孕有益。

适量摄入维生素

维生素有助于精子、卵子及受精卵的发育与成长，建议多从食物中摄取，多吃新鲜瓜果和蔬菜，慎重补充维生素制剂。

服用叶酸

为避免胎儿出现无脑儿、脊柱裂等神经管畸形，至少应从孕前三个月到孕后三个月在医生指导下服用叶酸。

爱心提示

如果你已经有了要小宝宝的计划，那么在怀孕前就要开始加强营养，养成良好的饮食习惯，为受孕提供良好的营养基础。

准爸爸孕前优生饮食指导

准爸爸在饮食上要多留心，避免有害物质对自己身体的伤害，从而保护精子健康强盛的生命力。

准爸爸孕前饮食注意事项

❀ 用泡沫塑料饭盒盛的热饭热菜可产生有毒物质二噁英，对人体危害特别大，对男性生育能力会产生直接影响。因此不要用泡沫塑料饭盒来盛饭菜。

❀ 用微波炉专用的聚乙烯饭盒来加热饭菜，饭盒中的化学物质会在加热的过程中被释放出来，使食用者受其毒害。瓷器含铅量很高，用于加热饭菜也对人体有害。所以最好不要用微波炉专用饭盒和瓷器加热饭菜。

❀ 冰箱里的熟食易被细菌污染，吃之前一定要再加热一次。冰箱里的制冷剂对人体也有危害，所以不要将食物长时间储存在冰箱里。

❀ 如今的肉类和鱼类在不同程度上都受到污染，所以不要单吃某一类食品，更不要偏食，尽量吃天然绿色食品，食物品种要多样，摄取均衡营养。

❀ 过去饮绿茶有益人体健康，但近年来，茶叶中农药含量严重超标，所以准爸爸不宜过多饮茶。

❀ 有些年轻人喜欢喝咖啡，但咖啡中的咖啡因对男性生育能力有一定影响，如果咖啡饮用过多，对男性生育能力危害较大。

❀ 很多人把韭菜当作壮阳食品，其实韭菜的农药含量特别高，很难去除，常吃韭菜对男性生育能力危害较大，准爸爸应尽量不吃。

❀ 虽然水果皮有丰富的营养，但农药含量也很高，所以水果一定要削皮吃。

❀ 现在长得又肥又大的茄子大多是用催生激素催化而成，对精子的生长有害，最好不要多吃。

❀ 蔬菜要先洗净，放入清水浸泡一段时间，再下锅。带皮的蔬菜要去皮，洗净。若生吃蔬菜，除洗泡外，还要用开水烫一下，这样虽然可能损失了一些维生素，但农药的成分会减少许多。

🍎 准妈妈孕前饮食细安排

孕前饮食应按照平衡膳食的原则，结合受孕的生理特点来进行安排。准妈妈要多吃以下食物：

❀ 多吃富含优质蛋白质的食物，如肉禽蛋类、豆制品、牛奶等。

❀ 多吃含碘食物，如紫菜、海蜇等。

❀ 多吃含锌、铜的食物，如鸡肉、牛肉、羊肉等。

❀ 多吃有助于补铁的食物，如芝麻、猪肝、芹菜等。

❀ 注意补充钙质和叶酸，多喝牛奶和果汁，多吃柑橘类水果、深绿色蔬菜、坚果、豆类、带皮的谷物、强化面包等。

孕前准妈妈每天食物建议摄入量

畜　肉	50～100克
鸡　蛋	1～2个
豆制品	50～150克
蔬　菜	500克
水　果	100～150克
主　食	300～400克
植物油	20～25克
坚果食物	20～50克
牛　奶	500毫升

● 孕前开始加强营养的时间

夫妻双方在孕前都应增加营养，如果女方存在营养不良、贫血等情况，就会对怀孕和分娩造成不良影响。夫妻双方在怀孕半年前就应开始加强营养，多吃新鲜的蔬菜、水果、肉类和豆制品

等，合理补充维生素和矿物质，为怀孕做好准备。过胖或过瘦的妇女需在孕前3个月调整体重，尽可能达到理想的体重标准。

● 根据体重指数评估肥胖程度

标准体重计算公式

身高>160（厘米）时，理想体重（千克）=［身高（厘米）-105］

身高<160（厘米）时，理想体重（千克）=［身高（厘米）-100］

体重是衡量营养状况是否正常的一个重要标准。怎样评估体重是否符合标准呢？通常利用体重指数来衡量肥胖程度。

体重指数的计算方法

体重指数=

体重（千克）÷身高的平方（米^2）

比如，一个人的体重是77千克，身高是1.60米，按公式计算：

体重指数=77÷(1.6×1.6)=30.1。

体重指数18.5～23.9为体重正常范围。这个人的体重指数等于30.1，就属于体重超重的范围。

中国人体重指数的评估标准

体重指数	评估标准	体重指数	评估标准
18.5~23.9	体重正常	24~27.9	体重超重
<18.5	消　瘦	≥28	肥　胖

世界卫生组织建议的体重级别临界值

体重指数	级别	分类
<18.5	低体重	瘦
18.5~25.0	正常体重	健康（正常或合适）
25.0~30.0	1级超重	超重
30.0~40.0	2级超重	肥胖
>40.0	3级超重	病态肥胖

🍎 肥胖者孕前饮食注意事项

合理安排饮食

过于肥胖的妇女要想把体重减下来，应在保证营养平衡的基础上减少每日摄入的热量，以低热量、低脂肪的食品为主，适当增加优质蛋白，如鱼、豆制品、鸡肉、牛奶等，多吃蔬菜和水果。主食应占总摄入量的60%~65%，应减少脂肪的摄入量，如肥肉、内脏、蛋黄、硬果、植物油等。

不宜通过服用药物减肥

减肥的目的是为了降低因肥胖而导致疾病的危险性，应在医生的指导下进行。抑制食欲的减肥药有引起原发性肺动脉高压的可能，不宜使用。准备近期怀孕的妇女不宜服用药物减肥。

坚持运动和锻炼

过于肥胖的妇女应通过运动减肥，以中等或低强度运动为好，如快步走、慢跑、打羽毛球、打乒乓球、跳舞、游泳、骑车等。

一般活动30分钟就可以消耗能量100~200千卡。应从小运动量开始，每日30分钟，待适应后增加至30~60分钟。如果没有集中的运动时间，可分次运动，每次活动超过10分钟就可算作一次，运动的时间可累加计算。

运动应量力而行，若出现心跳明显加快、心律不齐、胸部或咽部疼痛或有沉重感，及眩晕、气短、头痛、出冷汗等异常情况，则应马上停止运动。

🍎 体重过低者孕前饮食注意事项

❀ 体重过低者孕前应检查是否患有营养不良性疾病，如贫血、缺钙、缺碘、维生素缺乏等。如果有，就需要经医师指导治疗；如果没有，自孕前3个月起，应补充多种维生素、矿物质和叶酸。

❀ 应保证合理均衡的膳食结构，适当增加碳水化合物、优质蛋白、新鲜蔬菜和水果的摄入，脂肪应按需摄取，不宜过多摄入。

❀ 纠正厌食、挑食、偏食的习惯，减少零食的摄入量。

❀ 检查是否存在潜在的疾病造成营养不良，如血液病、心血管病、肾病、糖尿病、结核等。

❀ 戒烟酒及成瘾药物，如吗啡、大麻等。

❀ 最好让体重达到标准后再怀孕。

🍎 正常体重者孕前饮食注意事项

❀ 按孕前膳食标准适当调整饮食结构，多摄入优质蛋白，如奶、蛋、瘦肉、鱼、虾、豆制品等。

❀ 一日三餐都要保证，切不可不吃早餐。吃早餐可以避免血液黏稠、胆汁黏稠等危险，也可避免午餐进食过多，养成良好的饮食习惯。

❀ 从孕前3个月开始服用多种维生素或叶酸补充剂。

❀ 调整每天运动量，以中等强度运动为宜。

❀ 夫妻双方均应禁酒、烟、成瘾药物等。

🍎 准妈妈应提前服用叶酸

孕妇孕早期叶酸缺乏是导致胎儿神经管畸形发生的主要原因。因此，在怀孕前后补充叶酸，可以预防胎儿发生神经管畸形。准妈妈可向医生咨询，必要时口服药物，如斯利安或叶维胶囊0.8毫克/日，孕前3个月和孕后3个月口服，或直至妊娠结束。

由于饮食习惯的影响，我国约有30%的育龄妇女缺乏叶酸，其中北方农村妇女更为严重。建议准妈妈在计划怀孕前3个月就开始补充叶酸。

绿叶蔬菜中，如菠菜、生菜、芦笋、龙须菜、油菜、小白菜、甜菜等都富含叶酸；谷类食物中，如酵母、麸皮面包、麦芽等也富含叶酸；水果中，如香蕉、草莓、橙子、橘子等，以及动物肝脏中均富含叶酸。

叶酸遇热会被破坏，在烹饪上述食物时注意不要长时间加热，以免破坏食物中的叶酸。营养家学推荐准妈妈每天吃一根香蕉，因为香蕉富含叶酸与钾元素。

叶酸是一种水溶性的B族维生素，因最初是从菠菜叶中提取得到的，故称为叶酸。叶酸是机体不可缺少的维生素，在体内的总量仅5～6毫克，但几乎参与机体所有的生化代谢过程，参与体内许多重要物质如蛋白质、脱氧核糖核酸（DNA）等的合成。

🍎 准妈妈提前补充叶酸的合理剂量

叶酸补充剂量为每日口服0.8毫克，应从妊娠前3个月至妊娠后3个月全程服用。

欧美一些国家，叶酸的补充量是每天口服0.4毫克。这是因为在欧美所售面粉内都已额外增加了叶酸，而在国内所售食品中并未添加。

🍎 补充复合维生素制剂和单纯补充叶酸的区别

临床实践证明，准妈妈在怀孕前补充多种维生素，不但可以预防胎儿神经管畸形，还可以降低胎儿先天性心血管畸形、泌尿系统畸形、先天性肢体缺损、消化系统畸形、唇腭裂的发生率，并可减轻早孕反应。补充复合维生素制剂的效果远远优于单纯补充叶酸。

孕期进行营养补充实属必要。市面上有多种复合维生素制剂可供选择，都含有叶酸，如爱乐维、马特纳、福施福等。孕前和孕早期服用此类产品后，无需再额外补充叶酸和其他维生素。

🍎 富含蛋白质的食物

富含蛋白质的食物包括鱼、肉、蛋、奶类、豆类、谷类和坚果等。鱼、肉、蛋类的蛋白质含量为10%～20%；豆类的蛋白质含量为20%～24%；鲜奶为1.5%～4%；没有冲泡的奶粉为25%～27%；坚果为15%~25%；谷类为6%~10%。

人体所需的蛋白质有多种，分别由20多种氨基酸按不同的组合构成，其中有8种氨基酸人体无法自己合成，必须通过食物补充，称为必需氨基酸。如果缺乏了这8种必需氨基酸，就会影响人体的蛋白质合成，从而影响人体健康。

富含碳水化合物的食物

碳水化合物的主要食物来源包括谷类（如大米、小米、面粉、高粱、玉米等）、薯类、根茎类蔬菜（如萝卜、土豆等）、豆类、坚果和糖。

谷类的碳水化合物含量为70%～75%，薯类的碳水化合物含量为20%～25%，根茎类蔬菜和豆类为50%～60%。这些食物中也含有一定的蛋白质和脂肪，但以碳水化合物为主。

富含膳食纤维的食物

膳食纤维是一种多糖，按照能否溶于水分为可溶性膳食纤维和非可溶性膳食纤维。水果、海带、紫菜、某些豆类以及魔芋粉富含可溶性膳食纤维。谷豆类的外皮、蔬菜的茎叶和果实都富含非可溶性膳食纤维。

富含必需脂肪酸的食物

必需脂肪酸的食物来源主要是植物油类，如棉油、豆油、玉米油、菜油、茶油等。在动物油中，禽类油的必需脂肪酸含量比猪油高，猪油的必需脂肪酸含量又高于牛油和羊油。在动物肉类中，内脏的必需脂肪酸含量高于肌肉，瘦肉高于肥肉，家禽类高于家畜类。下表列出了几种食物的亚油酸含量。

几种食物中亚油酸的含量
（占食物中脂肪总量的百分比）

食物种类	亚油酸含量	食物种类	亚油酸含量	食物种类	亚油酸含量
茶油	7.4	鸡油	24.7	花生油	37.6
猪肝	15.0	兔肉	20.9	菜油	14.2
猪油	6.3	黄油	3.6	瘦猪肉	13.6
猪肾	16.8	鲤鱼	16.5	肥猪肉	8.1
牛油	3.9	棉油	55.6	牛肉	5.8
猪肠	14.9	豆油	52.2	羊肉	9.2
羊油	2.0	玉米油	47.8	鸡肉	24.2
羊心	13.4	芝麻油	43.7	猪心	24.4

准妈妈孕前食谱

🍎 适合孕前饮用的饮料

蜂蜜鲜萝卜水

原料： 鲜萝卜250克，蜂蜜150克。

做法： ①鲜萝卜洗净，切丁，放入沸水煮沸后捞出，滤干水分，晾晒半日，再放锅内。

②加入蜂蜜，用小火煮沸，调匀。

- - - - - - - - - - - - - - - - - - -

功效： 饭后食用有宽中消食、理气化痰的作用。适用于饮食不消化、腹胀、反胃、呕吐等症。

葡萄地黄汁蜜

原料： 葡萄汁500毫升，藕汁400毫升，生地黄汁300毫升，蜂蜜150克。

做法： 以上原料混合煮沸。

用法： 饭前服150~200毫升。

- - - - - - - - - - - - - - - - - - -

功效： 清热，利尿，通淋。

🍎 适合孕前食用的粥

黑参粥

原料： 黑米200克，海参100克。

做法： ①海参取出肠泥，洗净，切碎块。

②黑米加水煮至烂熟，加海参碎块同熬5~10分钟，即成。

- - - - - - - - - - - - - - - - - - -

功效： 滋阴，补血，润燥。

香菇鸡粥

原料： 香菇50克，鸡腿1个，大米75克，盐适量。

做法： ①鸡腿剁成块，香菇用温水泡发。

②将大米放入煲中，加清水适量，水开后稍煮一会，再下入香菇、鸡块，煲成粥即可。

- - - - - - - - - - - - - - - - - - -

功效： 可增加人体抗病能力，有补肝肾、健脾胃的功效。

● 适合孕前食用的汤煲

菠菜蛋汤

原料： 鸡蛋2个，菠菜、水发黑木耳各10克，胡萝卜25克，猪油、精盐、料酒、鲜汤各适量。

做法： ①鸡蛋打散。菠菜、胡萝卜切小片。水发黑木耳撕成小片。炒锅内加入猪油烧热，倒入蛋液，煎至两面成金黄色时取出，用刀切片待用。

②原锅里倒入鲜汤，放入胡萝卜、黑木耳、鸡蛋片，大火烧约10分钟，至汤色变白时，加入精盐和料酒，调好口味，最后撒入菠菜，烧沸后即可。

- - - - - - - - - - - - - - -

功效： 此汤具有补铁补血、健脑的作用，可养血补身。

酸辣猪血豆腐汤

原料： 猪血250克，鸡蛋糕、鲜豆腐各100克，青豌豆50克，花椒水15克，香醋10克，白胡椒粉5克，香油、味精、精盐、湿淀粉、清汤、黄酒各适量。

做法： ①将猪血、鸡蛋糕、豆腐切成1厘米粗、3厘米长的条。

②锅置火上，放入清汤，加猪血、鸡蛋糕、豆腐、豌豆、花椒水、精盐、味精、香醋、黄酒，烧开后用湿淀粉勾芡，撒入白胡椒粉，淋入香油即成。

- - - - - - - - - - - - - - -

功效： 豆腐、豌豆、鸡蛋营养丰富，猪血含铁量多，有利于补铁、补血。

● 适合孕前食用的凉菜

凉拌豆腐

原料： 卤水豆腐300克，彩尖椒30克，香葱20克，盐、味精、酱油、香油各适量。

做法： ①卤水豆腐切菱形块，彩尖椒切丁，香葱择净切小段，备用。炒锅上火，倒入水，下入豆腐余透，用清水冲凉，控净水分，备用。

②将卤水豆腐、彩尖椒、香葱倒入盛器内，调入盐、味精、酱油、香油，拌匀装盘即成。

- - - - - - - - - - - - - - -

功效： 营养丰富，美味可口。

香椿芽拌豆腐

原料: 香椿芽100克,豆腐200克,盐、香油各适量。

做法: ①香椿芽洗净,用开水烫一下,切细末。

②豆腐切丁,也用开水烫一下,用调羹碾碎,加入香椿芽末,用盐、香油拌匀即成。

功效: 可补充维生素、矿物质。

🍎 适合孕前食用的热炒

甜椒牛肉丝

原料: 牛里脊肉100克,甜椒200克,蒜苗段50克,精盐、蛋清、料酒、酱油、味精、鲜汤、淀粉、姜、植物油、甜面酱各适量。

做法: ①牛里脊肉洗净切丝,加入精盐、蛋清、料酒、淀粉拌匀。

②甜椒、姜切成细丝备用。用酱油、味精、鲜汤、淀粉调成芡汁。

③加植物油将甜椒丝炒至断生,盛出备用。再放入植物油,将牛肉丝炒散,放入甜面酱,加入甜椒丝、姜丝炒出香味,烹入芡汁。

④加入蒜苗段,翻炒均匀即成。

功效: 含多种人体必需的氨基酸、B族维生素、维生素C和钙、磷、铁等,有补脾和胃、益气增血、强筋健骨等功效。

青椒炒瘦肉丝

原料: 瘦肉200克,青柿子椒70克,植物油、盐、料酒、面酱、葱、酱油、湿淀粉、味精、姜、汤各适量。

做法: ①将肉、葱、姜和青椒(去子和瓤)均切成丝,肉丝用少许酱油、料酒、盐拌匀,然后浆上湿淀粉,再抹些植物油。

②用酱油、料酒、味精、葱、姜、湿淀粉对成汁。

③炒匀烧热注油,油热后即下肉丝,边下边用手勺推动,待肉丝散开,加入面酱,待散出味后加青椒炒几下,再倒入对好的汁,待起泡时翻匀即成。

功效: 营养丰富。

西红柿炒鸡蛋

原料： 鸡蛋3个，西红柿100克，花生油、料酒、盐各少许。

做法： ①将西红柿去蒂洗净，在开水中烫一下剥去皮，直刀切成丁块。

②鸡蛋在碗内打散。炒勺上旺火，加花生油，六成热注入鸡蛋液，炒成大片状倒出。

③将炒锅置于旺火上，倒入油烧热，把西红柿炒熟，随即把鸡蛋倒入，翻炒几下，加入料酒、盐，烧两分钟左右出锅即可盛出装盘。

功效： 富含蛋白质与维生素。

红烧黄鱼

原料： 小黄鱼5条，火腿30克，香菇2朵，竹笋半个，糖、香油、植物油、鸡精、胡椒粉、酱油、水淀粉各适量。

做法： ①将火腿、香菇泡软，绿竹笋去壳，洗净，切成薄片。

②小黄鱼身上斜切刀口，放入热油锅中略炸，盛出，沥干备用。

③锅中倒油烧热，放入火腿、香菇及竹笋炒香，加入小黄鱼，烹入糖、香油、鸡精、胡椒粉，烧开，改小火烧至汤汁快收干，加入水淀粉勾芡即成。

功效： 补充钙质，强筋健骨。

🍎 适合孕前食用的主食

虾肉水饺

原料： 虾胶150克，猪肉泥400克，韭菜末300克，面团1200克，葱花、精盐、味精、绍酒、酱油各适量。

做法： ①将虾胶、猪肉泥、韭菜末、葱花加入精盐、味精、绍酒、酱油，搅匀成馅。

②面团揉成长条，揪成小面剂，擀成中间厚周边薄的圆形面皮，包入馅，捏成饺子生坯。

③锅内加水烧沸，倒入饺子生坯，煮熟即成。

功效： 滋阴，强体，养胃。

PART 2
准妈妈孕一月饮食

　　孕妈咪在第一个月时，往往不知道自己已经怀孕，不太注意饮食问题。其实，此时可按照正常的饮食习惯进食，营养丰富全面，饮食结构合理，膳食中应该含有人体所需要的所有营养物质，要包括蛋白质、脂肪、碳水化合物、水、各种维生素和必需的矿物质、膳食纤维等40多种营养素，多吃含必需氨基酸较多的食物，多食新鲜水果。

准妈妈孕一月身体的变化

这时期因为胚胎太小，母体的激素水平较低，准妈妈一般不会有不舒服的感觉。这时子宫的大小与未怀孕时基本相同，只是稍软一点。

孕一月宝宝的发育状况

卵子和精子结合后，受精卵从输卵管游走到子宫，在子宫内着床，开始发育，就像种子埋入了土壤。在前8周还未成人形，称为胚胎。

怀孕第三周，胚胎长0.5～1厘米，体重不到1克，长有鳃弓和尾巴，像一条透明的小鱼漂浮在一个毛茸茸的小球内，小球内充满了适宜胚胎生长的液体。

准妈妈孕一月饮食注意事项

准妈妈孕一月容易出现的不适

很多孕妇往往此时还不知道自己已经怀孕。较敏感的人可能会有畏寒、低热、慵懒、困倦及嗜睡的症状，粗心的孕妇往往误以为患了感冒。此时一定不要乱用药物，以免导致胎儿畸形。

针对准妈妈不适的饮食对策

◆准妈妈应及早得知自己已经怀孕，并开始注意饮食细节。

◆及早开始补充叶酸。

◆多吃富含优质蛋白质的食物。

◆多吃新鲜水果，多摄入维生素C，提高准妈妈的身体抵抗力。

适合孕一月食用的食物

◆富含叶酸的食物：菠菜、生菜、芦笋、油菜、小白菜、麸皮面包、香蕉、草莓、橙子、橘子、动物肝脏。

◆富含优质蛋白质的食物：鱼类、蛋类、乳类、肉类和豆制品。

◆水果：香蕉、草莓、橙子、橘子。

准妈妈孕一月饮食指导

准妈妈孕一月营养要素

孕妈咪在第一个月时，可按照正常的饮食习惯进食，营养丰富全面，饮食结构合理，膳食中应该含有人体所需要的所有营养物质，要包括蛋白质、脂肪、碳水化合物、水、各种维生素和必需的矿物质、膳食纤维等40多种营养素。

准妈妈孕一月饮食原则

❀ 蔬菜应充分清洗浸泡，水果应去皮，以避免农药污染。

❀ 为避免或减少恶心呕吐等早孕反应，可采用少食多餐的办法，注意饮食清淡，不吃油腻和辛辣食物，多吃易于消化、吸收的食物。

❀ 炊具要使用铁质或不锈钢制品，不用铝制品和彩色搪瓷用品，以免铝元素、铅元素对人体造成伤害。

❀ 准妈妈进餐时应保持心情愉快，家中餐厅温馨幽雅有助于增进食欲，保证就餐时不被干扰。进食一些点心、饮料(奶、酸奶、鲜榨果汁等)、蔬菜和水果，定量用餐，不挑食、偏食，少去外面就餐。

❀ 孕妈咪每天清晨要空腹喝一杯白开水或矿泉水。孕妈咪一定要吃早餐，而且保证质量。

❀ 要采用合理的加工烹调方法，减少营养物质的损失，符合卫生要求，避免各种食物污染，保留食物的原味，少用调味料。

❀ 准妈妈要养成良好的饮食习惯，定时用餐，三餐之间最好安排两次加餐。

适合孕一月食用的食物

富含碳水化合物的食物

准妈妈每天应摄入150克以上的碳水化合物。如果受孕前后碳水化合物和脂肪摄入不足，准妈妈就会一直处在饥饿的状态，可能导致胎儿大脑发育异常，出生后智商下降。碳水化合物主要来源于蔗糖、面粉、大米、玉米、红薯、土豆、山药等粮食作物。

富含维生素的食物

维生素对保证早期胚胎器官的形成发育有着重要的作用。准妈妈要多摄入叶酸、维生素C、B族维生素等。

其中叶酸普遍存在于有叶的蔬菜、柑橘、香蕉、动物肝脏、牛肉中。富含B族维生素的食物包括谷类、鱼类、肉类、乳类及坚果等。

富含矿物质的食物

各种矿物质对早期胚胎器官的形成发育有重要作用。富含锌、钙、磷、铜的食物有乳类、肉类、蛋类、花生、核桃、海带、木耳、芝麻等。

富含蛋白质的食物

准妈妈要保证优质蛋白质的充分摄入，以保证受精卵的正常发育，可以适当多吃些肉类、鱼类、蛋类、乳制品和豆制品等食物。

● 孕一月准妈妈一天食谱参考

准妈妈应按照三餐两点心的方式进食。早餐应主副食搭配，干稀搭配。午餐要丰盛，尽量不要去吃外面的快餐，多吃蔬菜，确保营养。

孕一月准妈妈一日健康食谱

早餐	牛奶、粥、汤配合全麦面包、蛋糕、饼干或包子等主食，还要有鸡蛋、蔬菜等
加餐	酸奶配苹果，或者牛奶配两片麦麸饼干，或者果汁配消化饼
午餐	菠菜蛋汤，甜椒牛肉丝，虾仁豆腐，蒜香茄子，米饭3两
加餐	吃些坚果，如瓜子、花生、腰果、开心果等
晚餐	什锦豆腐煲，素什锦，鱿鱼炒茼蒿，莲子芋肉粥，荞麦面条1碗

● 孕妈咪孕期营养要全面

蔬菜水果类

富含维生素A、C的深绿色蔬菜、水果，可帮助调节人体生理功能。蔬菜中的纤维质可以促进肠胃蠕动，帮助排便，预防或改善孕期便秘。因此，在怀孕初期，孕妈咪蔬菜的摄取量每日宜增加到三份（约等于三小碟），水果增加到两份（一份约拳头般大小或一小饭碗的量)。

五谷根茎类

淀粉类食物，如米饭、面食等，其作用是维持身体基本功能运作以及产生热量。孕期一天宜摄取3~4份，其中一份相当于两碗稀粥、一碗干饭、一碗面条或5片苏打饼干的量。

奶类

孕妇每天牛奶最佳摄取量为两杯。牛奶中含有的钙质及蛋白质皆有助于胎儿发育，孕妈咪可以交替食用牛奶、酸奶、奶酪等乳制品，保证饮食多样化。

鱼、肉、蛋、豆类

怀孕初期，建议孕妇每天肉、鱼、蛋、豆类食物摄取量增加至4份。以重约30克的肉类为一份的量计算，一个鸡蛋、一块豆腐，也相当于一份的量。在怀孕中后期，孕妈咪每天要多摄取300千卡热量，也就是相当于多吃一份肉、鱼、蛋、豆类食物。

另外，牛奶除了能提供丰富的蛋白质和维生素B_2外，还可提供丰富的钙质，有助于胎儿骨骼的成长。孕妈咪若是不喜欢或不能喝牛奶，则可以用海鲜替代，如小鱼干、蛤蜊、牡蛎等，并请教医生。

油脂类

在油脂类的摄取方面，孕妇每日的建议摄取量为约3汤匙（40毫升）。烹煮时，应以市面上一般卖的纯植物油为主，不建议多吃动物性油脂，以免胆固醇过高，增加心血管负担。

复合维生素

可以在市面上购买到孕妇专用的复合维生素。但是，复合维生素只能当做正餐以外的营养补给品，绝对不可代替正常饮食。

孕妈咪孕期如何正确补充营养素

孕期如何正确补充营养素，需要注意以下几点：

❀ 不需要进食更多的主食，而应当增加副食品的种类和数量，尤其要注意摄入足够的蛋白质和钙质。

❀ 饮食结构搭配要多样化，避免偏食，以求全面摄入营养素。要做到因人、因时、因地合理安排膳食。

❀ 如果孕妈咪常吃精加工类粮食，如大米、白面等，就应当多补充B族维生素，适当添加杂粮和粗粮。

❀ 夏天蔬菜供应充足，可多吃些新鲜蔬菜；秋季水果多时，可多吃些新鲜水果。

❀ 地处缺碘内陆地区的孕妈妈，要补充一些含碘多的海产品。

❀ 平时不习惯吃肉、蛋、乳类等高蛋白质食物的孕妈咪，在怀孕期间可多吃些豆类和豆制品，以补充蛋白质的不足。

❀ 身材高大、劳动量和活动量大的女性，以及平时进食量过少的女性，在孕期应适当多吃，补充足够营养。

专家提示

孕期营养摄取应重质不重量

怀孕早期（1~3个月），孕妈咪体重增加以1~2千克为宜。怀孕中期（4~7个月），体重增加的范围为4~5千克。怀孕晚期（8~10个月），是母体血液量增加最快的阶段，也是胎儿成长最快的时候，孕妈妈的体重需要再增加4~5千克。

建议有怀孕计划的女性，可以在怀孕之前三个月针对体质所需，开始进行饮食调整。孕妈妈每天最好能均衡摄取六大类营养素（蛋白质、脂肪、糖类、维生素、矿物质和水），保证食物品种多样化，才能摄取足够的营养素。

总之，孕期调理饮食应把握中庸之道，尽量避免暴饮暴食。例如知道某种食物对胎儿发育有帮助，就拼命多吃，如此一来，反而会造成孕妈妈的健康负担。

🍎 孕妈咪孕期如何选择中医进补

孕期养胎的中医观点是饮食清淡宜温补。中医讲究阴阳平衡，在怀孕中后期，孕妈妈的体质容易转为热性，建议多吃清淡的食物加以平衡。孕妈妈不宜吃太多燥热的食物，以免影响全身的黏膜湿度，如眼睛容易觉得干燥，口干舌燥，容易导致肠胃黏膜充血，促进发炎反应，造成肠胃不适。

中药性情温和，往往被用于调气补身。在药材的选择上，孕妈咪应遵照医生建议，最好挑选较平和的药材。加上每个人的体质不同，孕妈妈最好能亲自找中医诊断，根据个体需求进行调养。

在中药材的选用上，山药、莲子、白木耳、芝麻、枸杞、百合等较温和的药材都是孕妈妈不错的选择。

至于安胎药方面，民间有许多安胎药，由于种类繁多，加上个人体质不同，建议孕妈妈在饮用前先请教中医，经过中医综合诊断后，再由合格的中医师调配适合自己的安胎药。

🍎 孕妈咪要吃得有营养而不发胖

在孕期280天当中，怎么吃才能让孕妈妈和胎儿都能营养均衡、更健康呢？

做好孕期体重管理

现代人的营养状况较以前改善许多，也比较注重孕期照顾，孕妈咪的体重就会扶摇直上，再加上许多女性平时为了保持好身材而经常节食，怀孕之后，如同解禁一般暴饮暴食，最后体重增加20千克以上，是很普遍的现象。

因此，保持合理的体重增长，做好

孕期体重管理，对孕妈妈和胎儿来说，都是一件很重要的事。

孕期体重应增加多少

胎儿的营养供给主要来自母亲，孕妈妈为了适应哺乳及妊娠生理变化，孕期需增加体重10~12千克。

一般来说，理想的孕期增重范围是：怀孕第1~3个月增重2千克，第4~7个月增加4~5千克，第8~10个月增加4~5千克，总共增重10~12千克。对于担心产后瘦身不容易的妈妈，应将体重尽量控制在理想增重范围内，将来进行产后塑身时，也不至于太辛苦。

需要控制体重的孕妈妈，每日热量摄取以不低于1000千卡较为恰当，建议以均衡营养的方式进行，并且密切配合医生定期做产检，随时注意胎儿的生长情况。

孕期增重的原则是，妈妈的体重不要增加太多，而胎儿能正常生长。最好能与妇产科医生和营养师讨论，根据孕妇本身的健康状态，和妇产科医生、营养师共同拟出一套最适合自己的体重管理计划。

孕期如何吃得健康不发胖

体重是判断母体健康状况、影响胎儿生长发育及怀孕结果的重要参考指标，虽说孕期实在很不容易精确控制体重增加，但是，如果母体过胖，那么不仅会使生产难度增加，而且会增加产后

减重的负担。上班族孕妈妈通常容易摄取过多高热量的食物，最好能选择现煮的面食或饭食。吃自助餐的时候，夹上层的菜也能沥掉多余的油脂。

孕期吃太多高热量、高油脂的食物，加上缺乏运动，是孕妈妈肥胖的主要原因。因此，吃得热量适中、营养充足，加上足够的运动量，才能给予宝宝完整的营养，同时避免自己产后塑身太辛苦。

过瘦孕妈咪如何补充营养

三餐不可少，中间要加2~3次点心

过瘦孕妈咪应保证三餐营养均衡，食物品种及颜色多样化，如高丽菜，可加胡萝卜、菇类和黑木耳一起炒，比单炒更有营养。三餐之间要加2~3次点心，点心要选择高蛋白及高营养素的食物，如酸奶、三明治、卤蛋、豆浆、馄饨、水果等。

营养素浓缩

过瘦孕妈咪在日常饮食中可将营养素浓缩，例如原本两片面包的早餐，再夹1片吉士，或抹上花生酱，再加1杯牛奶；蒸蛋的材料用牛奶代替水；生菜色拉中加入肉或蛋，还可以加入坚果。

用水果或果汁代替甜饮料

孕妈咪可以用水果或果汁来代替甜饮料，可增加维生素C或β-胡萝卜素等抗氧化剂的吸收。

适度的运动

过瘦孕妈咪可适度进行不会撞击到腹部的运动，如走路、游泳等，适度运动可以增加食量。

适量摄入优质的油脂

适量的油脂可以增加食物的美味及香味，刺激食欲，增加热量。

用浓汤代替清汤或白开水

在熬排骨汤、鱼骨汤或鸡汤时，过瘦孕妈咪可以用浓汤代替清汤或白开水，这样可以增加热量及营养素的摄取。

少骨、少刺、多肉

过瘦孕妈咪可以用少骨、少刺、多肉的食物代替多骨费时的食物，例如用鸡腿肉块代替鸡翅、鸡脚等。

生活作息的调整与饮食的搭配

夜间活动者不易买到适合的食物，只好吃饼干等零食（低营养素）来果腹，这是营养摄取的一大禁忌。过瘦孕妈咪应坚持正常作息，白天取食容易，种类也多，易达到均衡饮食的目标。

戒掉会影响胎儿发育的习惯

影响胎儿发育的习惯包括抽烟、喝酒、喝咖啡等。

减轻压力

神经质体质或压力超过负荷，常是孕期体重增加较少的原因，应将压力降到最低，有助于增加体重。

先吃固体食物再喝汤

过瘦孕妈咪可先吃固体食物再喝汤，以免喝了汤之后就吃不下其他食物了。

布置舒适愉快的用餐环境

愉悦的心情可提升食欲，并且促进营养吸收。

🍎 素食孕妈咪饮食原则

从流行病学角度来看，由于素食的关系，素食者罹患心血管疾病、2型糖尿病、乳癌、直肠癌、胆囊疾病的几率比一般肉食者低很多。根据食物的分类，素食可分为蛋奶素（吃植物来源食物、蛋及奶制品）、蛋素（吃植物来源物质及蛋）、奶素（吃植物来源食物及奶制品）、全素（只吃植物来源食物）、去红肉素（吃植物来源食物、蛋、奶制品、鸡、鱼等，唯独不吃红肉动物食物）等。由于素食者在饮食上的限制，容易导致营养不均衡。

素食的优点

素食者由于不吃肉，因此摄取的胆固醇及饱和脂肪酸较肉食者少，可降低心血管疾病及高血压的发病率。

素食者一般都进食大量蔬菜，摄取较多钾、抗氧化营养素、维生素、植物醇、植物性化合物、纤维质等，同时摄取较少热量，可降低癌症发病率。

素食者多采取健康的生活方式，较少抽烟、喝酒，经常运动，可降低代谢疾病的发病率。

素食的缺点

全素食者如果没有摄取大量且足够的蔬果、谷类、豆类，就容易造成营养不良或营养失衡。

蛋奶素食者虽营养佳，但若选用大量全脂奶制品或大量油脂及高热量食物，如棕榈油、氢化油、椰子油等油炸食品，则仍易罹患心血管疾病。

蛋素食者由于不喝牛奶，钙质及维生素D可能摄入不足，需通过其他食物及晒太阳来获取。

素食者由于不吃肉，仅从植物性食物中摄入铁质，这样吸收率较低，因此饮食中必须搭配大量维生素C，以提高铁质吸收率。

长期吃全素会导致维生素B_{12}缺乏症，容易引起贫血；而维生素B_{12}存在于动物性肉类、鸡蛋及乳制品中，所以蛋奶素食者不太容易缺乏维生素B_{12}。

注重蛋白质食物的搭配与摄入量

素食孕妈咪应特别注意餐点中各式蛋白质的搭配。一般来说，动物性食物富含人体必需氨基酸，被人体摄入后，很容易被身体吸收利用，故称为高生理价值的蛋白质。而植物性食物，如黄豆制品、毛豆、五谷根茎类、蔬菜等，含有较少人体必需氨基酸，所以被人体摄入后，较不容易被身体吸收利用，故称低生理价值的蛋白质。

如果将不同食物中的氨基酸用取长补短的方式组合，就可提高蛋白质吸收率，如荚豆类富含离氨酸，含较少硫氨酸；五谷类、玉米、坚果类及种子富含硫氨酸，含较少离氨酸；此时搭配豆子炒三丁（青豆仁、玉米粒、胡萝卜），就可提高蛋白质吸收率。另外像四季豆切丁炒饭、吐司涂花生酱、米饭配豆腐等，都是很好的组合。

依照孕期健康建议，怀孕中期每日需增加摄取20克蛋白质，要想达到这个量，可以按素食类型搭配每天的食物：

蛋奶素食者：蛋1个，奶2~3杯，坚果及种子1~2汤匙，水果2~3份，叶菜3~4盘，荚豆及豆子1~2碗，五谷杂粮饭2~3碗，黄豆制品2~3份（4~6尖汤匙）。

全素食者：坚果及种子1~2汤匙，水果2~3份，叶菜4~5盘，荚豆及豆子2~3碗，黄豆制品5~6份(10~12尖汤匙)，五谷杂粮饭3~4碗。

注重钙质的摄取

蛋奶素食者虽喝牛奶，可摄入较多钙质，但仍无法满足身体需要，应在日常食物搭配选择上多费心思。例如蛋奶素食孕妈咪可多吃富含钙质的豆腐，同时搭配绿叶蔬菜，因为绿叶蔬菜富含维生素C，这样才可提高人体对钙质的吸收率。如果孕妈妈小腿会抽筋，就应补充钙片。建议孕妈妈每天应摄取1000毫克的钙，最高剂量不要超过2500毫克。

注意铁质的摄取

素食者的铁质来源为黄豆及蔬菜，为了提高人体对铁的吸收率，需要同时摄入维生素C，所以最好饭后马上吃水果。不过仅仅从食物中摄入铁是不够的，可以在怀孕期间，尤其是孕晚期补充铁剂。建议孕妈妈在怀孕早、中期每天应摄取10毫克铁，孕晚期摄取40毫克铁。

注重维生素B₁₂的获取

维生素B_{12}多存在于动物性食品中，蛋奶素食者可通过吃蛋黄来摄取；全素食者除了从发酵制成的味噌酱中摄入外，还需要服用维生素补充剂。

注重维生素D的获取

蛋奶素食者可从牛奶（有加强维生素D的奶粉）中获取维生素D，全素食者则通过晒太阳可获得。

素食烹调窍门：为了减少食物中的维生素流失，烹调蔬菜时不宜加水烹煮，应大火急炒。

注重锌的摄取

牛肉、猪肉、羊肉、生蚝及肝脏均含丰富的锌，锌的植物性来源为荚豆、花生、花生酱等。全素食者容易缺锌，孕期更容易缺乏，可通过服用矿物质补充剂来补足。

总之，素食孕妈咪对食物的限制越严格，营养素摄取就越容易不足，为保证充足营养，食物搭配就很重要。准备怀孕的素食女性或已怀孕的素食准

妈妈，不妨放宽食物种类，尽量多喝牛奶，多吃鸡蛋，越均衡的饮食对胎儿的成长越有益处。

🍎 孕早期所需营养素

为何人们都一直强调怀孕期间各类营养素的重要性，而且每一种营养素都不能缺乏？原因很简单，它们都是相互影响的，彼此间相辅相成。

热量

热量的主要来源是淀粉类食品，1克淀粉提供4千卡热量，既经济又实惠，容易获得且美味可口。孕妇摄取的热能一定要充足，只有摄取足够的热能，才能避免消耗蛋白质。

蛋白质

蛋白质的主要来源包括鱼（海鲜类）、肉（家禽、家畜）、蛋、豆（所有豆类制品）、奶类等，1克蛋白质提供4千卡热量。普通人摄入蛋白质是用来修补体内组织，而孕妈妈摄入蛋白质是为了保证胎儿、胎盘、子宫、乳房的发育，以及满足母体血液容积量增加所需的营养。

孕期摄取的蛋白质原本是用来供给胎儿发育成长的，如果热量摄取不足的话，蛋白质就将被转化为热能，为身体所用，这将会影响胎儿发育。在实验调查中，蛋白质缺乏地区所生下的婴儿体重普遍较轻，成长发育过程更为迟缓。

摄入充足的蛋白质还有助于防治贫血。怀孕以后血液量会一直增加，胎儿营养素的运输及废物的排出，都需通过血液来输送。因此，总热能及蛋白质的充足摄取，对胎儿的生长发育极为重要。

铁质

为了预防贫血，除了要摄取足够的蛋白质外，还要摄入充足的铁质。在怀孕早期如果贫血或担心贫血，那么最好通过食物来补充铁质，因为孕妈咪服用铁剂容易引起恶心，所以不建议服用铁剂。动物肝脏是很好的造血食物，如果有些人因为肝脏有腥味而不爱吃，就可用酒来消除其腥味，或与其他肉类一同烹煮，或做成卤味，也可以与味道比较重的青菜一起炒，如芹菜、洋葱、姜、葱、胡萝卜等。

富含铁的食物包括猪血、鸭血、瘦肉、深绿色蔬菜、蛋等。

镁

骨骼的形成不仅需要钙，还需要镁、磷。镁是钙和维生素C代谢时的必需物质，可以预防体内组织及血管壁上钙质附着。

富含镁的食物包括各种干果类、深绿色蔬菜、玉米、葡萄柚、苹果等。

维生素D

孕妈妈只要适当沐浴阳光，即可获得足够的维生素D。

钙

怀孕早期不需要特别增加钙质（在怀孕晚期才需要增加），只要平时正常摄取含钙食物就好。如果出现抽筋现象或钙质缺乏，非要补充钙片不可，那么最好选择纯粹的磷酸钙，因为钙片通常会含有其他维生素或矿物质成分，为了避免其他营养素摄取过量，应向医生或营养师咨询较为安全。

碘

怀孕期间若严重缺碘，则容易引起胎儿痴呆症，幸好目前食用盐中大都添加碘，缺碘的可能性较低，但不能因为这样而忽略对碘的摄取。

富含碘的食物包括海藻、海带、鱼类等。

维生素E

维生素E具有抗氧化作用，可以延缓细胞老化，缓和疲劳，预防流产。孕期只要注意哪些食物中富含维生素E，并且多吃这些食物，就能保证足够的摄取量，不需要额外补充。

富含维生素E的食物包括油脂、绿色蔬菜、高丽菜芽、花椰菜等。

维生素B1

维生素B$_1$可称为精神上的维生素，因为可以稳定情绪，同时对肌肉、心脏活动、神经组织都有益处。怀孕早期的孕妈妈容易情绪波动，时而精神亢奋，时而情绪低落，应注意多摄取富含维生素B₁的食物。孕妈咪若有害喜现象，则可补充B族维生素。虽说B族维生素是水溶性物质，但一定要注意剂量，毕竟多吃无益。

富含维生素B₁的食物包括酵母粉、麦片、花生、牛肉、牛奶、所有蔬果等。

叶酸

当细胞进行有丝分裂时，一定要有足够的叶酸，否则容易影响正常细胞的分化与成长，尤其容易影响胎儿神经管发育。怀孕期间，由于体内红细胞的制造（尤其是母体）及胎儿核糖核酸的需求量大增，当母体缺乏叶酸时，容易造成胎盘早期剥离、自然流产、先兆子痫。叶酸缺乏也是导致孕妈妈巨幼红细胞贫血的主要原因。

富含叶酸的食物包括动物肝脏、瘦肉、蛋、深绿色蔬菜、胡萝卜、南瓜、香蕉、菠萝、全谷类、豆类等。

无论是平时还是怀孕期间，只要不偏食，不挑食，即使在难熬的害喜阶段，身体所需要的营养素也不会严重缺乏。

在此恭喜准妈妈，您腹中的宝宝正在快速地发育成胎儿，再过不久就会有胎动的感觉了，那可是一种幸福的体验哦！

🍎 孕早期害喜时怎么吃

害喜症状轻微时怎么吃

轻微的恶心、呕吐、食欲不振等肠胃反应，即俗称的害喜。若孕妈咪此时

无法摄取足够的营养，则可能使体重减轻。如何缓和这种状况呢？

孕妈咪如果出现晨吐现象（早上起床后非得吐一吐才舒服的情形），就可在起床前吃些淀粉类食物，来缓解恶心感，如饼干、吐司、甜味包子、馒头或糖果等。

轻微害喜的孕妈咪一天中可吃些水分含量较少的水果，如番石榴、苹果、香蕉、木瓜等。

孕妈咪应避免食用油腻及油炸食物、调味料过重的食物、含大量咖啡因的饮料（浓茶、浓咖啡）或特殊及重口味的蔬菜水果，以免使害喜状况更加严重。凡是会让自己不舒服的食物就要尽量避免食用。

孕妈咪应少量多餐，在两餐之间食用液体（流质）食物。

通常空腹时恶心、呕吐的感觉会更明显，所以孕妈妈在家中或办公室可以准备一些简单方便的食物，以减少恶心、呕吐的情况。

害喜症状严重时怎么吃

孕妈咪如果出现恶性或严重的恶心呕吐，就该找医生来帮忙了。严重时甚至要住院观察，避免电解质和热能的损耗，要注射点滴或灌食来提供水分、养分、电解质和热能。

如果孕妈咪可以进食，就应减慢进食速度，最好选择高糖、低油的食物，如果酱吐司、饼干、麦片、糖果、低脂

牛奶或调味奶、清汤等。

一般空腹时恶心、呕吐症状比较严重，建议每隔两小时就吃一点东西。由于固态食物比液态食物在胃中停留时间长，可以延缓胃排空的时间，因此，建议多吃些固态食物。

孕妈咪应小口喝水、饮料或汤，建议每次以不超过150毫升为宜。

虽然液态食物容易刺激胃酸分泌，但为了避免身体缺水或脱水，孕妈咪莫忽视水分的补充。

清淡多变的食物有助于缓解孕早期不适

当孕妈咪在孕早期食欲不振，食物摄取不足时，不仅孕妈咪自己会担心，而且准爸爸或周围的亲朋好友也会为之紧张，就会为准妈妈提供许多的营养补品，原则上一人吃两人补固然很好，但是不要补充过量，以免影响胎儿的发育。其实，只要家人多费点心力，为孕妈妈准备一些清淡多变的食物，就可缓解孕早期的不适。如果孕妈妈实在食欲不佳，就不必勉强进食，一段时间之后，孕妈妈会逐渐恢复食欲，体重也会随之增加。

🍎 准妈妈不宜吃过量水果

不少准妈妈喜欢吃水果，甚至把水果当蔬菜吃，认为这样既可补维生素，又可使宝宝皮肤白净，健康漂亮。营养专家指出，这种想法是片面、不科学的。虽

然水果和蔬菜都含有丰富的维生素，但两者还是有区别的。水果中纤维素含量并不高，蔬菜中纤维素含量却很高。

如果准妈妈摄入过多水果，而不吃蔬菜，就会减少纤维素的摄入量。有的水果中糖分含量很高，如果孕期糖分摄入过多，还可能引发妊娠糖尿病。

医师指点

正常的情况下，孕妇每日可食用100克橘子、苹果或猕猴桃。另外可根据季节食用些西瓜、西红柿、草莓等，最多一天不超过500克。

🍎 准妈妈可适当多吃的食物

孕妇妊娠期需要各种营养素，多吃些营养丰富的鱼、肉、蛋等，对于孕妇和胎儿是十分必要的，同时不可忽略那些平时不被人注意而营养价值高，尤其对孕妇和胎儿有特别益处的食品。这里介绍几种以供参考：

水果

胎儿在发育过程中，需要维生素参与细胞的合成。虽然蛋类、乳类、豆类、蔬菜中维生素含量也不少，但都易溶于水，往往在烹调过程中流失掉。水果可以洗净生吃，避免了加热过程中维生素的损失。孕妇多吃些新鲜的水果，对补充自身和胎儿对维生素的需求非常有利。

海鱼

海鱼营养丰富，含有易被人体吸收的钙、碘、磷、铁等无机盐和微量元素，对于大脑的生长、发育、健康和防治神经衰弱有着极高的效用，是孕妇应经常食用的美味佳肴。

鹌鹑

医学界认为，鹌鹑肉对营养不良、体虚乏力、贫血头晕者适用，故也适合孕产妇食用。鹌鹑肉富含的卵磷脂、脑磷脂是高级神经活动不可缺少的营养物质，对胎儿有健脑的功效。

小米

小米有滋养肾气、健脾胃、清虚热等作用，可用来蒸饭、煎小米饼、做小米面窝窝头、煮小米粥等。小米是适宜孕妇常吃的营养价值较高的食品。

芝麻

芝麻富含钙、磷、铁，同时含有优质蛋白和近十种重要的氨基酸，这些氨基酸均为构成脑神经细胞的主要成分。中医认为，芝麻有益髓、补血、补肝、益肾、润肠、通乳、养发的功能，孕妇适当吃些芝麻对胎儿有益。

豆类

这里所说的豆类主要是指大豆和大豆制品。大豆的营养价值很高，具有健脑作用，大豆制品营养也很丰富，且易消化吸收。孕妇适当吃些大豆制品，可补充多种人体必需的营养素，对自己和胎儿都有益。

花生

花生被公认为是一种植物性高营养食品，被称为"长生果"、"植物肉"、"绿色牛乳"。中医认为，花生具有醒脾开胃、理气补血、润肺利水和健脑抗衰等功效。吃花生不要去掉红色仁皮，红皮含利血物质。

黑木耳

黑木耳营养丰富，具有益气、养血、健胃、止血、润燥、清肺、强智等功效，是滋补大脑和强身的佳品。黑木耳炖红枣具有止血、养血的功效，是孕妇、产妇的补养佳品。

核桃

核桃含有丰富的不饱和脂肪酸，丰富的蛋白质，较多的磷、钙和各类维生素，还含有碳水化合物、铁、镁、硒等。中医学认为，核桃有补肾固精、温肺止咳、益气养血、补脑益智、润肠通便、润燥化痰等作用，孕妇常吃核桃可防病健身，有利于胎儿健脑。

准妈妈吃鱼好处多

孕妇多吃鱼，特别是海产鱼，可使孩子更加聪明。所以，在孕妇的日常膳食中应适当增加鱼类食物。鱼类食物中含有以下营养素：

矿物质

沙丁鱼、鲐鱼、青鱼等海鱼，通过食物链，可从浮游生物中获得矿物质，储存于脂肪中。

二十碳五烯酸

二十碳五烯酸是对人体有益的脂肪酸，机体自身是不能合成的。它具有多种药理活性，可以抑制促凝血素 A_2 的产生，使血液黏度下降，使抗凝血脂Ⅲ增加，这些活性都可以起到预防血栓形成的作用。同时，二十碳五烯酸在血管壁能合成前列腺环素，可使螺旋动脉得以扩张，以便将足够的营养物质输送给胎儿，促进胎儿在母体内的发育。

磷质、氨基酸

鱼肉中含有较多磷质、氨基酸，这些物质对胎儿中枢神经系统的发育会起到良好的作用。

二十二碳六烯酸

二十二碳六烯酸（DHA）是构成大脑神经髓鞘的重要成分，能促进大脑神经细胞的发育。多食富含DHA的鱼类，宝宝会更聪明。

爱心提示

在孕妇的膳食中增加些鱼类食物，对胎儿和孕妇本身来说，都是十分有益的。

● 准妈妈应多吃玉米

玉米中蛋白质、脂肪、糖类、维生素和矿物质含量都比较丰富，具体介绍如下：

玉米中每种营养素的含量

蛋白质	玉米中蛋白质含量丰富，其特有的胶质蛋白占30%，球蛋白和白蛋白占20%～22%。有一种甜玉米，天冬氨酸、谷氨酸含量较高，这些营养物质都能促进胎儿智力发育
维生素	玉米中的维生素含量较多，可防止细胞氧化、衰老，从而有益于胎儿智力的发育。黄玉米中含有维生素A，对人的智力、视力都有好处
粗纤维	玉米中粗纤维含量较多，多吃玉米有利于消除便秘，有利于肠道的健康，也间接有利于胎儿智力的开发
脂肪酸	玉米中亚油酸、油酸等脂肪酸含量也很高，这些营养物质都对胎儿智力的发育有利

🍎 准妈妈应少吃刺激性食物

刺激性食物主要是指大葱、生姜、大蒜、辣椒、芥末、咖喱粉等调味品。使用这些调味品烹制菜肴可以起到促进食欲、促进血液循环和补充人体所需的多种维生素、矿物质（包括锌、硒）等诸多作用。但是，这些刺激性食物一般都具有较重的辛辣味，准妈妈不宜过多食用。

这些辛辣物质进入母体后，会随母体的血液循环进入胎儿体内，容易给胎儿带来不良刺激。妊娠期间，孕妇大多呈现血热阳盛的状态，这些辛辣食物性质都属辛温，会加重孕妇血热阳盛所致的口干舌燥、生口疮、心情烦躁等症状。

🍎 准妈妈要多喝牛奶

怀孕是女性的一个特殊生理过程。一个微小的受精卵会在280天左右长成一个重3000～3500克的胎儿。在整个孕期，母体需要储存钙50克，其中供给胎儿30克。如果母体钙摄入不足，胎儿会从母体的骨骼中夺取，以满足生长的需要，这就使母体血钙水平降低。

现在有一些专业营养公司研制出孕妇奶粉，根据孕妇的生理需求，在奶粉中强化钙质，是补钙不错的选择。同时，孕妇奶粉还兼顾胎儿发育所必须的其他矿物质及多种营养，冲调方便，口感好，是准妈妈补钙不错的选择。

健康小百科

营养专家认为，准妈妈补钙最好的方法是在怀孕期间每天喝200～400克牛奶，因为每100克牛奶中含钙约120毫克。牛奶中的钙最容易被孕妇吸收，而且磷、钾、镁等多种矿物质搭配也十分合理。

🍎 喝孕妇奶粉，方便补充营养

要想使孕妇补充足够的营养，又为胎儿健康成长提供必需的营养元素，同时又要不过量饮食，杜绝肥胖，最好的办法就是喝孕妇奶粉。品质良好的孕妇奶粉含有孕妇、产妇、胎儿必需的各种营养成分，如维生素和各种必需的微量元素等。每天喝一点孕妇奶粉是孕妇最佳的营养补充途径，又方便又有效，每天早晚各一杯，你就可以安心得到自己和宝宝所需的一切。

🍎 准妈妈最易忽视的营养素

调查表明，孕期最容易忽视的营养素，一是水，二是新鲜的空气，三是阳光。

水

除了必要的食物营养之外，水也是准妈妈必需的营养物质，却经常被人们所忽视。

众所周知，水占人体体重的60%，是体液的主要成分，饮水不足不仅仅会引起干渴，还会影响到体液的电解质平衡和养分的运送。调节体内各组织的功能，维持正常的物质代谢都离不开水。所以，在怀孕期间准妈妈要养成多喝水的习惯。

爱心提示

孕妇应适时饮水，如果等渴了再饮水，说明体内已经缺水。应以既不缺水，又不过多饮水为宜。

阳光

阳光中的紫外线具有杀菌消毒的作用，更重要的是，通过阳光对人体皮肤的照射，能够促进人体合成维生素D，进而促进钙质的吸收以及防止胎儿患先天性佝偻病。

医师指点

准妈妈在怀孕期间要多进行一些室外活动，既可以提高自身的抗病能力，又有利于胎儿的发育。

清新的空气

清新的空气对于生活在城市中的人们来说确实是个奢侈品。随着近年来机动车辆的急剧增多，空气污染已经成为一种社会公害。

有些孕妇因为怕感冒，不经常开窗，从而影响空气的流通，长此以往，会影响孕妇的健康。因此，一定要注意室内空气的清新。

🍎 准妈妈不宜偏食

孕妇偏食一般是指偏爱吃某一种或某几种食品。如果孕妇食物品种过于单调，会造成体内营养不均衡，导致某种营养素的缺乏，对自身健康和胎儿发育不利。

爱心提示

准妈妈的日常饮食应丰富多样，常换常新，保证营养全面均衡，有利于婴儿成长发育。

🍎 准妈妈不宜饮用含咖啡因的饮料

茶叶

茶叶中含有2%～5%的咖啡因，每日喝5杯浓茶，就相当于服用0.3～0.35毫克咖啡因。

咖啡因具有兴奋作用，会刺激胎动增加，甚至危害胎儿的生长发育。专家证实，孕妇若每天饮5杯浓红茶，就可能使新生儿体重减轻。

咖啡

咖啡因对孕妇和胎儿都具有很大的危害。孕妇如果嗜好咖啡，就会影响胎儿的骨骼发育，诱发胎儿畸形，甚至会导致死胎；生下的婴儿没有正常的婴儿活泼，肌肉的发育也不够健壮。

孕妈妈在妊娠期间，最好停止饮用咖啡和其他含咖啡因的饮料。多到室外呼吸新鲜空气，多摄入高蛋白食物，平时多做做轻松的体操，这样可以起到提神醒脑的作用。

准妈妈饮水不宜过多

水是人体必需的营养物质，约占人体重量的60%。它能够参与人体其他物质的运载和代谢，调节体内各组织间的功能，并有助于体温的调节。孕妇比孕前的用水量明显增加，每天必须从饮食中摄取足够的水分。

但是，准妈妈每天的饮水量也应有一定限度，并不是多多益善。如果孕妇水分摄入过多，无法及时排出，多余的水分潴留在体内，会引起或加重水肿。一般来说，孕妇每天喝1～1.5升水为宜。

当然，这也不是绝对的，要根据不同季节、气候、地理位置以及孕妇的饮食等情况酌情增减，但不要超过2升。特别是妊娠晚期，更应该控制饮水量，以每天1.5升以内为宜，以免对自己及胎儿造成不良影响。

准妈妈如何选择饮料

水是生命之源，也是人体必需的六大营养素之一，可通过从饮料或食物补充水分。

白开水

水经过煮沸消毒后清洁卫生，饮用白开水是孕妇补充水分的主要方法。

白开水是补充人体液体的最好物质，最有利于人体吸收，极少有副作用。孕妇应注意不要喝生水，以防腹泻或感染其他疾病。

矿泉水

矿泉水中含有许多矿物质，准妈妈可以经常饮用。

西瓜

夏天吃西瓜既可补充水，也可补充一些矿物质，又可消暑解热。

准妈妈不宜多饮茶

茶叶中含有大量的鞣酸，可以与食物中的铁元素结合成一种不能被机体吸收的复合物，容易导致缺铁性贫血。孕妇过多饮用浓茶，有引起妊娠贫血的可能，也将给胎儿留下先天性缺铁性贫血的隐患。

准妈妈不宜贪吃冷饮

冷饮对孕妇肠胃的影响

妇女在怀孕期间胃肠对冷热的刺激非常敏感，多吃冷饮会使胃肠血管突然收缩，胃液分泌减少，消化功能降低，从而引起食欲不振、消化不良、腹泻，甚至引起胃部痉挛，出现腹痛现象。

冷饮对孕妇上呼吸道的影响

孕妇的鼻、咽、气管等呼吸道黏膜常常充血，并有水肿现象。如果准妈妈大量贪食冷饮，充血的血管就会突然收缩，血流减少，可致局部抵抗力降低，使潜伏在咽喉、气管、鼻腔、口腔里的细菌与病毒乘虚而入，引起嗓子痛哑、咳嗽、头痛等，严重时还能诱发上呼吸道感染或扁桃体炎等。

冷饮对胎儿的影响

吃冷饮除可使孕妇发生以上病症外，胎儿也会受到一定影响。有人发现，腹中胎儿对冷的刺激很敏感。当孕妇喝冷水或吃冷饮时，胎儿会在子宫内躁动不安，胎动会变得频繁。

爱心提示

有的准妈妈怀孕后由于内热而喜欢吃冷饮，这对健康是不利的。孕妇吃冷食一定要有节制，夏季气温炎热，有的孕妇喜欢吃冷饮解暑降温，但切不可因贪吃冷食而影响母子的健康。

🍎 准妈妈不宜用饮料代替白开水

有些孕妇常常用饮料来代替白开水，认为饮料既能解渴，又能增加营养。其实这种认识是错误的。

各种果汁、饮料都含有较多的糖分及其他添加剂，含有大量的电解质，能较长时间在胃里停留，会对胃产生许多不良刺激，不仅直接影响消化和食欲，而且会增加肾脏的负担，影响肾功能。摄入过多糖分还容易引起肥胖。因此，孕妇不宜用饮料代替白开水。

🍎 准妈妈不宜多饮汽水

准妈妈汽水饮用过量可能导致缺铁性贫血

孕妇不宜经常饮用汽水，因为汽水饮用过量可能导致缺铁性贫血。汽水中含有磷酸盐，进入肠道后能与食物中的铁发生化学反应，形成难以被人体吸收的物质排出体外，所以大量饮用汽水会大大降低血液中的含铁量。

在正常的情况下，食物中的铁本来就很难被胃肠道吸收，怀孕期间，孕妇本身和胎儿对铁的需要量比任何时候都要大的多，如果孕妇多饮用汽水，势必导致缺铁，从而影响孕妇的健康以及胎儿的发育。

准妈妈汽水饮用过量可能加重水肿

充气汽水含有大量的钠，若孕妇经常饮用这类汽水，会加重水肿。由此可见，孕妇不宜经常饮用汽水。

准妈妈切莫滥服补药

孕妇滥用补药弊多利少,常常造成事与愿违的不良后果。孕妇不宜滥用补药的原因有以下几种:

某些滋补药品会产生一定的毒性作用和过敏反应

任何药物,包括各种滋补品,都要在人体内分解、代谢,并有一定副作用,包括毒性作用和过敏反应。可以说,没有一种药物对人体是绝对安全的。如果用之不当,即使是滋补性药品,也会对人体产生不良影响,给孕妇以及腹中的胎儿带来种种损害。

蜂王浆、洋参丸和蜂乳等大量服用时均可引起中毒或其他不良后果。鱼肝油若被孕妇大量服用,会造成体内维生素A、D过量而引起中毒。

某些滋补药品会影响胎儿生长发育

母体摄入的药物可能通过胎盘进入胎儿的血液循环,直接影响胎儿的生长发育。妊娠期间,母体内的酶系统会发生某些变化,影响药物在体内的代谢过程,使其不易解毒或不易排泄,因而比常人更易引起蓄积性中毒,对母体和胎儿都有害,特别是对娇嫩的胎儿危害更大。孕妇如果发生鱼肝油中毒,可引起胎儿发育不良或畸形。有些药物还能引起流产或死胎。

某些滋补药品的滋补作用并不大

滋补药的作用被显著地夸大了。孕妇即使每天饮用两支人参蜂王浆,由于其含量甚少,没有什么特殊成分,也产生不了多大的滋补作用,仅仅是心理上的安慰而已。各种滋补性药品都非常昂贵,孕妇长期服用要消耗很多财力,而真正得到的却不多,实属浪费。

爱心提示

孕妇不宜多服补药、补品,而应该在日常饮食吃得好、吃得全、吃得香上下工夫,这才是体弱孕妇滋补身体的最佳选择。

准妈妈不宜多服温热补品

不少孕妇经常吃些人参、桂圆之类的补品,以为这样可使胎儿发育更好,将来能生一个又健康又聪明的宝宝。其实,这类补品对孕妇和胎儿都是利少弊多,有可能造成不良后果。

孕妇容易出现"胎火"

中医认为,妊娠期间,妇女月经停闭,脏腑经络之血皆注于冲任以养胎,母体全身处于阴血偏虚、阳气相对偏盛的状态,因此孕妇容易出现"胎火"。

孕妇容易出现水肿、高血压

孕妇由于血液量明显增加，心脏负担加重，子宫颈、阴道壁和输卵管等部位的血管也处于扩张、充血状态，加上内分泌功能旺盛，分泌的醛固酮增加，易导致水、钠潴留而产生水肿、高血压等不良后果。

孕妇容易出现胀气、便秘

孕妇由于胃酸分泌量减少，胃肠道功能有所减弱，会出现食欲不振、胃部胀气以及便秘等现象。

孕妇常服温热补品易引起各种不良症状

如果孕妇经常服用温热性的补药、补品，势必导致阴虚阳亢，因气机失调、气盛阴耗、血热妄行，导致孕吐加剧、水肿、高血压、便秘等症状，甚至发生流产或死胎等。

因此，孕妇不宜长期服用或随便服用人参、鹿茸、桂圆、鹿胎胶、鹿角胶、阿胶等温热补品。

准妈妈孕一月食谱

适合孕一月饮用的饮料

葡萄姜蜜茶

原料： 葡萄汁100毫升，生姜汁30毫升，蜂蜜20毫升。

做法： 三汁搅拌混匀，即成。

用法： 饭前半小时服用。

功效： 适用于治疗妊娠呕吐。

柠檬汁

原料： 柠檬、白糖各适量。

做法： 柠檬榨汁，加白糖。

用法： 饭前服150～200毫升。

功效： 能改善高血压、心肌梗死等症状；可祛暑止渴，安胎保胎。

🍎 适合孕一月食用的粥

大枣山药粥

原料： 大枣10枚，山药10克，粳米100克，冰糖少许。

做法： ①将粳米、山药、红枣淘洗干净，山药切片。

②将粳米、山药、红枣放入锅内，用武火烧沸后，转用文火炖至米烂成粥。

③将冰糖放入锅内，加少许水，熬成冰糖汁，再倒入粥锅内，搅拌均匀即成。

- - - - - - - - - - - - - - - - - -

功效： 补气血，健脾胃。适用于孕产妇脾胃虚弱、血小板减少、贫血、营养不良等症。

乌鸡糯米葱白粥

原料： 乌鸡腿1只，圆糯米200克，盐、葱丝各适量。

做法： ①乌鸡腿洗净，切成块，沥干，加水熬汤，用大火煮开，放入糯米，用小火煮15分钟。

②葱白去头须切丝。糯米煮熟后，加盐调味，入葱丝稍焖即可。

- - - - - - - - - - - - - - - - - -

功效： 补气养血，安胎止痛。

🍎 适合孕一月食用的汤煲

茼蒿鱼肉汤

原料： 茼蒿250克，鳙鱼头1个（约250克），生姜、精盐、食用油各适量。

做法： ①将茼蒿洗净，生姜洗净切片，鱼头去鳃洗净，用刀剁开。

②炒锅上火，放油烧热，将鱼头煎至微黄色。

③瓦煲内加清水适量，先用旺火烧开，再放入鱼头、生姜片，改用中火继续煲滚10分钟。

④放入茼蒿，待菜熟时加入精盐，调味即成。

- - - - - - - - - - - - - - - - - -

功效： 补益肝肾，健脑益智。适用于妊娠早期进补。

蛋黄莲子汤

原料： 莲子100克，鸡蛋1个，冰糖适量。

做法： ①莲子洗净，加3碗水煮，大火煮开后转小火煮约20分钟，至莲子软烂，加冰糖调味。

②将鸡蛋去壳入碗中，将蛋黄挖出，入莲子汤煮滚一下即可食用。

- -

功效： 养心除烦，安神固胎。

🍎 适合孕一月食用的凉菜

煮栗子

原料： 栗子仁250克。

做法： 栗子仁煮熟食用。

用法： 适量服食，加糖，可自调口味。

特别提示： 鲜栗子易变质霉烂，吃了发霉的栗子会中毒，因此变质的栗子不能吃。脾胃不好或风湿病人、糖尿病人、便秘者不宜食用栗子。

- - - - - - - - - - - - - - - -

功效： 健脾开胃，止吐。适用于妊娠初期孕妇补充叶酸、维生素E、蛋白质，促进胎儿神经系统生长发育，可预防先兆流产。

白切肉

原料： 猪后腿肉250克，虾子酱油3克。

做法： ①肉去皮，洗净，放在开水锅中，煮开后撇去浮沫，用文火煮约1小时，待用竹筷能插进肉时，可捞出晾冷。

②把晾冷的肉斜着肉纹切成肉片，零碎肉片、肉屑，放在盘底，再盖上整齐的肉片，浇入虾子酱油即成。

③亦可另碟放虾子酱油，食时蘸着吃。如不用虾子酱油，也可改用蒜泥调入酱油内蘸着吃。

- - - - - - - - - - - - - - - -

功效： 调和脾胃，适用于孕妇补充营养。

🍎 适合孕一月食用的热炒

椒油牛百叶

原料： 熟牛百叶200克，青红辣椒、葱白、香菜、辣椒油、盐、食醋、味精各适量。

做法： ①牛百叶切成丝。葱白洗净，切丝。青红辣椒去蒂、子，清水洗净，切丝。香菜切成段。

②将辣椒油、精盐、食醋、味精各适量倒入小碗内，对成料汁。

③把牛百叶丝、葱白丝、青红椒丝、香菜段放入汤碗内浇上料汁，拌匀装盘即成。

- - - - - - - - - - - - - - - -

功效： 开胃消食，适用于孕妇食欲不振等症。

🍎 适合孕一月食用的主食

粟橘饭

原料：

小米适量，橘皮1个。

做法：

将小米与橘皮煮成饭。

- - - - - - - - - - - - - - -

功效： 橘皮味辛、苦，性温，具有理气、润中、燥湿、化痰的功效，可治疗脾胃气滞所致的胸闷心烦等症。

虾仁枸杞炒饭

原料： 虾仁50克，枸杞子10克，素油30克，米饭100克，葱、姜、盐各适量。

做法： ①虾仁、枸杞洗净，沥干。姜、葱切末。

②锅内加素油，武火烧至六成热，加姜、葱、虾仁，中火炒1分钟，加米饭翻炒，再加入枸杞子、盐，炒3分钟即成。

- - - - - - - - - - - - - - -

功效： 滋补肝肾，益气安胎，适于习惯性流产者怀孕后或先兆流产者食用。

孕一月易出现的不适与饮食对策

很多孕妇在孕一月往往不知道自己已经怀孕。较敏感的人会有畏寒、低热、慵懒、困倦及嗜睡的症状，粗心的孕妇往往误以为患了感冒。此时一定不要乱用药物，以免导致胎儿畸形。

● 孕期疲劳的饮食对策

孕妇的身体承受着额外的负担，准妈妈会变得特别容易疲倦、嗜睡、头晕、乏力，这种疲倦感在孕早期尤为明显。专家建议，怀孕期间，孕妇想睡就睡，不必做太多事，尽可能多休息，早睡觉。

早餐：远离"高GI"碳水化合物

想要一整天都保持在最佳状态，早餐最为重要。如果早餐只吃两片白面包，上午很快就会感到疲劳。因为精制白面包或吐司等就是所谓的"高GI"食物，会使血糖迅速升高，随后人体将释放大量的胰岛素，令血糖含量急速下降，从而让人产生疲倦感。GI是指食物血糖生成指数，用来衡量食物对血糖浓度影响的程度。

早餐应多吃富含纤维的全麦类食物，同时搭配富含优质蛋白的食物，这样就会感觉精力充沛。

午餐：控制淀粉类食物摄入量

午饭过后，准妈妈常常觉得昏昏欲睡。这往往可能是食物惹的祸。如果午餐中吃了大量米饭或马铃薯等淀粉食物，同样也会造成血糖迅速上升，从而产生困倦感。

所以午餐时淀粉类食物不要吃太多，还应该多吃些蔬菜和水果，以补充维生素，有助于分解早餐所剩余的糖类及氨基酸，从而提供能量。

晚餐：愈简单愈好

晚餐千万不要吃太多，因为一顿丰盛、油腻的晚餐会延长消化系统的工作时间，导致机体在夜间依然兴奋，进而影响睡眠质量，使准妈妈感到疲倦。

孕一月常见疾病的饮食调理

预防发热的饮食调理

什么是发热

发热常常是由于病原体侵入引起的，有些病原体会影响胎儿发育，引起胎儿畸形。

导致发热的原因

孕妇除避免发热性疾病外，还应避免其他导致体温升高的因素，如盛夏中暑、高温作业、剧烈运动等，这些都可使体内产热或散热不良，从而导致高热。

预防发热的饮食对策

孕妇发热期间应多喝水，饮食宜清淡，多吃蔬菜和水果，适当吃些易消化的流质食物。发热期间，孕妇消化吸收功能多少都会受到影响，若像平时一样饮食，可能导致胃肠道功能异常，反而影响身体的康复。所以可待康复后，再恢复正常饮食。

调理食谱：冬瓜粥

原料： 冬瓜100克，粳米50克。

做法： ①将冬瓜洗净，切成小块，与淘洗干净的粳米一同入锅。

②加水500毫升，用旺火烧开，转用小火熬成稀粥。

- - - - - - - - - - - - - - -

功效： 适合发烧的准妈妈食用，降温除燥，清热解毒。

PART 3
准妈妈孕二月饮食

孕二月，准妈妈会出现早孕反应，身体的不适感更加明显，食欲变差，心情比较烦躁，此时应多吃一些能开胃健脾、减轻早孕呕吐、使心情愉悦的食品，如苹果、枇杷、石榴、米汤、白豆、赤豆、鸭蛋、鲈鱼、白萝卜、白菜、冬瓜、淮山药、红枣等。由于此时腹中胎儿尚小，发育过程中不需要大量营养，摄入的热量不必增加，只要能正常进食，并适当增加一些优质蛋白，就可以满足胎儿生长发育的需要了。

准妈妈孕二月身体的变化

孕二月，妊娠反应始终伴随着准妈妈，怀孕的惊喜被随之而来的不适所代替，这些都是孕早期特有的现象，不必过于担心。此时准妈妈的子宫如鹅卵般大小，比未怀孕时稍大一点，但腹部表面还没有增大的迹象。

孕二月宝宝的发育状况

孕二月是胎儿脑部及内脏形成分化时期，胎儿所需的营养越来越多，准妈妈应摄入更多的优质蛋白、必需脂肪酸及各种维生素和矿物质，以利于宝宝健康发育。

准妈妈孕二月饮食注意事项

准妈妈孕二月容易出现的不适

此时期，准妈妈身体慵懒发热，食欲下降，恶心呕吐，情绪不稳，心情烦躁，乳房发胀，乳头时有阵痛，乳晕颜色变暗，有些人甚至会出现头晕、鼻出血、心跳加速等症状。

针对准妈妈不适的饮食对策

❀ 孕二月，由于早孕反应，准妈妈的不适明显，食欲变差，准爸爸应用心调剂准妈妈的饮食，多做些能减轻早孕呕吐的饭菜，保证准妈妈正常进食。

❀ 准妈妈应注意补充叶酸。

❀ 准妈妈应多吃一些能开胃健脾、使心情愉悦的食品。饮食宜清淡、易消化。

❀ 准妈妈应多补充水分、优质蛋白质、必需脂肪酸、维生素和矿物质。

适合孕二月食用的食物

❀ 开胃健脾的食物有苹果、枇杷、石榴、米粥、鲈鱼、白萝卜、白菜、冬瓜、山药、红枣等。

❀ 多吃各种蔬菜水果，如西红柿、胡萝卜、茄子、白菜、葡萄、橙子等。

❀ 枸杞富含矿物质，可冲泡饮用。

准妈妈孕二月饮食指导

🍎 孕妈咪二月营养要素

适当增加蛋白质的摄入量

孕妈咪在二月时，由于腹中胎儿尚小，发育过程中不需要过多的营养素，摄入的热量不必增加过多。只要能正常进食，并适当增加蛋白质，就可以满足胎儿生长发育的需要了。

准妈妈在孕二月蛋白质每天的供给量以80克为宜。不必追求食物的数量，要注重食物的质量。

多补充水和矿物质

准妈妈还要注意补充水和矿物质，特别是早孕反应严重的准妈妈，因为剧烈呕吐容易引起人体水盐代谢失衡。准妈妈多吃干果，不仅可以补充矿物质，还可以补充必需脂肪酸，有利于宝宝大脑发育。

多补充维生素

维生素是胎儿生长发育必需的物质，叶酸、B族维生素、维生素C、维生素A都是孕二月必须补充的。准妈妈要多吃新鲜的蔬菜、谷物、水果等。

吃点能够减轻呕吐的食物

如果准妈妈有轻微恶心、呕吐现象，可吃点能减轻呕吐的食物，如烤面包、饼干、米粥等。干食品能减轻准妈妈恶心、呕吐的症状，稀饭能补充因呕吐失去的水分。为了克服晨吐症状，早晨在床边准备一杯水、一片面包或一小块水果、几粒花生米，可帮助抑制恶心。

不必勉强进食脂肪类食物

由于早孕反应，如果准妈妈实在吃不下脂肪类食物，也不必勉强自己，此时可以动用自身储备的脂肪。通过豆类、蛋类、乳类食品也可以少量补充脂肪。

🍎 孕二月准妈妈一天食谱参考

孕二月准妈妈一日健康食谱

早餐	豆包或馒头1两，二米粥（大米和小米）1碗，煮鸡蛋1个，蔬菜或咸菜适量
加餐	牛奶1杯，苹果1个
午餐	青椒炒瘦肉丝，拌黄瓜，五香卤鸭，面条3两
加餐	烤馒头片1两，橘子1个
晚餐	西红柿炒鸡蛋，清炒胡萝卜，红烧黄鱼，米饭2两

孕妈妈如果吃得不好，就可能影响胎儿健康，甚至引起胎儿畸形或流产。女性怀孕以后，除了应注意饮食营养，以保证母体健康及供给胎儿正常生长发育所需外，还应远离容易引起胎儿畸形、流产的食品。

🍎 哪些食物孕妈咪不能吃

忌食滑利食物

★薏苡仁：薏苡仁是民间四神汤常用的配料，其性质滑利，能兴奋子宫肌肉，促使子宫收缩，易诱发流产。

★马齿苋：马齿苋是药菜兼用食物，性寒凉滑利，也能兴奋子宫，促使子宫收缩，造成流产。

★杏仁：杏仁性滑，有滑胎作用，对孕妇不利，而且杏仁含有氢氰酸，孕妈妈不宜进食。

忌食部分中药

一般人都以为中药温和，可以随便服用，殊不知有很多中药，孕妈妈千万不可以乱服，如红花、三棱、莪术、薏苡仁、山楂、仙茅、苏木、蛇虫、水蛭等。

孕妈咪也不宜服用鹿茸、鹿角胶、胎盘、胡桃肉等温补助阳之品，若病情需要，则应在医生指导下谨慎服用。

忌食易引起过敏的食物

属于过敏体质的孕妈妈，若发生食物过敏，则有可能影响胎儿生长发育，导致胎儿畸形或罹患遗传病，常见的有哮喘、荨麻疹、癫痫等。因此孕妈妈应注意以下事项：

★以前吃了就会发生过敏的食物，怀孕期间就应禁食。

★异性蛋白食物，如动物肝脏、肾、蛋类、奶类等，应煮熟才吃。

★不吃容易引起过敏的食物，如不新鲜的鱼、花枝、乌贼、虾、蟹、贝壳类、核果类等。

忌食可能导致流产的食物

① 山楂

孕妈妈多半喜食酸味食物，酸味食物能增加胃液分泌，促进食欲，消除恶心呕吐，但酸食不宜食用过多，尤其是不宜吃山楂，吃山楂过多会引起子宫收缩，严重时会导致流产。

② 螃蟹

螃蟹性寒凉，能活血祛瘀，有明显的堕胎作用。

③ 鳖

鳖又称甲鱼，性味咸寒，活血、散瘀、软坚的效果很好，也有堕胎之弊，尤其鳖甲（即其壳）的堕胎作用更强。

④ 桂圆

桂圆属甘温大热之物，孕妈妈食后易生内热，容易引起流产。

忌食辛辣刺激和过咸饮食

孕妈咪忌食辣椒、胡椒等辛热刺激食物，火锅及沙茶也要少吃，因为容易上火。调味太咸易引起浮肿，因为孕妈妈易患高血压及下肢水肿，所以进食不宜过咸。

忌喝浓茶、可乐与咖啡

① 浓茶

孕妈咪应忌喝浓茶，浓茶会使孕妈妈兴奋过度，心跳加快，血压升高，造成失眠及便秘。浓茶含较多单宁酸，会妨碍孕妈妈对铁质的吸收，易导致缺铁性贫血。

② 汽水

汽水含有磷酸盐，会与体内铁质产生化学反应，大量饮用会降低血液中的含铁量。此外，汽水中的碳酸不但会影响孕妈妈自身对钙质和铁质的吸收，还会造成胎儿缺钙、缺铁。

③ 可乐与咖啡

可乐和咖啡都含有咖啡因成分，刺激性较大，可能对胎儿的中枢神经系统造成损害，影响胎儿智力发育。因此，孕妈妈不宜大量喝汽水及可乐，更不能代替水来解渴。

忌食霉变食品

研究表明，在妊娠2~3个月，受精卵着床发育，胚体细胞正处于高度增殖、分化阶段，若受霉菌毒素的侵害，则可使染色体断裂或畸变，有的停止发育，发生死胎、流产；有的发生遗传性疾病或胎儿畸形，如先天性心脏病、先天性弱智等。另一方面，胎儿由于各器官发育不完善，特别是肝、肾的功能十分低弱，霉菌毒素都会对胎儿产生毒性作用，影响正常发育。

产前忌食影响凝血功能的食物

① 人参与黄芪

人参、黄芪属温热性质的中药，若在自然产前单独服用人参或黄芪，则有可能因为补气提升的效果而造成产程迟滞，甚至阵痛暂停的现象。若在剖宫产前单独服用人参或黄芪，则有可能因为气血循环过于旺盛而造成产程大量出血。因此，生产前一周要停止服用人参与黄芪。

② 银杏

银杏又称白果，具有促进血液循环、抗凝血的功能，是心血管及脑部疾病的良药，同样在孕期不可过量服用，以免流产。生产前一周也要停止服用，以免影响生产时的凝血功能。

③ 鱼油

怀孕36周后要暂停服用鱼油，以免影响生产时及产后的凝血功能。

🍎 孕妈咪不宜吃的八种食物

怀孕给准妈妈带来了很多喜悦，同时也给准妈妈提出了新的要求。在饮食方面，准妈妈需要特别注意。有些食物即使是你的最爱，也要暂时疏远它，因为它可能会对你的宝宝极其不利。那么，孕妈咪应该疏远哪些食物呢？

山楂

山楂酸甜可口，开胃助消化，一向是备受女性青睐的小食品，特别是在怀孕早期，孕妈咪更喜欢随身携带一些，因此在这一时期会吃大量山楂。

医学专家指出，山楂虽好，但孕妇不宜多吃，其中所含的一些成分会刺激子宫肌肉兴奋，从而引起子宫收缩，导致流产。尤其是那些曾经发生过自然流产、习惯性流产以及有先兆流产征兆的孕妇，在这一时期更要少吃山楂，以免引起不测。

酸菜

尽管人们都在说腌制品亚硝酸盐有致癌作用，可酸白菜、酸萝卜还是以其特殊的风味成为很多女性钟情的食品，特别是一些孕早期的孕妇，对它更是青睐有加。这是因为酸菜类食物能够帮孕妈咪提起消失的胃口，吃进去一些东西。

孕妈咪不宜多吃腌制品，只能用其调剂一下口味。且不说酸菜类食物的营养在腌制过程中几乎完全被破坏掉，已经失去了蔬菜原有的营养价值，更为严重的是，其中所含的致癌物质亚硝酸盐不仅会使孕妈妈患上癌症，同时还会影响胎儿的正常生长发育。因此，孕期尤其是孕早期不宜过多进食酸菜类食物。

菠菜

说起孕妇应少吃菠菜，人们可能有些诧异，菠菜富含铁质，可以补血，又富含维生素C等多种营养，孕期本应该多吃，为什么要少吃呢？

研究表明，菠菜里虽然含有铁，但含量并不高，同时却含有大量的草酸。草酸是钙和锌的天敌，它会影响钙、锌在肠道的吸收。钙和锌是人体不可缺少的矿物质，如果被草酸大量破坏，就会使孕妇体内缺钙缺锌。钙缺乏会影响胎儿的骨骼和牙齿发育；锌缺乏会使孕妇食欲不振，无法为胎儿提供丰富的营养，从而影响胎儿的正常生长发育。

油条

油条吃起来很可口，也是人们经常摆上桌的早餐食物。不过，一旦怀孕了，还是应少吃油条。

医学研究表明，油条在制作时需要加入一定量的明矾。一般来说，吃两根油条就会使你摄取3克左右的明矾。要知道，明矾里面含有铝，而高浓度的铝对人的大脑有很大的损害作用。如果经常吃油条，明矾就会在身体里蓄积，天长日久，体内会积累高浓度的铝。当铝通过胎盘进入胎儿体内时，便会影响胎儿的大脑发育，增加智力低下儿的发生率。

方便食品

方便食品吃起来既方便又有滋味，即使怀了孕，很多孕妇依然喜欢吃。

医学专家指出，孕妇不宜多吃方便食品，这类食品的脂肪含量很少。经常以这些食品为主食，会使孕妇的体内缺乏必需脂肪酸，而必需脂肪酸是胎儿大脑发育需要的重要营养成分。另外，孕早期要形成良好的胎盘及丰富的血管，也特别需要脂肪酸，这样才能保证胎儿的营养需求。

冷食

怀孕期间很多孕妇血热气盛，总觉得身上很燥热，特别是在炎热的夏天，于是她们随意吃冷食、喝冷饮，殊不知这样对自身健康和胎儿发育都有害处。

医学专家指出，孕妈咪过多摄取冷食会伤及脾胃，使营养吸收受到影响，无法保证自身和胎儿的营养需求。太多的冷刺激还会使孕妈咪口腔、咽喉、气管等部位的抵抗力下降，诱发上呼吸道感染。另外，冷食刺激还会引起胎儿躁动不安。因此，孕期一定要节制冷食。

海带

海带性味咸寒，能化痰瘀、软坚、散结，孕妈妈不宜多食。

黑木耳

黑木耳有活血化瘀的作用，孕妈妈也应少食，当然若少量食用，则一般体质尚能接受。

🍎 哪些食物孕妈咪不能多吃

孕妇补充营养是必要的。但是，如果盲目吃喝，胡乱进补，不仅会损害母体健康，而且会影响胎儿发育，甚至导致畸胎。为了优生优育，在日常饮食中，应注意以下几点：

不宜多吃肉

孕妇由于肠道吸收脂肪的功能增强，血脂水平相应升高，体内脂肪的积贮也多。怀孕期间能量消耗较多，糖的贮备减少，若吃太多肉，则对分解脂肪不利，常因氧化不足产生酮体，使酮血症倾向增加，孕妇会出现尿中酮体、严重脱水、唇红、头昏、恶心、呕吐等症状。

不宜多吃蛋

蛋类食品富含蛋白质、磷脂等营养素，孕妇如果吃太多蛋，摄入蛋白质过多，在体内就可产生大量硫化氢、组织胺等有害物质，容易出现腹胀、食欲减退、头晕、疲倦等现象。同时，高蛋白饮食可导致胆固醇升高，加重肾脏负担，不利于孕期保健。

不宜多补钙

营养学家认为，孕妇若补钙过量，胎儿则可能得高钙血症，出世后患儿会因囟门太早关闭，颚骨变宽而突出，鼻梁前倾，主动脉窄缩，不利小儿健美。一般来说，从日常鱼肉蛋食品中摄取钙就足够了。

不宜多吃酸性食品

孕妇在妊娠早期会出现择食、食欲不振、恶心、呕吐等早孕现象，不少孕妇喜欢酸性饮食，以减轻和预防孕吐反应。德国学者研究发现，妊娠早期的胎儿体液酸度低，母体摄入的酸性药物或其他酸性物质容易大量聚积于胎儿组织中，影响胚胎细胞的正常分裂增殖与生长发育，并易诱发遗传物质突变，导致胎儿畸形。

不宜多吃糖

孕妇由于生理性变化，会变得疲倦、懒动、爱躺卧。如果经常采取高糖饮食以振奋精神，就会产生诸多不利。血糖偏高的孕妇生出体重过重胎儿的可

能性、胎儿先天畸形的发生率、出现妊娠期高血压疾病的机会或需剖宫产的机会，是血糖偏低孕妇的数倍。

不宜多服食补品

孕妇由于周身血流量明显增加，心脏负担加重，子宫颈、阴道壁和输卵管等部位的血管也处于扩张、充血状态，加上孕妇内分泌功能旺盛，分泌的醛固醇增加，容易发生水肿、妊娠期高血压疾病等病症。再者，孕妇胃肠道功能减弱，会出现食欲不振、胃胀和便秘等现象。在这种情况下，孕妇盲目服食鹿茸、桂圆、胡桃肉等温热性补品，易致阴虚阳亢，加剧孕吐、水肿、高血压、便秘等症状，甚至会发生流产或死胎等。

🍎 孕妈咪应少吃的食物

柿子

柿子属寒性，有收敛作用，且不易消化。所以脾胃虚寒者，或是感冒急性期、消化不良的人要少吃。此外，孕妈妈在产后需排恶露，不宜食用柿子。

杏仁及杏仁茶

因杏仁含有氢氨酸，吃太多会导致中毒，孕妇要少摄取。

黑木耳和青木瓜

黑木耳和青木瓜具有很好的活血作用，对心脏病、动脉栓塞的患者相当

有益，也具化瘀效果，因此，建议孕妇不要一次吃很多，这样才不会产生副作用。

羊奶和肉桂

中医认为，羊奶和肉桂的性味燥热，孕妇吃多了，会造成胎动不安。如果准妈妈体内燥热，胎儿就会受到影响，宝宝出生后的皮肤也会比较差。

玉米须

玉米须会增强母体免疫作用，导致母体排斥胚胎，影响着床。

味素

味素会穿透胎盘，影响胎儿正常发育。

红豆和猪肝

一般人认为红豆和猪肝可补血，但因其具有破血作用，孕妈咪还是少吃为妙。

海带

海带最好适量摄取，孕妇若吃得太多，则会影响胎儿的甲状腺发育。

竹笋

竹笋破肝气，孕妇要少吃。

韭菜

韭菜含挥发油，具有兴奋子宫、促进子宫收缩的作用，孕妇不宜多吃韭菜。

专家提示

孕期不宜多吃甜食

孕妇吃甜食过量会使血糖浓度升高。无论是糖尿病合并妊娠，还是妊娠期糖尿病，都容易继发各种感染。如果血糖浓度持续升高，就会导致胎儿巨大，出生体重可达4000克，甚至更多，容易并发难产、滞产、死产、产后出血及感染。

甜食除糖类外，还包括蛋糕、水果派、饼干、果酱、加糖的起泡饮料、加糖的水果汁、巧克力、冰激凌等，这些食品只含糖，其他营养成分并不多，吃了以后还容易发胖。孕妇在怀孕晚期应尽量避免食用这类食品，以免体重上升过快，增加分娩的难度。

甜食中的蔗糖经胃肠道消化分解后，可使体内血糖浓度增加。吃甜食越多，血液中葡萄糖浓度就越高。

专家提示

血糖超过正常值对身体产生的不良影响

★促进金黄色葡萄球菌等化脓性细菌的生长繁殖，从而诱发疖疮或痈肿，一旦病菌侵入毛囊底部，又成为菌血症的根源，严重威胁胎儿生存的内环境。

★血糖高的孕妇容易性情暴躁，还易发生脚气病。

★当糖在身体内分解产热时，会产生大量的丙酮酸、乳酸等酸性代谢废物，使血液从正常的弱碱性变成酸性，并且形成酸性体质。这种体质是导致胎儿畸形与围产期婴儿早夭的原因之一。

★严格控制孕妇血糖也是预防后代患糖尿病的关键。

研究表明，孕妇每日食糖量应控制在50克以内为宜。

🍎 提防水果中的陷阱

水果虽好，但热量高

水果的好处大家都知道，它可以养颜美容，补充维生素，促进肠胃蠕动，改善孕期便秘的情况，更是生津止渴、补充水分的圣品，好处多得说也说不完。但是大家往往忽略了一个很重要的事实，那就是水果也含有热量，而且热量还相当高。

下页表格列出了各种水果所含的热量。表中的1份水果就含热量60千卡，略少于1/4碗白饭（约70千卡，一般我们吃饭是添到约3/4碗，大约是210千卡）。1/10个菠萝就是1份，小玉兰瓜也是一样，也就是说，1个菠萝或小玉兰瓜的热量相当于3碗白饭的热量；1个芒果就相当于4份，1个芒果所含热量比1碗白饭还多；香蕉则是半根相当于1份；葡萄约13颗就相当于1份。其他水果所含热量请大家自行对照参考。

各种水果的热量分析（每份含糖15克，热量60千卡）

食物名称	购买量（克）	可食量（克）	分量（个）	备注 直径×高（厘米）
香瓜	185	130		
红柿（6个/500克）	75	70	3/4	
浸柿（硬）（4个/500克）	100	90	2/5	
红毛丹	145	75		

柿干（11个/500克）	35	30	2/3	
黑枣	20	20	4	
李子（14个/500克）	155	145	4	
石榴（1.5个/500克）	150	90	1/3	
苹果（4个/500克）	125	110	4/5	
葡萄	125	100	13	
红枣	25	20	9	
葡萄柚（1.5个/500克）	170	140	2/5	
杨桃（2个/500克）	190	180	2/3	
百香果（8个/500克）	130	60	1.5	
樱桃	85	80	9	
冬梨（2.75个/500克）	155	130	2/5	
桶柑	150	115		
山竹（6.75个/500克）	440	90	5	
荔枝（27个/500克）	110	90	5	
枇杷	190	125		
榴莲	35			
仙桃	75	50		
香蕉（3.3根/500克）	75	55	1/2	（小）
椰子	475	75		
龙眼	130	80		
水蜜桃（4个/500克）	145	135	1	（小）
红柚（1000克/个）	280	160	1/5	
龙眼干	90	35		
芒果（1个/500克）	150	100	1/4	9.2×7.0
菠萝（2.2千克/个）	205	125	1/10	
橙子（4个/500克）	170	130	1	（大）
猕猴桃（6个/500克）	125	110	1.25	
柠檬（3.3个/500克）	280	190	1.5	
凤眼果	60	35		
红西瓜（10千克/个）	300	180	1片	1/4个，切8片
番石榴（泰国）（1.6个/500克）	180	140	1/2	

草莓（32个/500克）	170	160	9	
木瓜（1个/500克）	275	200	1/6	
鸭梨（1.25个/500克）	135	95	1/4	
黄西瓜（10.5千克/个）	335	210	1/10	19×19
绿枣（11个/500克）	145		3	
桃子	250	220	2/5	

水果中的陷阱

除了含有热量之外，食用水果还有许多的陷阱存在，下面为您一一道来。

① 因为好所以狂吃

大家都认为水果是好东西，因此完全没有戒心，有时甚至还会刻意去多吃。事实上，水果的确是非常好的食物，但是要知道，任何一种食物，不管它的本质再好，一定都要适可而止，若进食过量，则未蒙其利，反受其害。

② 吃进多少难计算

针对某些水果，人们很容易判断进食多少和所含热量，如苹果、梨、番石榴等，都是一个一个的，一次大概会吃一个或半个，很容易算出吃进多少热量。但有一些水果却很难算出吃了多少，如芒果、菠萝、西瓜等，吃的时候常是切成小块，用叉子叉着吃，很少有人会精确计算自己吃了几块。又如葡萄、荔枝、龙眼这种小颗水果，很少有人会数自己到底吃了几颗。再加上全家人在一起，大家餐后边聊天边吃水果，心情愉快，往往吃了非常多也不自知。

更糟糕的是，上述这些水果都是属于糖分和热量含量都非常高的水果，很容易造成热量摄取过多。

③ 糖分高，易导致肥胖

水果的热量绝大部分都来自于糖类，水果几乎不含有脂肪和蛋白质。人体在运用能量上有一个很重要的特性，那就是在需要时会优先使用糖类，除非不够才会去燃烧脂肪或分解蛋白质。

网球名将张德培每次打到中场的时候都要吃一点香蕉，这是一个经典的画面；大家运动时要喝运动饮料，也是这个道理。没有人打球打到一半的时候，会拿鸡腿出来啃。也就是说，当您活动量大，或要从事体力劳动的时候，多摄取一些糖类就无妨，甚至还是必需的；但是当活动量少，糖类摄取过多的时候，人体就会把它转化成糖原或脂肪来储存，无法变成蛋白质，也不可能自己排出体外，反映在一般人身上就是造成肥胖，但在孕妈妈身上，问题就更复杂了，孕妈妈本身除了体重过重、可能出现妊娠期高血压疾病、妊娠期糖尿病等并发症之外，还有可能因为皮下脂肪增加过多，而在生产的时候造成软组织难产。

水果怎么吃才健康

孕妈咪要想避免由于认识不清、食用过量水果而造成身体的负担，只要把握以下几个原则就可以了：

① 控制水果的摄入量

想吃、该吃多少水果，可以先将水果用特定的容器装好，如果是一人一份，就不容易吃太多，也容易计算热量。

② 改为餐前吃水果

若是怕吃水果热量摄取过多，则可改成在餐前吃水果。如果发觉餐前水果吃多了，米饭就可以少吃一点。另外，如果希望大量摄取水果，就可选择热量较低的水果，首选水果是西红柿，在摄取量的方面几乎没有限制。

③ 管住嘴，迈开腿

管住嘴，迈开腿，这是最重要的，不只适用于孕妈妈，适用于任何一个人。

★午睡时间不宜太久，最多不要超过一个小时，如果午睡睡很久，中餐就要大大减量，不只是水果，整个午餐的热量摄取都要减少才行。

★晚饭后要活动，不要立刻窝着，最好是能与家人一同到附近的公园或校园散散步，既能保持健康，又能培养家人感情。

★宵夜浅尝辄止，千万别吃太多，以免热量摄取过多而影响睡眠质量。

以上这些都能做到的话，相信您一定能在孕期保持健康。

准妈妈要保证吃早餐

有的准妈妈有不吃早餐的不良习惯，这对身体非常不利。如果准妈妈不吃早餐，不仅饿了自己，也饿了胎儿，不利于自身健康和胎儿的发育。为了克服早晨不想吃饭的习惯，准妈妈可以试着做以下事情：

稍早点起床，早饭前活动一段时间

准妈妈在早餐前可以先散散步、做做操或参加家务劳动等，激活器官功能，促进食欲，加速前一天晚上剩余热量的消耗，以产生饥饿感，促使多吃早饭。

早晨起床后，饮一杯温开水

通过温开水的刺激和冲洗作用，激活器官功能，使肠胃功能活跃起来。体内血液被水稀释后，可增加血液的流动性，进而活跃各器官功能。

爱心提示

准妈妈应养成早晨起来排大便的习惯，排出肠内废物，也有利于进食早餐。

准妈妈晚餐不宜多吃

有些孕妇白天工作忙碌，晚上则大吃特吃，这对健康不利。晚饭既是对下午劳动消耗的补充，又是对夜间营养需求的供应。晚饭后人的活动有限，人体在夜间对热量和营养物质的需求量不大，特别是睡眠时，只要提供较少的热量和营养物质，使身体维持基础代谢需要即可。

如果晚饭吃得过饱，会增加孕妇胃肠负担。特别是饭后不久就睡觉，人在睡眠时胃肠活动减弱，更不利于消化食物。

健康小百科

晚餐宜少，并以稀软清淡为宜，这样有利于消化，也有利于睡眠，还可为胎儿正常发育提供条件。

🍎 准妈妈饮食不宜饥饱不一

饥饱不均会造成孕妇肠胃不适。有的孕妇对饮食不加节制，吃得过饱会造成肠胃不适，并且体内大量血液集中到胃里，造成胎儿供血不足，影响胎儿生长发育。如果准妈妈长期饮食过量，不但会加重胃肠负担，还会造成胎儿发育过大，导致难产。

如果准妈妈吃得过少，就会使胎儿得不到足够的营养。有的孕妇由于妊娠反应的干扰，不愿吃饭，可能孕妇本人并不觉得饥饿，但实际上因母子得不到营养的及时供应，对孕妇健康和胎儿生长发育均不利。

🍎 准妈妈不宜全吃素食

有些妇女担心发胖，平时以素食为主，怀孕后加上妊娠反应，就更不想吃荤食了，结果就全吃素食。这种做法很不科学。孕妇全吃素食，会造成牛磺酸缺乏。

孕妇对牛磺酸的需要量比平时要多，本身合成牛磺酸的能力又有限，素食中很少含有牛磺酸，而荤食大多含有一定量的牛磺酸。只吃素食，久而久之，会造成牛磺酸缺乏。如果孕妇缺乏牛磺酸，新生儿出生后易患视网膜退化症，个别甚至发生失明。

🍎 准妈妈不宜多吃油条

油条中的铝元素会影响胎儿大脑发育

炸油条时，每500克面粉就要用15克明矾，明矾是一种含铝的无机物。如果孕妇每天吃两根油条，就等于吃了3克明矾。这样天天积蓄起来，其摄入的铝量就相当惊人了。孕妇体内的铝元素会通过胎盘侵入胎儿的大脑，影响胎儿大脑发育，增加痴呆儿发生的几率。

过多摄入铝元素对人的大脑极为不利

震颤麻痹神经系统疾病和痴呆病人都与铝元素摄入过多有关。因此，准妈妈不宜多吃油条。

🍎 准妈妈不宜多食酸性食物

孕妇在妊娠早期会出现择食、食欲不振、恶心、呕吐等早孕症状，不少人嗜好酸性饮食，但一定要注意不宜多食。

孕早期准妈妈多食酸性食物的危害

研究发现，妊娠早期的胎儿酸度低，母体摄入的酸性药物或其他酸性物质容易大量聚集在胎儿组织中，影响胚胎细胞的正常分裂增殖与生长发育，并易诱发遗传物质突变，导致胎儿畸形。因此，孕妇在妊娠初期大约两周时间内，不宜食用酸性药物或酸性食物。

准妈妈应多吃营养丰富且无害的天然酸性食物

如果孕妇确实喜欢吃酸性食品，应选择营养丰富且无害的天然酸性食物，如西红柿、樱桃、杨梅、石榴、海棠、橘子、草莓、酸枣、葡萄等新鲜水果和蔬菜。这些食品既可改善孕后发生的胃肠道不适症状，又可增进食欲和增加多种营养素，可谓一举多得。

健康小百科

孕妇要多吃蔬菜等素食，同时应注意荤素搭配。从荤菜中可以摄取一定数量的牛磺酸，以保证胎儿正常发育的需要。

🍎 准妈妈要适量吃豆类食品

大豆富含必需的氨基酸

大豆中蛋白质含量为40%，不仅含量高，而且是符合人体智力活动需要的植物蛋白。其中谷氨酸、天冬氨酸、赖氨酸、精氨酸在大豆中的含量分别是米中的6、6、12、10倍，这些都是脑部所需的重要营养物质，可见大豆是很好的健脑食品。

大豆富含多不饱和脂肪酸

大豆脂肪含量也很高，约占20%。在这些脂肪中，亚油酸、亚麻酸等多不饱和脂肪酸又占80%以上，这也说明大豆是高级的健脑食品。

与黄豆相比较，黑豆的健脑作用更加明显。孕妇适量吃豆制品，会对胎儿智力发育有益。

大豆富含维生素

毛豆是灌浆后尚未成熟的大豆，含有较多的维生素C，煮熟后食用，是健脑的好食品。

在豆制品中，发酵大豆（也叫豆豉）含有丰富的维生素B_2，其含量比一般大豆高约1倍。维生素B_2在谷氨酸代谢中起着非常重要的作用，而谷氨酸是脑部的重要营养物质，多吃可提高人的记忆力。

豆腐、豆浆都是健脑食品

豆腐蛋白质含量为35.3%，脂肪含量为19%，是非常好的健脑食品。油炸豆腐、冻豆腐、豆腐干、豆腐片等都是健脑食品，可搭配食用。

豆浆中亚油酸、亚麻酸、油酸等多不饱和脂肪酸含量都相当多，是比牛奶更好的健脑食品。孕妇应经常喝豆浆，或与牛奶交替食用。

🍎 准妈妈不宜过量吃的水果

山楂

山楂虽然可以开胃，但对孕妇子宫有兴奋作用，可促进子宫收缩。如果孕妇大量食用山楂或山楂制品，就有可能刺激子宫收缩，从而导致流产。尤其是以往有过自然流产史或怀孕后有先兆流产症状的孕妇，更应忌食山楂。

葡萄

葡萄有补血、消除疲劳、利尿、增进食欲的作用，但如果孕妇吃葡萄过多，易产生内热、腹泻等症状。另外葡萄含糖量较高，肥胖及血糖高者不宜多食。

梨

梨有止咳、润肺、利尿、通便的功效，但若孕妇吃梨过多，则会损伤脾胃。

柿子

柿子有降压止血、消热解渴等功效，但其性寒，孕妇不宜食用。若空腹大量食用，其含有的单宁、果胶与胃酸和食物纤维混合，在胃里易形成结石。特别是刚吃过富含蛋白质的螃蟹后，不宜立即吃柿子，否则会形成结石，造成消化道梗阻。

苹果

苹果有生津、健脾胃、补心益气、降压、助消化、通便、润肺化痰、止咳等功效，但过量食用会损害肾脏。另外，苹果含有发酵糖类，属于较强的腐蚀剂，多食易引起龋齿，所以食后应及时刷牙或漱口。

🍎 准妈妈不宜过量吃菠菜

菠菜中的草酸会破坏孕妇体内的锌、钙，会影响人体对锌、钙的吸收。锌和钙是人体不可缺少的矿物质，如果被草酸破坏，将给孕妇和胎儿健康带来损害。如果体内缺锌，人就会感到食欲不振、味觉下降。儿童缺钙，可能发生佝偻病，出现鸡胸、"O"形腿以及牙齿生长迟缓等现象。

孕妇不宜多吃菠菜，即使吃少量菠菜，也要在做菜前放入开水中焯一下，以减少草酸的含量。

● 准妈妈不宜吃热性香料

八角、茴香、小茴香、花椒、胡椒、桂皮、五香粉、辣椒粉等都属于热性香料，孕妇如果常食用这些热性香料，会对健康不利。

孕妇食用热性香料，会导致便秘或粪石梗阻。妇女在怀孕期间，体温相应增高，肠道也较干燥。香料性大热，具有刺激性，很容易消耗肠道水分，使胃肠腺体分泌减少，造成肠道干燥、便秘或粪石梗阻。孕妇便秘会影响胎儿发育。肠道发生秘结后，孕妇必然用力屏气解便，这样就会引起腹压增大，压迫子宫内的胎儿，易造成胎动不安、胎儿发育畸形、羊水早破、自然流产、早产等不良后果。

● 准妈妈不宜吃桂圆

桂圆能养血安神，生津液，润五脏，是一味良好的食疗佳品。但是，桂圆性味甘温，内有痰火者及患有热病者不宜食用，尤其是孕妇，更不宜进食。

性热的桂圆会增加孕妇内热

妇女怀孕后，阴血偏虚，阴虚则滋生内热，因此孕妇往往有大便干燥、小便短赤、口干、肝经郁热等症状，如果这时再食用性热的桂圆，非但不能产生补益作用，反而会增加内热，容易发生动血动胎、漏红、腹痛、腹胀等先兆流产症状，严重者可导致流产。

体质好的孕妇分娩时无须服用桂圆汤

在民间，有的孕妇在分娩时服用桂圆汤（以桂圆为主，加入红枣、红糖、生姜，用水煎煮而成），主要是针对体质虚弱的孕妇而言。分娩要消耗较大的体力，体虚的孕妇在临盆时往往出现手足软弱无力、头晕、出虚汗等症状，喝一碗桂圆汤，对增加体力、帮助分娩都有一定好处，但体质好的孕妇在分娩时无须喝桂圆汤。

健康小百科

我国医学一贯主张胎前宜清热凉血，桂圆性甘温，如孕妇食用桂圆，不仅不能保胎，反而易出现漏红、腹痛等先兆流产症状。因此，孕妇是不宜吃桂圆的。

准妈妈孕二月食谱

🍎 适合孕二月饮用的饮料

丝瓜花绿豆饮

原料: 鲜丝瓜花8朵,绿豆60克,白糖30克。

做法: ①鲜丝瓜花、绿豆洗净,去沙和杂质。

②绿豆、丝瓜花同放炖锅内,加水适量,置武火上烧沸,再用文火煎煮35分钟,停火,过滤去渣,加入白糖,盛入碗内搅匀即成。

用法: 每日1次,每次饮150克。

- - - - - - - - - - - - - - - - -

功效: 清热解毒,消炎止痒,适用于孕早期各种瘙痒症。

🍎 适合孕二月食用的粥

莲子芋肉粥

原料:

糯米100克,莲子肉、山芋肉各60克,白糖适量。

做法: ①将莲子肉、山芋肉用水泡软,冲洗干净。糯米淘洗干净。

②将莲子肉、山芋肉、糯米一起放入锅中煮成粥,粥熟调入白糖,稍煮即可。

- - - - - - - - - - - - - - - - -

功效: 有补肾安胎的作用。适用于妊娠早期孕妇食用,可预防先兆流产,能增加营养。

菠菜粥

原料: 菠菜250克,大米250克,食盐适量。

做法: ①将菠菜洗净,在沸水中烫一下取出,切成段。

②将米煮成粥,再加入菠菜段小煮,加盐调味即可。

- - - - - - - - - - - - - - - - -

功效: 养血润燥,适用于孕妇贫血、大便秘结、高血压等症。

🍎 适合孕二月食用的汤煲

养血安胎汤

原料： 鸡1只，姜2片，石莲子、川续断各12克，菟丝子、阿胶各18克，盐适量。

做法： ①鸡洗净入滚水煮3分钟，放入炖盅。将石莲子、川续断、菟丝子同放煲汤袋包好，放入瓦煲，注入清水，煎30分钟。

②煎汁加入炖盅，放入姜片、阿胶，加盖隔水炖3小时，下盐调味即可。

- - - - - - - - - - - - - - -

功效： 对孕期食欲不振、腰痛、下腹坠胀等症具有很好的疗效。

柠檬猪肺汤

原料：

柠檬30克，猪肺1只，料酒、盐、味精、姜、葱各适量。

做法： ①将猪肺反复冲洗后，切成4厘米长、3厘米宽的块状。柠檬洗净，切薄片，姜拍松，葱切段备用。

②将猪肺、姜、葱、柠檬、料酒一同放入炖锅内，加水适量。将炖锅置武火上烧沸，撇去浮沫，再用文火炖煮45分钟，加入盐、味精、搅匀即成。

- - - - - - - - - - - - - - -

功效： 理气开胃，化痰止咳，适用于孕妇不欲饮食、食入即吐、咳嗽痰多等症。

🍎 适合孕二月食用的凉菜

西红柿拌黄瓜

原料： 西红柿200克，黄瓜50克，酱油、盐、香油各适量。

做法： ①西红柿洗净，用开水烫后去皮去子，切薄片。黄瓜用开水烫一下切片。

②将西红柿片、黄瓜片装入盆或碗中，把酱油、糖、香油合在一起浇上即成。食时拌匀。

- - - - - - - - - - - - - - -

功效： 生津止渴，健胃消食，适用于孕妇夏季保健。

芝麻拌菠菜

原料： 菠菜100克，鸡汤10毫升，白芝麻10克，盐、酱油各适量。

做法： ①菠菜在淡盐水中焯水，沥干，待用。

②将焯水后的菠菜切成4厘米长的小段，拌入鸡汤和酱油，撒上白芝麻，拌匀，装盘即可。

- -

功效： 菠菜含有较多的维生素和矿物质，适合准妈妈孕早期补充叶酸等营养素，有健脾和中、润肠通便等功效。

🍎 适合孕二月食用的热炒

鱿鱼炒茼蒿

原料： 鱿鱼400克，嫩茼蒿400克，葱姜丝、盐、味精、花生油、料酒各适量。

做法： ①将鱿鱼去头，洗净切丝，用开水氽一下捞出。茼蒿去叶去头，洗净切段。

②炒锅注油烧热，下入葱姜丝爆锅，放入茼蒿煸炒至变软，加入鱿鱼丝稍加翻炒，调味淋上熟油，出锅即成。

- - - - - - - - - - - - - - - - - -

功效： 健脾消肿，消热解毒，营养丰富。

清炒胡萝卜

原料： 胡萝卜200克，葱、油、盐、糖、酱油、味精各适量。

做法： ①将胡萝卜去皮，切成薄片，然后快刀切丝，葱切丝。

②将油烧至九成热，把葱放入油锅内，爆出香味。将切好的胡萝卜丝倒入锅中，翻炒约5分钟，放盐、糖、酱油，加3汤匙水，翻炒后撒上味精即成。

- - - - - - - - - - - - - - - - - -

功效： 营养丰富。

蚝油菜花

原料： 菜花400克，香油、虾子酱、盐、蚝油、白糖、绍酒、葱花、干淀粉、湿淀粉、花生油各适量。

做法： ①菜花洗净掰朵，随凉水下锅，加盐煮熟后捞出，滚上干淀粉。虾子酱、盐、蚝油、白糖、绍酒、湿淀粉放入碗内，调成芡汁。

②炒锅上火，放入花生油，烧至七成熟，下菜花炸至金黄色，捞出沥油。

③锅内留底油，下葱花略煸，投入菜花，倒入芡汁，翻炒均匀，淋入香油，盛入盘内即成。

功效： 菜花富含维生素C、核黄素和胡萝卜，经常食用能有效补充维生素。

🍎 适合孕二月食用的主食

猪肉酸菜包

原料： 面粉400克，猪肉、酵子各150克，酸菜丝700克，猪油、香油各50克，酱油、葱花、花椒面、盐、碱面、姜末、味精各适量。

做法： ①猪肉剁末，用猪油炒至断生，加酱油、盐、味精炒匀，出锅晾凉，加葱花、姜末、花椒面、香油及酸菜丝，拌成馅。

②面粉放盆内，加酵子和温水，和成面团，发酵，待面发起，兑碱，揉匀稍饧，搓成条，揪剂子，揉圆压皮。皮中心放馅，捏褶收口，入笼屉，蒸熟。

功效： 醒脾开胃，增进食欲。适宜孕早期食用。

孕二月易出现的不适与饮食对策

孕二月，准妈妈身体常常慵懒发热，食欲下降，恶心呕吐，情绪不稳，心情烦躁，乳房发胀，乳头时有阵痛，乳晕颜色变暗，有些准妈妈甚至会出现头晕、鼻出血、心跳加速等症状。

🍎 早孕反应的饮食对策

在孕早期，准妈妈会出现食欲不振、厌食、轻度恶心、呕吐、头晕、倦怠，甚至低热等早孕反应，这是孕妇特有的正常生理反应。早孕反应一般在妊娠第6周出现，以后逐渐明显，在第9~11周最重，一般在停经12周前自行缓解、消失。大多数孕妇能够耐受，对生活和工作影响不大，无需特殊治疗。

早孕反应中有一种情况是妊娠剧吐，起初为一般的早孕反应，但逐日加重，表现为反复的呕吐，除早上起床后恶心及呕吐外，甚至闻到做饭的味道、看到某种食物就呕吐，吃什么，吐什么，呕吐物中出现胆汁或咖啡渣样物。

由于严重呕吐和长期饥饿缺水，机体便消耗自身脂肪，使其中间代谢产物——酮体在体内聚集，引起脱水和电解质紊乱，形成酸中毒和尿中酮体阳性。孕妇皮肤发干、变皱，眼窝凹陷，身体消瘦，严重影响身体健康，甚至威胁孕妇生命。

早孕反应期间，孕妇胃口欠佳，有的孕妇会出现偏食。如果不能吃就不吃或一味忌口，营养摄入减少，不但母体虚弱，也会影响到胎儿。注意以下几点饮食原则和饮食技巧可有助于进食：

> **总的原则：在能吃的时候，尽可能吃想吃的东西。**

妊娠期间，准妈妈的饮食原则是均衡摄取营养，多吃营养价值高的食品。在早孕反应期间，不必过分拘泥于有规律及营养平衡。尽量选择自己爱吃的食物，想吃什么就吃什么，尽量吃进一些东西。

酸味食物含有的柠檬酸可增加食欲，促进糖类代谢，可适当多选择，但还要注意少食多餐，防止消化不良。反复呕吐会使体内水分不足，要多吃些水果、蔬菜、牛奶和汤汁类食物。

🍎 孕期食欲不振的饮食对策

妊娠早期会出现食欲不振，严重者无法进食，导致各种营养素缺乏，从而影响孕妇健康。为防止因早孕反应引起孕妇营养不良，要设法促进孕妇的食欲，在食物的选择、加工及烹调过程中，注意食物的色、香、味，同时根据个人的经济能力、地理环境、季节变化来选择加工、烹调食物，使孕妇摄入最佳的营养素。

调理食谱：酸甜黄瓜

原料：

黄瓜200克，醋、酱油、糖、香油各适量。

做法：

①将黄瓜用开水烫一下，切成片。

②将黄瓜片装入碗中，把醋、酱油、糖、香油浇在上面，拌匀即成。

功效： 酸甜可口，健脾开胃。

调理食谱：西红柿烧菜花

原料：

西红柿200克，菜花300克，葱花、姜片、盐、味精、花生油各适量。

做法： ①西红柿洗净，去皮，切块。菜花洗净、切块，用沸水焯熟。

②锅内加油，放葱、姜炒香，下入西红柿煸炒至糊状，放入菜花炒匀，加盐、味精调味。

功效： 促进食欲，抗癌防癌，保护心血管。

🍎 为什么会出现害喜症状

怀孕给孕妈妈带来喜悦，常常也是全家人的期待。可是怀孕初期的喜悦常被种种不适的害喜症状所破坏。如何改善害喜症状，安度怀孕期？让专业中医来帮您。

害喜的现象，是由于怀孕期的生理改变使人类绒毛膜促性腺激素增加，及肾上腺皮质激素减少，使肠胃蠕动变慢而引起。此类现象多见于精神过度紧张、神经系统功能不稳定的年轻初孕妇。

多数孕妇害喜症状较轻，会出现食欲减退、择食、清晨恶心、轻度呕吐、头晕、心烦易怒、胸闷喘促等现象。少数女性早孕反应严重，呈持续性呕吐，甚至不能进食、进水，伴有上腹胀满不适、头晕乏力或喜食酸咸之物等，这称为妊娠呕吐，中医称为恶阻、子病、病儿、阻病等。

古医典籍中认为，妊娠呕吐因妇女本虚，平居之时，喜怒不节，当风取冷，中脘素有痰饮，受妊经血既闭，饮食相搏，气不宣通，遂至心下愤闷，头昏眼花，四肢沉重，闻食气即吐，喜食酸物，多卧少起，甚则吐逆。其主要由于胎气上逆、胃失和降所致。

🍎 害喜症状的分型

临床上一般将孕吐分为以下两种类型：

脾胃虚弱型

脾胃虚弱型可见恶心、呕吐清水、厌食、精神倦怠、嗜睡等症，治疗宜以健脾和胃、降逆止呕为主。

肝胃不和型

肝胃不和型可见恶心、呕吐酸水或苦水、胸胁胀痛、精神抑郁、口苦、烦躁等症，治疗宜以平肝和胃、降逆止呕为主。

身体越弱者，就越容易害喜，有 $1/3 \sim 1/2$ 的孕妈妈会有呕吐现象。有些孕妈妈于怀孕1个月以后才会发生，3个月以内就会缓解，有些人则持续时间较长。每一胎的害喜情况也不同。若是严重恶阻者，非但药入即吐，甚至入厨房、开冰箱，就会频频呕吐，如此长期厌食，形体消瘦，卧床不起，就容易引起母子的健康和营养障碍。

🍎 远离孕吐的措施

★保持情绪的稳定与轻松，家中尽量布置得清洁、安静、舒适。

★注意饮食卫生，食物以营养价值稍高且易消化为主。可采取少食多餐的方法，并利用酸味食物（如紫苏、陈皮、梅子、乌梅等）来烹调食物，有利于开胃下饭。

★避免异味的刺激。呕吐后应立即清除呕吐物，以避免反复刺激，并用温盐水漱口，保持口腔清洁。

★为防止脱水，应保持每天的液体摄入量，平时宜多吃生梨、甘蔗等水果。

★呕吐严重者须卧床休息，若出现脱水，则应送医治疗，补充水分。

★保持大便通畅。

★呕吐较剧者可在食前在口中含1片生姜，以达到暂时止呕的目的。

★可利用穴道按压来改善害喜症状：按压足三里穴（外膝眼直下三寸，胫骨外缘一横指处），每次按3~5分钟；按压内关穴（手臂内侧，腕上两寸，两筋之间）。

★呕吐厉害者可以请专业中医师为您把脉配药，因为很多中药处方像六君子汤、养胃增液汤、小柴胡汤、七味白术汤等，都可以用来改善食欲不振，能帮助您早日度过妊娠不适期。

🍎 缓解孕吐15方

在孕早期，呕吐是孕妈咪最为头痛的事，吃不下东西，甚至看见食物就想吐，孕妈咪常常被折磨得痛苦不堪。其实这是怀孕的正常现象，一般在怀孕后第40天出现，到孕12周后自行消失。

下面为孕妈妈介绍缓解孕吐的15方：

★孕吐较重时饮食应以富有营养、清淡可口、容易消化为原则。辛辣和油腻的食物都会诱发孕妇恶心，更不能吃油炸食物。

★食物多样化，尽可能照顾孕妈咪的饮食习惯和爱好，多备一些酸的、甜的食物，任其选用。

★少食多餐，每2~3小时进食一次。妊娠恶心呕吐多在清晨空腹时较重，此时可吃些体积小、含水分少的食物，如苏打饼干、鸡蛋、巧克力等。两餐之间的间隔不宜太长，每餐不宜吃太多。

★放松心情，精神不要紧张，早孕反应都是正常现象。孕妈咪可以看看书、听听歌，分散自己的注意力，能起到放松的作用。

★晚上反应较轻时，食量可适量增加，必要时睡前可适量加餐，如酸奶、水果等，以满足孕妇和胎儿的营养需要。

★可以喝一点姜茶，或用新鲜生姜片涂抹嘴唇，都可以减轻恶心感。

★当觉得恶心时吮吸一片新鲜柠檬，也能有止吐的效果。

★孕吐者可吃苹果，一方面可补充水分，另一方面又可调节水和电解质平衡。

★调节好室温，避免大量出汗或过热，也可以避免恶心。

★各种添加了香料的方便食品，如方便面、速冻水饺、汤圆、方便粥等，因为添加剂过多，香味过重，易造成孕妈咪呕吐。因此，最好选择天然的食物，比如自己煮的玉米粥、青菜面等。

★一日服用三次维生素B_6、维生素B_1、维生素C各两片，对有早孕反应的孕妈咪很有帮助，但服用前最好咨询医生。

★多喝水，多吃富含纤维素和维生素B_1的食物，以防便秘，因为便秘会加重孕吐。

★可以让老公为自己做一下穴位按摩，会有一定的效果。点按内关穴（在手腕内侧横纹向上两寸，两条韧带之间）和足三里穴（在髌骨的外下方有个凹窝，凹窝的下方三寸按上去有酸痛感的部位），可以由轻到重，往往可以很快缓解孕吐。

★进食后万一呕吐，千万不要精神紧张，可做做深呼吸、听听音乐，或到室外散散步，然后再继续进食。

★孕吐症状减轻，精神好转，食欲增加后，可适当吃些瘦肉、鱼、虾、蛋类、乳类、动物肝脏及豆制品等富含优质蛋白质的食物，以保证孕妇和胎儿的需要。

🍎 缓解孕吐的食疗妙方

　　孕吐是怀孕早期困扰妈妈的状况之一，孕妈妈可服用姜汁米汤或甘蔗姜汁改善反胃、恶心的感觉，紫苏梅汁也有类似的效果。姜含有挥发性成分姜辣素，有抗老化功效，可防止黑色素沉淀，抑制老年斑生长；姜辣素还具有抗菌解毒作用，可防止食物中毒，保护肠胃健康；同时能促进胃液分泌，帮助分解蛋白质，减少脂肪堆积；它也是一种驱风剂，可刺激消化道蠕动，排除胀气。

姜汁米汤

材料：糙米80克，老姜1块。

做法：糙米泡水4小时后沥干，加水750毫升，用电饭锅蒸煮至熟，待凉后过滤取米汤。糙米可留着当主餐吃。老姜切块，用分离式榨汁机榨出原汁，取10毫升加入糙米汤中调匀即成。

甘蔗姜汁

材料：甘蔗、生姜。

做法：甘蔗去皮切段，与生姜分别用分离式榨汁机榨出原汁，取300毫升甘蔗汁和10毫升生姜汁混合均匀，稍微加热后即成。

柚子水

材料：柚子干或柚子片30克。

做法：将柚子干或柚子片用6碗水煎，徐徐饮之。

柿蒂冰糖水

材料：柿蒂30克，冰糖60克。

做法：将两者水煎代茶，徐徐饮之。

橘皮生姜水

材料：橘皮15克，生姜10克，红糖20克。

做法：将材料水煎代茶饮用。

鲜姜韭菜水

材料：鲜姜40克，韭菜100克，冰糖适量。

做法：将韭菜、生姜切碎，捣烂取汁，或用分离式榨汁机榨汁，用冰糖调匀饮汁。

鲜姜白萝卜水

材料：鲜姜15克，白萝卜50克，柚皮15克。

做法：将三者用一碗水煮至水成半碗后服用即可。

鸡蛋冰糖水

材料：鸡蛋1只，冰糖50克，米醋半碗。

做法：将三者混合加水适量同煮，熟后吃蛋喝汤，每日两次。

清蒸鱼

材料：活鲤鱼 1 条。

做法：将鲤鱼洗净隔水蒸熟，食之（不可放油、盐等调味）。

中药水

材料：生姜30克，茯苓20克，半夏6克。

做法：将三者用6碗水煎，煎水代茶。

丁香炖水梨

材料：水梨两个（去皮、挖空梨芯），丁香25克，南北杏各15克。

做法：将丁香、南北杏置于水梨挖空处，隔水炖半小时。

三豆水

材料：绿豆50克，扁豆30克，刀豆30克，生姜20克。

做法：用6碗水煎成3碗，代茶饮用。

孕二月常见疾病的饮食调理

🍎 预防先兆流产的饮食调理

什么是先兆流产

先兆流产是指出现流产的先兆，但尚未发生流产。具体表现为已经确诊宫内怀孕，胚胎依然存活，阴道出现少量出血，并伴有腹部隐痛。通常先兆流产时阴道出血量并不很多，不会超过月经量。先兆流产是一种过渡状态，如果经过保胎治疗后出血停止，症状消失，就可继续妊娠；如果保胎治疗无效，流血增多，就会发展为流产。

导致先兆流产的原因

先兆流产的原因比较多，例如孕卵异常、内分泌失调、胎盘功能失常、血型不合、母体全身性疾病、过度精神刺激、生殖器官畸形及炎症、外伤等，均可导致先兆流产。

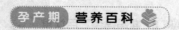

预防先兆流产的饮食对策

先兆流产患者日常饮食宜忌

宜	宜食清淡、易消化、富有营养的食物，可多吃豆制品、瘦肉、鸡蛋、猪心、猪肝、猪腰汤、牛奶等
	不同证型宜进不同食物。气虚者宜多吃补气固胎的食物，如鸡汤、小米粥等。血虚者宜益血安胎，宜食糯米粥、黑木耳、大枣、羊肉、羊脊、羊肾、黑豆等。血热者宜清热养血，宜食丝瓜、芦根、梨、山药、南瓜等
忌	不论证型虚实，均忌食薏米、肉桂、干姜、桃仁、螃蟹、兔肉、山楂、冬葵子等
	血热者忌辛辣刺激、油腻及偏湿热的食物，如辣椒、羊肉、狗肉、猪头肉、姜、葱、蒜、酒等

调理食谱：什锦甜粥

原料：

小米200克，大米100克，绿豆50克，花生米50克，红枣50克，核桃仁50克，葡萄干50克，红糖适量。

做法：

①将小米、大米淘洗干净。将绿豆淘洗干净，浸泡半小时。

②将红枣、花生米、核桃仁、葡萄干全部洗净。

③将绿豆放入锅里，加少量水，煮至七成熟时，向锅内加入开水，将小米、大米、花生米、红枣、核桃仁、葡萄干放入，再加入红糖搅匀，开锅后改用小火煮熟烂即可。

功效： 香甜利口，营养丰富，碳水化合物和维生素含量丰富，是孕妇十分理想的粥品。

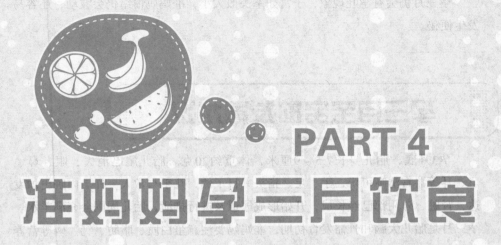

PART 4
准妈妈孕三月饮食

孕三月，孕妇仍可能有早孕反应，情绪仍会波动，还容易发生便秘，应多吃富含纤维素的新鲜蔬菜。第三个月是胎儿大脑和骨骼发育的初期，要注意必需脂肪酸、钙、磷等营养素的摄入，还要补充适量维生素，包括叶酸。孕三月，准妈妈要尽量保证蛋白质的摄入量，可以多方面摄入，植物蛋白和动物蛋白都可以。口蘑、松蘑、猴头菇、芸豆、绿豆、蚕豆、牛蹄筋、海参、贝类等食物蛋白质含量都比较高。准妈妈还应保证碳水化合物的摄入量。只要保证食物、饮料的多元化，一般可以满足矿物质的需求。枸杞含有钙、铁、磷、钾、锌、硒等矿物质，用其冲泡饮用，不仅可以补充矿物质，而且可以增强机体的免疫力。

准妈妈孕三月身体的变化

孕三月仍会有孕吐现象，子宫如拳头般大小，准妈妈情绪仍会波动，还容易发生便秘。

孕三月宝宝的发育状况

孕3月底，胎儿身长7.5～9厘米，体重约20克。胎儿尾巴消失，眼、鼻、口、耳等器官清晰可辨，手、足、指头一目了然，几乎与常人一样。内脏更加发达，肾脏、外阴部已经长成，开始形成尿道及进行排泄，胎儿周围会充满羊水。孕三月是胎儿大脑和骨骼发育初期，准妈妈要注意蛋白质、脂肪、钙、磷等营养素的摄入。

准妈妈孕三月饮食注意事项

准妈妈孕三月容易出现的不适

◆ 尿频与便意：此时子宫会压迫膀胱，当尿液积累到某一程度时，便有尿意，须勤跑洗手间，造成尿频。同样大肠一被刺激，就有便意。

◆ 下腹痛：孕妇两侧腹痛，有可能是胀大的子宫拉扯两侧固定子宫位置的圆韧带引起。通常发作于某些姿势时，如突然站立、弯腰、咳嗽及打喷嚏等。

◆ 腰酸背痛：为克服突出的腹部，孕妇会后仰，造成局部肌肉的拉扯。

◆ 头痛：由于荷尔蒙的作用，孕妇脑部血流易发生改变，因此会引起头痛。鼻窦炎、视力不良、感冒、睡眠不足等，也可能引起头痛。

◆ 便秘与白带增加：准妈妈易发生便秘。由于荷尔蒙的作用，孕妇阴道酸碱度改变，易发生霉菌感染。白带增加、局部瘙痒、烧灼感是霉菌感染常见的症状。

针对准妈妈不适的饮食对策

保证水分、蛋白质、碳水化合物、必需脂肪酸、维生素和矿物质的摄入，增加机体免疫力，预防感染。多吃富含纤维素的食物，以防便秘。

适合孕三月食用的食物

富含蛋白质的食物包括口蘑、松蘑、猴头菇、芸豆、绿豆、蚕豆、牛蹄筋、海参、贝类、牛奶等。富含纤维素的蔬菜包括芹菜、韭菜、菠菜、豆角、豆芽、胡萝卜等。

准妈妈孕三月饮食指导

🍎 孕妈咪三月营养要素

准妈妈要尽量保证蛋白质的摄入

准妈妈要尽量保证蛋白质的摄入，植物蛋白和动物蛋白都可以。

准妈妈要保证矿物质的摄入

准妈妈一定要保证必需脂肪酸、维生素、钙、磷等营养素的摄入。只要保证食物、饮料的多元化，一般可以满足机体的需求。枸杞含有钙、铁、磷、钾、锌、硒等矿物质，用枸杞冲泡饮用，不仅可以补充矿物质，而且可以增强机体的免疫力。

🍎 孕三月准妈妈一天食谱参考

孕三月准妈妈一日健康食谱

早餐	花卷1两，米粥1碗，鸡蛋1个，蔬菜或咸菜适量
加餐	牛奶1杯，麦麸饼干两片，苹果1个
午餐	香椿芽拌豆腐，糖醋黄鱼，扒银耳，酸辣猪血豆腐汤，米饭2两
加餐	消化饼两片，橘汁1杯
晚餐	蘑菇炖豆腐，香干芹菜，清蒸鱼，蛋黄莲子汤，面条1碗

🍎 准妈妈饮食状况会影响宝宝未来寿命

研究表明：

采用合理膳食结构的试验白鼠所生出来的后代活得更健康，更长寿。而那些在母体里得不到良好营养供给的白鼠出生后死得早。由于得不到良好的营养供应，白鼠胎儿的一些关键器官如肾脏受到了损害。

研究证实：

出生体重过轻的婴儿在长大成人后更容易患上心血管等疾病，这与其在母体中的营养供应有关。

健康小百科

孕妇营养不足，易发生早产、流产、死胎，孕妇自身也会出现浮肿、贫血、腰酸腿痛、免疫力下降等症状。

🍎 准妈妈不宜节食

某些年轻的孕妇怕怀孕发胖，影响自身体形，或怕胎儿太胖，生育困难，常常节制饮食，尽量少吃。这种只想保持自身形体美而不顾母子身体健康的做法是十分有害的。

妇女怀孕后，子宫要增重670克，乳房要增加到450克，还需贮备脂肪4500克，胎儿重3000～4000克，胎盘和羊水重900～1800克，总之，孕期要比孕前增重约11千克，这需要摄入很多营养物质，所以孕妇体重增加、身体发胖都是必然和必要的，不必担心和控制。不仅孕妇需要营养，胎儿也需要营养，孕妇节食有害无益。

健康小百科

妊娠期间孕妇的营养供应状况对孩子寿命影响很大，甚至可以决定孩子是活到50岁还是活到75岁。

🍎 准妈妈营养不良害处多

准妈妈营养不良会导致胎儿和新生儿死亡率高

据世界卫生组织统计，新生儿及产妇死亡率较高的地区，母子营养不良比较普遍。营养不良的胎儿和新生儿的生命力较差，不能经受外界环境中各种不利因素的冲击。此外，某些先天畸形也与母子营养缺乏有关。

准妈妈营养不良会导致新生儿体重下降和早产儿增多

据调查表明，新生儿的体重与母亲的营养状况有密切关系。据国外对216名孕妇的营养状况调查，营养状况良好者，出生婴儿的平均体重为3866克，营养状况极差者，出生婴儿的平均体重为2643克。

准妈妈营养不良会导致贫血

营养不良会导致孕妇贫血，具有一定的危害性，往往会造成早产，并使新生儿死亡率增高。孕妇贫血会使胎儿肝脏缺少铁储备，胎婴儿易患贫血。

准妈妈营养不良会对婴儿智力发育产生影响

人类脑细胞发育最旺盛的时期为妊娠最后3个月至出生后1年内，在此期间，最易受营养不良的影响。妊娠营养不良会使胎儿脑细胞的生长发育延缓，DNA合成过度缓慢，也就影响了脑细胞增殖和髓鞘的形成，所以母体营养状况可能会直接影响下一代脑组织成熟过程和智力的发展。

准妈妈营养补充小窍门

女性怀孕后，为了胎儿健康成长，特别注重营养的补充。但是，补充营养不可盲目进食，要注意以下几个方面：

❀ 不要过多地增加主食，而应增加副食品的种类和数量，尤其要注意摄入足够的蛋白质类营养物质。

❀ 饮食要多样化，避免挑食、偏食，做到营养均衡全面。

❀ 饮食要做到因人而异，根据孕妇的具体情况，并注意因地、因时、因条件安排膳食，使饮食尽可能地符合不同孕妇的条件，避免盲从。

❀ 常吃精米、精面的孕妇应多补充B族维生素，而常吃杂粮和粗粮者则不必多做补充。

❀ 夏季可多吃新鲜蔬菜，秋季可多吃新鲜水果。

❀ 身材高大、劳动量和活动量大的孕妇应多补充一些营养物质。

❀ 不喜欢吃肉、蛋、乳制品易缺乏优质蛋白质，多吃豆类和豆制品，可补充优质蛋白质。

准妈妈要多摄入脑黄金

DHA和脑磷脂、卵磷脂等物质合在一起被称为"脑黄金"。"脑黄金"对于孕妇来说，具有双重的重要意义，孕妇应摄入足量"脑黄金"。

"脑黄金"能预防早产，增加婴儿出生时的体重

服用"脑黄金"的孕妇妊娠期较长，比一般产妇的早产率下降1%，产期平均推迟12天，婴儿出生体重平均增加100克。

"脑黄金"的充分摄入能保证婴儿大脑和视网膜的正常发育

人的大脑中65%是脂肪类物质，其中多烯脂肪酸DHA是脑脂肪的主要成分。它们对胎儿大脑细胞，特别是神经传导系统的生长、发育起着重要作用。

为补充"脑黄金",除服用含"脑黄金"的营养品外,还要多吃些富含DHA的食物(如核桃仁等坚果类食品,摄入后经肝脏处理能合成DHA),此外还应多吃海鱼、鱼油、甲鱼等。

同时,为保证婴儿"脑黄金"的充分摄入,一定坚持母乳喂养。

健康小百科

每100毫升母乳中"脑黄金"的含量,美国大约为7毫克,澳大利亚为10毫克,日本为22毫克。因此,日本儿童的智商普遍高于欧美儿童。我国产妇乳汁中"脑黄金"的含量远远达不到这一标准,我国婴儿更容易缺乏"脑黄金"。

● 准妈妈要摄入足够的热能

孕妇在妊娠期间能量消耗要高于未妊娠时期,对热能的需要会随着妊娠的延续而增加。所以,准妈妈保证孕期热能供应极为重要。

孕妇热能摄入不足对自身的危害

如果孕妇妊娠期热能供应不足,就会动用母体内贮存的糖原和脂肪,人就会消瘦、精神不振、皮肤干燥、骨骼肌肉退化、脉搏缓慢、体温降低、抵抗力减弱等。

孕妇热能摄入不足对胎儿的危害

葡萄糖是胎儿代谢必需的能量来源,由于胎儿消耗母体葡萄糖较多,当母体供应不足时,易引起酮血症,继而影响胎儿智力发育,摄入量少可使出生胎儿体重下降。

因此,孕妇应摄入足够的热能,重视碳水化合物类食品的摄入,以保持血糖正常水平,避免血糖过低对胎儿体格及智力发育产生不利影响。孕妇所需要的热能都来自产热营养素,即蛋白质、脂肪和碳水化合物,如各种粮谷食品等。

健康小百科

含碳水化合物丰富的植物食品有玉米、黄豆、绿豆、赤豆、白扁豆、土豆、白薯、蚕豆、卷心菜、洋葱、紫菜等;富含碳水化合物的动物食品有肉松、奶粉、牛奶、酸奶等。含蛋白质丰富的食物有鱼、肉、奶、蛋、禽等和豆类及其制品。脂肪多存在于动物油、植物油、肉类中。

● 准妈妈要适量摄入维生素B_2

维生素B_2在人体内的作用

维生素B_2是人机体中许多酶系统重要辅基的组成成分。这种辅基与特定蛋白质结合，形成黄素蛋白。黄素蛋白是组织呼吸过程中很重要的一类递氢体。

准妈妈保证孕早期补充维生素B₂

孕妇如果维生素B₂不足或缺乏，可引起或促发孕早期妊娠呕吐，孕中期口角炎、舌炎、唇炎以及早产儿发生率增加，孕晚期危害比孕早期小。因此，必须保证孕早期维生素B₂的补充。

富含维生素B₂的动物性食物

一般动物性食物含量比植物性含量高，以内脏最为丰富，如羊肝、牛肝、猪肝、猪心、羊肾、牛肾、猪肾、鸡肝、鸭肝等，鳝鱼、海蟹、鸡蛋、牛奶等食品中含量也较高。

富含维生素B₂的植物性食物

植物性食物中，如黄豆、菠菜、苋菜、空心菜、芥菜、金花菜、雪里红、韭菜、海带、黑木耳、紫菜、花生仁等，维生素B₂含量较为丰富。蔬菜是膳食中维生素B₂的重要来源之一。

🍎 准妈妈应少吃方便食品

有些孕妇喜欢吃方便食品，如方便面、饼干等。这种做法对孕妇与胎儿都不利。

怀孕早期，要形成良好的胎盘及丰富的血管，特别需要脂肪酸。如果准妈妈过分依赖方便食品，就会营养不良，脂肪酸摄入不足，从而影响胎儿生长发育，造成新生儿体重不足。

🍎 准妈妈应少吃罐头食品

罐头食品味美、方便，便于家庭保存，许多人喜欢食用。但是孕妇如果常吃罐头食品，对健康非常不利。

准妈妈食用含食品添加剂的罐头对胎儿发育不利

在罐头食品的生产过程中，往往加入了添加剂，如人工合成色素、香精、甜味剂、防腐剂等，这些人工合成的化学物质对胚胎组织有一定影响。胚胎早期（受孕18～72天），细胞和组织严格按一定规律进行繁殖和分化，这时胎儿对一些有害化学物质的反应和解毒功能尚未建立，在此期间如果受到这些有害物质的影响，容易导致畸胎。

食用超过保质期的罐头对母子健康尤为不利

罐头保质期一般为半年至1年，市场上出售的罐头食品往往存放时间较长，甚至超过保质期，质量已经发生变化，孕妇吃了对健康不利。

食用被细菌污染的罐头会造成食物中毒

罐头食品在制作、运输、存放过程中如果消毒不彻底或密封不严，就会导致食品被细菌污染。细菌在罐头内生长繁殖，可产生对人体有害的毒性物质，被人误食后可造成食物中毒，危害相当严重。

> **爱心提示**
>
> 准妈妈怀孕后最好不要吃罐头食品。准妈妈可以根据季节多吃一些新鲜的时令水果蔬菜，鸡蛋、鱼、肉也要买新鲜的。

准妈妈不宜吃发芽的土豆

北方地区是婴儿神经管畸形的高发区，神经管缺陷的发病率在秋冬季明显升高。这种先天畸形与孕妇食用发芽的土豆有关。

北方冬季副食品比较单调，早孕妇女如果吃了含有毒性糖生物碱——龙葵素的发芽土豆，就可能导致胎儿神经发育缺陷。鉴于此，孕妇应千万注意不要吃发芽的土豆。

准妈妈不宜用沸水冲调营养品

麦乳精、蜂乳精、猕猴桃精、多种维生素、葡萄糖等滋补营养佳品都是以炼乳、奶粉、蜜糖、蔗糖等为主要原料加工制作的，其中所含的各种营养素在高温下极易分解变质。

试验证明，这类滋补饮料加温至60~80℃时，其中大部分营养成分均分解变化。如果用刚刚烧开的水冲饮这类滋补佳品，因温度较高，会大大降低其营养价值。

> **爱心提示**
>
> 饮用麦乳精、蜂乳精这类滋补品时，不宜用温度很高的滚开水，最好用60℃左右的温开水冲服。

准妈妈不宜喝长时间煮的骨头汤

不少孕妇爱喝骨头汤，而且认为熬汤的时间越长越好，不但味道更好，对滋补身体也更为有效。其实这是错误的看法。

动物骨骼中所含的钙质是不易分解的，不论多高的温度，也不能将骨骼内的钙质溶化，反而会破坏骨头中的蛋白质。肉类脂肪含量高，而骨头上总会带点肉，熬的时间长了，熬出的汤中脂肪含量也会很高。因此，熬骨头汤的时间过长，不但无益，反而有害。

健康小百科

熬骨头汤的正确方法是用压力锅熬至骨头酥软即可。这样，熬的时间不太长，汤中的维生素等营养成分损失不大，骨髓中所含磷等矿物质也可以被人体吸收。

🍎 准妈妈不宜吃腌制食品

准妈妈不宜吃腌制食品，如香肠、腌肉、熏鱼、熏肉等，因其含有可致胎儿畸形的亚硝胺。

🍎 准妈妈不宜食用过敏性食物

准妈妈食用过敏食物不仅会导致流产或胎儿畸形，还可导致婴儿患病。有过敏体质的孕妇可能对某些食物过敏，这些过敏食物经消化吸收后，可从胎盘进入胎儿血液循环中，妨碍胎儿的生长发育，或直接损害某些器官，如肺、支气管等，从而导致胎儿畸形或患病。

准妈妈需注意的过敏事项

★如果以往吃某些食物发生过过敏现象，在怀孕期间应禁止食用这类食物。

★不要吃过去从未吃过的食物或霉变食物。

★不吃易过敏的食物，如虾、蟹、贝壳类食物及辛辣刺激性食物。

★在食用某些食物后，如曾出现全身发痒、荨麻疹、心慌、气喘、腹痛、腹泻等现象，应注意不再食用这些食物。

★过敏体质者应少吃异蛋白类食物，如动物肝、肾、蛋类、奶类、鱼类等。

🍎 准妈妈不宜食用霉变食物

霉菌在自然界中几乎到处都有，其产生的霉菌素对孕妇危害很大，尤其在我国南方造成的危害更为严重。孕妇食用霉变食物有以下危害：

母体中毒容易影响胎儿正常发育

母体因中毒而发生昏迷、剧烈呕吐等症状，或因呼吸不正常而造成缺氧，都是影响胎儿正常发育，导致流产、死胎或先天畸形的不良因素。

霉菌素在孕早期可导致胎儿畸形

在孕早期（2～3个月），胚胎正处于高度增殖、分化时期，由于霉菌素的作用，可使胎儿染色体发生断裂或畸变，导致胎儿先天发育不良，出现多种病症，如先天性心脏病、先天性愚型等，还可导致胚胎停止发育，发生死胎或流产。

霉菌素可致癌

霉菌素长期作用于人体可致癌，如黄曲霉毒素可致肝癌已较为肯定。

爱心提示

孕妇在日常生活中要讲究卫生，不吃霉变的大米、玉米、花生、薯类及柑橘等果品，以防霉菌毒素危害母体和胎儿。

🍎 孕妇不宜生食食物

孕妇不宜吃未煮熟的鱼、肉、蛋等食品。生的或未熟透的食品不仅营养不易吸收，而且病菌不一定被杀死，对孕妇和胎儿健康都不利。

🍎 孕妇身体增重莫太多

随着胎儿的生长发育，孕妇的体重会不断增加。孕妇所增加的体重包括胎儿和孕妇本身两个方面，控制体重增加主要是控制孕妇本身部分的增重。

孕妇在怀孕期间究竟增重多少最适当呢？

专家提出，妇女在孕期的增重以10～15千克为宜。在此范围内增重，婴儿出生时体重可在2500～3400克，符合标准要求。

爱心提示

人体标准体重的计算公式

身高（厘米）－105＝标准体重（千克）

控制孕妇的增重不超过15千克，可采取以下措施：

控制体重增长的措施

注意身体锻炼	适当锻炼身体，可以减少孕妇本身增重，不会影响胎儿的生长
晚饭适当少吃	人们吃过晚饭后活动较少，热量容易在体内堆积，会使人发胖。适当少吃晚饭，并不影响对胎儿的营养供给
适当少吃主食	多吃蔬菜和水果。主食中热量含量较多，容易使人发胖。瓜菜中热量少，且含有多种维生素。瓜菜中的纤维素还能缓解或消除便秘现象

准妈妈怀孕后不宜摄取过多营养

短期内吃过多高脂肪高营养的食物会使孕妇体重增加过快，导致胎儿过大，不利于宝宝的出生。

准妈妈孕三月食谱

🍎 适合孕三月饮用的饮料

橙汁酸奶

原料： 鲜橙1个，酸奶200毫升，蜂蜜适量。

做法： 将鲜橙去皮，取肉搅打成汁，与酸奶、蜂蜜搅匀即成。

用法：
饮用，每日1次。

功效： 健脾开胃，宽膈和中，降气除烦。

莴苣苹果汁

原料： 苹果200克，莴苣200克，胡萝卜60克，柠檬汁适量。

做法： 将莴苣、苹果、胡萝卜分别洗净，去皮除核，切成小块，放入榨汁机中榨取汁液，再加入适量柠檬汁，调匀即可。

功效： 养血、活血、化瘀止痛，适用于孕期腹痛治疗。

🍎 适合孕三月食用的粥

两米蚕豆粥

原料： 小米、蚕豆各200克，粳米300克。

做法： 将蚕豆煮烂后，加水与大米、小米用武火煮沸，再改用文火煮粥。

功效： 养肾气，除胃热，适用于孕妇肾虚、胃热而致的腰膝酸软、自汗、遗尿、脘腹痞闷、不思饮食等症。

大蒜海参粥

原料： 大蒜30克，海参50克，大米100克。

做法： ①大蒜去皮，切两半。海参水发泡胀，洗净，切片。大米洗净。②大米放入锅内，加水1000毫升，武火烧沸，加入海参、大蒜，用文火煮45分钟即成。

功效： 每日当早餐食用。可补气血，添精髓，降血压，适用于孕前、孕早期免疫力差、感冒、高血压、水肿等症。

🍎 适合孕三月食用的汤煲

什锦豆腐煲

原料： 嫩豆腐750克，鲜目鱼、鲜虾、海蛎各100克，水发香菇5朵，干贝、虾米、冬笋各50克，青蒜、蒜头、精盐、白酱油、料酒、味精、胡椒粉、湿淀粉、蚝油、上汤、食用油各适量。

做法： ①嫩豆腐焯水，鲜目鱼切小块，海蛎、鲜虾去壳。干贝水发。香菇去蒂，切成菱形片。青蒜切成马蹄形。

②锅置旺火上，加入食用油，烧至六成热时倒入蒜头、青蒜煸炒几下，放入各种辅料，下料酒、酱油、蚝油、精盐、上汤调味，烧开。

③把烧开的汤料倒入沙锅，将煸过的青蒜、蒜头垫底，放上焯水的豆腐、辅料、上汤，用中火煲5分钟，加味精、胡椒粉，用湿淀粉勾芡即成。

功效： 营养丰富，有利于胎儿大脑发育，是孕早期佳肴。

丝瓜豆腐汤

原料： 丝瓜250克，豆腐250克，猪瘦肉150克，盐、味精、湿豆粉各适量。

做法： ①丝瓜去皮、瓤，切成薄片，豆腐切成4厘米长、2厘米宽的块，猪瘦肉洗净，切成薄片。

②猪肉放在碗内，用湿豆粉挂上浆。

③锅置武火上，加入清水适量，烧沸，下入丝瓜，豆腐，猪瘦肉，熟透时，加入盐、味精即成。

功效： 清热，祛风，止痒，适用于治疗孕产妇皮肤瘙痒。

大蒜鱼片汤

原料： 大蒜3个，鱼片300克，葱1根，盐1小匙。

做法： ①大蒜剥去外膜，洗净切薄片。葱洗净，切细丝。

②锅中加4碗水，入蒜片先煮，滚后再入鱼片煮，待水滚加盐和葱丝即可

功效： 增强体力，振奋精神，孕期健身提神。

● 适合孕三月食用的凉菜

什锦沙拉

原料： 胡萝卜、马铃薯、鸡蛋各1个，小黄瓜2根，火腿3片，胡椒粉、糖、盐、沙拉酱各适量。

做法： ①胡萝卜洗净切粒。黄瓜洗净切粒，用少许盐腌10分钟。火腿切成细粒。鸡蛋煮熟，蛋白切粒，蛋黄压碎。

②马铃薯切片，煮10分钟后捞出压泥。

③将马铃薯泥拌入胡萝卜粒、黄瓜粒、火腿粒及蛋白粒，加入其余调料拌匀，撒上碎蛋黄即成。

- - - - - - - - - - - - - - - -

功效： 色美味鲜，酸甜可口，含有丰富的维生素和蛋白质，特别适合食欲不振的孕妇食用。

银耳拌豆芽

原料： 绿豆芽150克，银耳25克，青椒50克，香油、精盐各少许。

做法： ①将绿豆芽去根洗净。青椒去蒂、子，洗净，切丝。银耳用水泡发、洗净。

②将炒锅上火，放水烧开，下绿豆芽和青椒丝烫熟，捞出晾凉，再把银耳放入开水中烫熟，捞出过凉水，沥干水分。

③将银耳、豆芽、青椒丝放入盘内，加盐、香油，拌匀装盘即成。

- - - - - - - - - - - - - - - -

功效： 此菜含有维生素C和胡萝卜素，是孕妇的爽口菜，可减轻孕吐。

● 适合孕三月食用的热炒

盐水虾

原料： 鲜虾250克，食醋、姜末各适量。

做法： 将鲜虾洗净，放入锅内，加水、适量盐煮熟，食时去壳，蘸食醋、姜末。

- -

功效： 补肾，健脾，止呕，适用于妊娠呕吐、不欲饮食等症。

清蒸鱼

原料: 活鱼1尾(约重600克),熟火腿30克,水发香菇、净冬笋各20克,熟猪油、精盐、鸡油、鸡汤、味精、胡椒粉、葱段、姜块、料酒各适量。

做法: ①将鱼清洗干净,在鱼身两侧剞上刀花,然后撒上少许精盐摆在盘中。香菇、熟火腿切成5厘米长的薄片,间隔着摆在鱼身上面。冬笋切薄片,放在鱼的两边,加葱段、姜块、料酒。

②锅置火上,加水烧沸,将整鱼连盘上笼蒸约15分钟,至鱼肉松软时取出。

③将鱼汤入净锅中,加鸡汤烧沸,加味精、鸡油,浇在鱼上,加胡椒粉即成。

功效: 此菜有益胃、健脾、养血的作用。孕妇食用,可调理体虚亏损。

糖醋黄鱼

原料: 鲜黄鱼1条(约500克),青豆、胡萝卜、鲜笋各20克,淀粉、花生油、白糖、食醋、酱油、料酒、葱末各适量。

做法: ①鱼身划上花纹,抹上酱油、料酒腌30分钟。胡萝卜、鲜笋洗净切丁,与青豆一起放入沸水锅中烫一下,捞出控净。葱洗干净,拍散切末。

②倒入花生油,待油烧至八成热时,将腌好的黄鱼沥干,放入油锅中,炸至金黄色时捞出,控净油,放在盘内。

③另取净锅,倒油烧热后放葱末炝锅,加开水、白糖、醋、胡萝卜、笋丁、青豆,用水淀粉勾芡,汁微沸浇在鱼上即可。

功效: 此菜含有丰富的蛋白质、矿物质和维生素、胡萝卜素,益气健脾,健胃润肠,适宜于孕妇食用。

丝丝如意

原料: 干丝、50克,胡萝卜10克,芹菜10克,干香菇1克(两朵)、油5克、盐1/4茶匙。

做法: 芹菜洗净去叶,切成段。胡萝卜洗净切丝。香菇洗净,泡热水约10分钟后切丝。将所有食材放入油锅炒熟,加入食盐调味,即可食用。

功效: 富含蛋白质,增强孕妈咪的免疫力。

鸭丝绿豆芽

原料： 烤鸭脯肉200克，绿豆芽300克，香油25克，盐、味精、醋、姜末、花椒各适量。

做法： ①将烤鸭肉切成丝。绿豆芽洗净，掐去根部。

②炒锅上火，放香油烧热，放入花椒炸糊后捞出。下姜末稍煸，放鸭丝、豆芽，烹醋，加精盐、味精，快速翻炒，至豆芽无生味时，盛入盘中即成。本菜完成后色泽鲜亮，清脆爽口。

- - - - - - - - - - - - - - - -

功效： 此菜营养丰富，是孕产妇补充钙的良好来源，同时还能增强抗病能力。

虾仁锅巴

原料： 锅巴500克，虾仁20克，芡粉50克，鸡肉丝50克，鸡汤、盐、味精、葱花、料酒、姜各适量，素油1500克（实耗100克）。

做法： ①锅巴切成3厘米长、2厘米宽的块备用。

②将虾仁、鸡丝、鸡汤、盐、味精、葱花、料酒、姜熬成卤汁备用。

③素油放入热锅内，至八成热时，放入锅巴，炸至黄色取出，放入大碗内。全部炸完后，一手端锅巴，一手端汁上桌，锅巴放在桌上，倒入卤汁即成。

- - - - - - - - - - - - - - - -

功效： 补肾固本，开胃健脾，最适于孕妇早期妊娠反应较重、不欲饮食、食入即吐者食用。

胡萝卜炖猪肉

原料： 瘦猪肉100克，胡萝卜100克，红糖30克，调味品适量。

做法： ①猪肉洗净切片。

②胡萝卜洗净切薄片。

③将猪肉片和胡萝卜片一同放入锅中，加水适量，煮沸，撇去浮沫，放入红糖，同煮30~40分钟，加入适量调料，煮至肉熟烂即成。

- - - - - - - - - - - - - - - -

功效： 补中下气，利胸膈，安五脏。适用于治疗消化不良、乏力、久痢。

🍎 适合孕三月食用的主食

缤纷鲑鱼饭

原料: 鲑鱼60克、白饭200克、洋葱20克、青椒20克、红椒20克、黄椒20克、芥花油5克(1茶匙)、盐1/8茶匙、酱油1/2茶匙。

做法: ①将洋葱、青椒、黄椒、红椒洗净,切小丁,烫熟后备用。鲑鱼去骨切丁。

②起油锅,炒熟鲑鱼,加入调料、白饭及彩椒丁拌匀即可。

- - - - - - - - - - - - - - - - -

功效: 富含 ω-3脂肪酸,有助于胎儿的脑神经细胞发育。

萝卜饼

原料: 白萝卜250克,面粉250克,猪瘦肉100克,生姜、葱、食盐、菜油或豆油各适量。

做法: ①将白萝卜洗净,切成细丝,用菜油煸炒至五成熟,待用。将肉剁细,加生姜、葱、食盐调成白萝卜馅子。

②将面粉加水适量,合成面团。将面团擀成薄片,将白萝卜馅放入,制成夹心小饼,放入油锅内,烙熟即成。

- - - - - - - - - - - - - - - - -

功效: 健胃消食,理气。适用于食欲不振、消化不良等。

豆沙包

原料: 面粉500克,鸡蛋黄3个,豆沙馅250克,青梅、酵子各50克,白糖、熟猪油、碱面各适量。

做法: ①面粉350克放盆内,加酵子、水和成面团,待面发好,加碱揉匀,取4/7面团,掺入熟猪油揉匀。蛋黄打散,分别加面粉75克、白糖50克及一团面块,揉成黄、红面团稍饧。

②白面团揉成条,擀成长方形片。黄、红面团擀同样大的片,依次盖在白面片上,卷成卷,揪20个剂子,逐个按扁,包入豆沙馅成圆球形,圆球周边转划6刀,呈斜平行裂道,中心按凹,青梅切20个薄片,放入凹处,码入屉,蒸熟即成。

- -

功效: 养胃生津,促进食欲,适于早孕呕吐者食用。

孕三月易出现的不适与饮食对策

🍎 孕期尿频的饮食对策

尿频与便意的发生原因

孕三月，子宫如拳头般大小，会压迫膀胱，当尿液积累到某一程度时，便有尿意，须勤跑洗手间，造成尿频。同样情形也发生在大肠，大肠一被刺激，就有便意。孕三月以后，子宫上升到腹腔内，对膀胱、大肠的压迫感逐渐消失，尿频及便意也将消失。

尿频与便意的饮食对策

控制饮食结构，避免酸性物质摄入过量，加剧酸性体质。保持饮食的酸碱平衡可预防尿频。饮食方面要多吃富含植物有机活性碱的食品，少吃肉类，多吃蔬菜。

🍎 孕期色素沉淀的饮食对策

许多准妈妈在孕期面部出现褐色斑块，腹部、乳房、大腿等部位出现色素沉淀。这是由于孕妈咪体内激素改变所致。肌肤暗沉的问题则会因为每个人体质不同而有个别差异，有些人日后可能会消失，有些人则可能只会变淡。准妈妈应多吃富含维生素C、维生素A的食物，以便减轻色素沉淀现象。

调理食谱：清炒菜花

原料： 菜花500克，辣椒2个，水淀粉、酱油、白糖、精盐、醋、味精、食用油各适量。

做法： ①菜花洗净，分成小块，倒入沸水中烫一下后捞出。辣椒洗净，去子，切成小块。在水淀粉中加入白糖、酱油、精盐、醋、味精等调好。

②炒锅用中火加热，加入适量食用油烧热，放入辣椒，翻炒几下，待辣味出来后，倒入菜花，翻炒几下，加适量水烧开后，倒入已调好的水淀粉勾芡，再翻炒均匀即可。

功效： 菜花中含有二硫酚硫酮，有助于减少色斑形成和使斑块逐渐褪色。

孕三月常见疾病的饮食调理

🍎 妊娠剧吐的饮食调理

什么是妊娠剧吐

早孕反应一般在清晨空腹时较重，但对生活工作影响不大，不需要特殊治疗，只要调节饮食，注意起居，在妊娠12周左右会自然消失。但是，也有少数孕妇反应较重，发展为妊娠剧吐，呈持续性，无法进食或喝水。由于频繁剧吐，呕吐物除食物、黏液外，还可有胆汁和咖啡色渣样物（证明有胃黏膜出血），孕妇明显消瘦，尿少，应及早到医院检查。

如果妊娠剧吐的孕妇出现血压降低，心率加快，伴有黄疸和体温上升，甚至出现脉细、嗜睡和昏迷等一系列危重症状，就不宜强求保胎，应及时住院终止妊娠。因为在这种情况下会出生体质不良的婴儿。若此时出现先兆流产的症状，则不宜保胎。

孕妇不宜利用药物抑制孕吐

怀孕初期，大部分孕妇都会有明显的早孕反应，时间长短随着个人体质而不同。孕妇不宜擅自利用药物抑制孕吐。抑制孕吐的镇吐剂中，尤以抗组胺药最具药效，因此经常用来治疗孕吐，但是服用此种药剂可能会导致胎儿畸形。出现孕吐状况的时候，就是最易流产的时候，也是胎儿器官形成的重要时期，在此期间的胎儿若是受到X光的照射、某种药物的刺激，或是受到病原体的感染，都会产生畸形。

妊娠剧吐的饮食调理

孕妇应保持身心平衡，注意饮食，吃些清淡和有助于缓解呕吐的食物，必要时可接受医师的指导。倘若一日孕吐数次，身体显得相当虚弱，就应住院进行治疗，每天可接受多量的葡萄糖、盐水、氨基酸液等点滴注射，以迅速减轻症状，保持良好宁静的心态，一般1~2周即可出院。

调理食谱：炒萝卜

原料： 红、白萝卜各100克，冬笋25克，黄瓜25克，洋葱25克，胡萝卜25克，植物油、鲜汤、精盐、白糖、湿淀粉、醋、鸡蛋、芝麻油各适量。

做法： ①黄瓜、洋葱洗净，黄瓜切条，洋葱切片。萝卜去皮切片，沸水烫透捞出，透凉，控净水。冬笋、胡萝卜切相应的小片。

②将洋葱片、萝卜片、冬笋片、黄瓜条放入碗中，加鸡蛋清、湿淀粉稍挂糊，倒入热炒锅中煸炒，加醋、白糖、鲜汤、精盐，用湿淀粉勾芡，翻炒均匀，淋上芝麻油，出锅装盘即成。

功效： 适用于治疗食积胃胀、呕吐泄泻等。

调理食谱：肉末西红柿

原料： 西红柿100克，瘦猪肉50克，粉皮150克，酱油、植物油、精盐、味精各适量。

做法： ①将西红柿洗净，剥皮，切成片。

②将粉皮洗净，切成小片。猪肉剁成肉末。

③炒锅内放油烧热，放入肉末炒至将熟时，再放入西红柿、粉皮，加入酱油、精盐，旺火快炒一会，加味精调味即可。

功效： 富含维生素与蛋白质，可增强食欲。

🍎 孕期感冒谨慎用药

俗语说："怀孕初期怕冷，后期怕热。"这一冷一热之间，孕妈妈一不小心，就容易感冒。怀孕期间，千万不要因感冒发热而影响胎儿发育，产后也应避免因感冒而影响母体复原，所以小小的感冒不容忽视。

感冒一般由病毒引起，一般会有打喷嚏、鼻塞、流鼻涕、咳嗽、喉咙痛、发热等上呼吸道症状，目前医学界尚没有办法用药物杀死病毒，因此一旦感冒，只能按照病毒的生命周期治疗，直到自然痊愈，服药只是为了减轻不舒服的症状。

怀孕初期三个月内正是胎儿器官发育的关键期，为避免胎儿畸形，这三个月不仅应戒酒、咖啡、烟，而且服用药物更是一大禁忌。

如果怀孕初期（0~3个月）染上感冒，就可以用非药物的方法来缓解不适症状；如果在怀孕的中后期（4~10个月）染上感冒，且须用药，就应请医生开出较安全的药服用，如缓解鼻塞、缓解咳嗽、祛痰剂、退热及缓解头痛的药物，以便让准妈妈能顺利安全地孕育健康的宝宝。

特别要注意的是，秋冬是感冒好发季节，孕妈妈应注意早晚气候变化，身体一流汗（尤其是背部）就要擦干，这个小小的动作就可以让孕妈妈免受感冒之苦。请记住，预防优于治疗是健康的金科玉律。

🍎 缓解感冒不适的措施

★多休息。

★缓解鼻塞。每天3次，每次15分钟用喷雾器由鼻吸入蒸汽。或将1/4茶匙盐融入240毫升温水中，每日数次滴数滴到鼻孔中，停留5~10分钟后，再让其流出，可以缓解不适。

★睡觉时垫高头部，呼吸会比较顺畅。

★洗热水澡可让鼻子舒服些，还可促进血液循环，使身体感到畅快，但水温不可超过41℃，以免过热影响胎儿健康。

★多喝水、新鲜果汁、清鸡汤，可稀释鼻涕，较易擤出。若有发热，则更应该多喝开水，以便排出毒素。

★有发热症状、食欲变得较差时，用带须的葱白熬煮稀饭，可以发汗退烧，是民间的食疗方。稀饭搭配几片酱瓜，既能唤醒初愈的味觉，又能提供水分、盐分及热量。无油的鸡肉粥、皮蛋瘦肉粥、葱花蛋包汤等能提供清淡、低油、高蛋白的饮食，使身体快速复原。

★咳嗽是最恼人的症状，严重时还会造成流产，古老流传的食疗方法是将梨去核，注入蜂蜜炖煮，或白萝卜丝浸泡蜂蜜服食，因为是由食物制成的食疗法，对人体无大碍，不妨一试。必要时，可去找中医师寻求医治。

🍎 感冒推荐食谱

鲍鱼竹笙鸡汤

材料、调味料： 鲍鱼两个，竹笙3条，鸡腿1只，盐两小匙。

做法： ①鸡腿洗净，切成小块，放入热水中氽烫，沥干水分备用。鲍鱼切成薄片。

②竹笙放入水中泡软，去外膜，洗干净后，切成小段。

③将鸡腿、竹笙一起放入锅中，加入4碗水炖煮，用大火煮开后再转小火炖煮25分钟。

④加入鲍鱼片及盐调味即成。

- - - - - - - - - - - - - - - -

功效解析： 预防感冒。

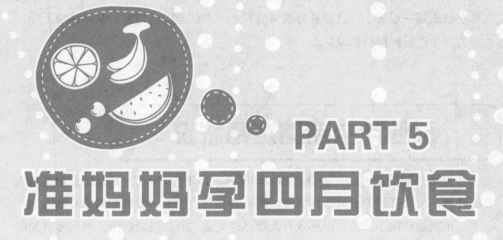

PART 5
准妈妈孕四月饮食

　　怀孕第四个月，胎儿正在迅速长大，需要的营养物质更多，准妈妈要增加摄入能量和各种营养素，源源不断地供给新生命，以满足胎儿各个系统发育中进行大量复杂的合成代谢的需要。准妈妈需补充优质蛋白质、钙、锌、植物脂肪，多食富含上述营养物质的食品，如牡蛎、海蜇、大豆、牛奶等。准妈妈还应吃些富含维生素E的食物，以预防流产。

准妈妈孕四月身体的变化

孕吐已经结束，孕妇心情舒畅，食欲开始增加。尿频与便秘渐渐消失。子宫如小孩头部一般大小，已能从外表略微看出"大肚子"的情形。基础体温下降，一直到生产时都保持低温状态。

孕四月宝宝的发育状况

妊娠15周后期，胎儿的身长约为16厘米，体重约120克。此时已完全具备人的外形，由阴部的差异可辨认男女。皮肤开始长出胎毛，骨骼和肌肉日渐发达。手、足能做些微小活动，内脏发育大致已经完成。心脏跳动活泼，可用多普勒听诊器测出心音。此时胎儿骨骼与内脏迅速发育，需更多的优质蛋白、钙、锌、脂肪等营养素。

准妈妈孕四月饮食注意事项

准妈妈孕四月容易出现的不适

此时期胎盘已经形成，流产的可能性减少许多，总算进入安定期了。准妈妈孕吐基本结束，此时容易出现贫血、腿脚麻木、浮肿、消化不良等症状。

针对准妈妈不适的饮食对策

◆多补充铁质，以防贫血。

◆增加对优质蛋白质、钙、锌、植物脂肪等营养素的摄入。

◆因胎儿发育较快，还应吃些富含维生素E的食物，以预防流产。

适合孕四月食用的食物

◆富含铁质的食物有动物肝脏、血、瘦肉、豆类、绿叶蔬菜、红糖、禽蛋类。

◆保证蛋白质的充足摄入，豆制品、瘦肉、鱼、蛋、乳类等都富含优质蛋白质。

◆富含蛋白质、钙、锌、植物脂肪的食品有牡蛎、海蜇、大豆、牛奶等。

◆主食除了大米、白面外，还要食用一定数量的粗粮，如小米、玉米等。

准妈妈孕四月饮食指导

🍎 孕妈咪四月营养要素

孕四月的胎儿正在迅速长大，需要的营养物质更多，准妈妈要摄入更丰富的营养，源源不断地供给新生命。

蛋白质

准妈妈每天蛋白质的摄入量应增加15克，达到75～95克。食谱中应增加鱼、肉、蛋、豆制品等富含优质蛋白质的食物。孕期反应严重，不能正常进食的准妈妈更应多摄入优质蛋白质。

热量

自孕四月开始，准妈妈必须增加摄入热量和各种营养素，以满足胎儿各个系统发育中进行大量复杂合成代谢的需要。我国推荐膳食营养素供给量中规定孕中期热量每日增加约200千卡。

矿物质

对生成胎儿的血、肉、骨骼起着重要作用的蛋白质、钙、铁等营养成分，孕四月的需求量比平时大得多。每天对钙的需求增加至1000～1200毫克，铁增加至25～35毫克，其他营养素如碘、锌、镁、铜、硒也要适量摄取。

维生素

为了帮助准妈妈对铁、钙、磷等营养素的吸收，孕四月也要相应增加维生素A、维生素D、维生素E、维生素B_1、维生素B_2和维生素C的供给。每日的维生素D需要量为10毫克。准妈妈应多选择各种蔬菜和水果，如西红柿、胡萝卜、茄子、白菜、葡萄、橙子等。

水

准妈妈每天饮用6～8杯水，其中果汁最好不要超过两杯，因为果汁甜度太高，不利于宝宝骨骼发育。

孕四月准妈妈一天食谱参考

孕四月准妈妈一日健康食谱

早餐	热汤面1碗，馒头1两，鸡蛋1个，蔬菜或咸菜适量
加餐	牛奶1杯，麦麸饼干两片，苹果1个
午餐	瘦肉炒芹菜，凉拌西红柿，猪蹄香菇炖豆腐，米饭3两
加餐	消化饼两片，橘汁1杯
晚餐	鸡蛋炒莴笋，烧豆腐，虾皮烧冬瓜，猪肝粥，花卷2两

孕妈咪一日三餐抗疲劳饮食策略

掌握一日三餐的抗疲劳饮食策略，才是全面提升身体活力的基础。

早餐远离高GI碳水化合物

想要一整天都保持在最佳状态，早餐就极为重要。如果你早餐习惯只吃两片白面包，那就有可能很快感觉到疲劳了。因为精致白面包或吐司等碳水化合物就是所谓高GI（升糖指数）食物，会使血糖迅速升高，随之人体将释放大量的胰岛素，又令血糖急速下降，容易让人产生疲倦感。

让你充满活力的早餐是：富含纤维素的全麦类食物，搭配质量好的蛋白质类食物，如牛奶、蛋类等，淀粉和蛋白质的摄取比例最好是1∶1，再加上几片黄瓜或西红柿，配上1杯牛奶或果汁。这些食物含有丰富的B族维生素，能持续提供充沛活力。

午餐营养元气饮食

①控制淀粉类食物摄入量：午饭过后，常常觉得昏昏欲睡，其实这往往是食物惹的祸。如果午餐吃了大量米饭或马铃薯等淀粉类食物，就会造成血糖迅速上升，从而产生困倦感。

②多吃蔬菜水果：午餐应该多吃蔬菜、水果，以补充维生素，有助于分解早餐剩余的糖类和氨基酸，从而为身体提供能量。

③午餐提神窍门：午餐吃点大蒜或洋葱，就能提神，因为其所含的硫化丙烯具有清醒提神的功效。辣椒也能让交感神经兴奋，起到提神醒脑的作用。

晚餐越简单越好

晚餐千万不要吃太多，因为一顿丰盛、油腻的晚餐会延长消化时间，导致夜里依然兴奋，从而影响睡眠质量。

晚餐不宜食用的食物：含咖啡因的饮料或食物会刺激神经系统，减少褪黑激素的分泌，而褪黑激素是一种脑部松果体分泌的荷尔蒙，具有催眠作用；酒精会让睡眠状况很难进入深睡期；产气食物，如豆类、洋葱等，食用后肚子充满了气，令人不舒服，也睡不着；辛辣的食物会造成胃灼热及消化不良等，也会影响睡眠。

🍎 孕妈咪一日三餐注意事项

为了保证母体摄取充足的营养，生出一个健康的婴儿，提醒孕妈咪注意下列事项：

★孕妇需要足够的营养，来保证胎儿的生长，因此孕妇的进食量要比平时增加10%~20%。

★如有早孕反应，容易恶心、呕吐，可少量多餐，饮食宜清淡，易消化，可吃些酸枣、橘子等酸味水果，不宜吃腌菜等食物。

★孕期血容量会猛增至30%，需要更多的铁来制造红血球，需要量是平时的3~4倍，应多吃瘦肉、禽、鱼等动物性食物，每周吃2~3次猪肝，必要时可服用铁剂，以免贫血，但不宜饮茶。

★增加含钙乳制品的摄入，多晒太阳，还可服用钙片。

★每天要进食500~700克蔬菜，以补充孕妇所需要的维生素，中餐、晚餐后吃一份水果。

★控制食盐用量。尤其下肢浮肿的孕妇应注意菜不要太咸，多吃一些利尿的食物。

★孕妈咪应摄入足量的优质蛋白质。蛋白质是人体重要的营养素，参与构成胎儿的组织和器官，调节重要生理功能，增强母体的抵抗力，保证胎儿大脑发育，因此应从饮食中增加肉、蛋、奶、豆类食物的摄入，保证优质蛋白质的供给。

★注意合理的营养搭配，平衡膳食。孕妇的饮食应富含各种营养素，营养合理搭配，既无不足，又不会过剩。营养不良会导致胎儿生长受限或流产，营养过剩可能导致胎儿巨大及各种并发症，造成难产。孕妈咪应注意饮食的多样化，做到粗细搭配，荤素搭配，既不偏食，又不挑食。

🍎 孕妈咪外出就餐有讲究

现代生活中，外食族人群增多，外食固然方便，但在选择餐馆和食物时，除了考虑价钱、口味以外，您可曾想到过，外食最令人伤脑筋的其实是营养不易均衡。那么外食族怎样才能吃出健康呢？

把握三低一高原则

外食族要想吃得健康，就要把握三低一高原则，也就是低盐、低油、低糖、高纤维，具体做法如下：

★有的餐馆做的菜口味很重，加很多烹调用油，多吃会增加身体的负担。

孕妈咪应选择烹调口味较清淡的餐馆，或特别要求大厨给自己的菜少放盐、油、味精。如果觉得放得太多，就可准备一碗汤或开水，把食物放在汤里过一下再吃。

★多注意食物的烹调方式，例如清蒸和油炸的食物在热量和油脂含量上有很大的差异。油炸食物在烹调过程容易产生自由基等有害身体的物质，所以不要频繁吃油炸食物。

★应节制肥肉、香肠等动物性油脂含量高的食品。

★在饮料方面，应选择牛奶、豆浆及无糖或低糖茶类饮料。

★外食族应当设法多摄取蔬菜、水果，以补充不足的维生素、矿物质及纤维质，最好买新鲜水果吃，加工过的水果因为担心卫生及添加剂问题，不建议食用。

★可用五谷饭、糙米饭来代替白饭，因为其维生素、矿物质及纤维质含量较高。

早餐的选择

早餐是补充体力的最佳来源，丰盛的早餐可以使孕妈咪头脑清醒，不易疲劳。

中式早餐若喝稀饭，则可选五谷杂粮粥或红薯稀饭，并搭配酱瓜、肉松、豆腐，最好再配上水果，少吃多油的蛋饼或烧饼油条。若选择西式早餐，则可以烤两片面包，夹荷包蛋、番茄切片及生菜。吃三明治时，请店家多放青菜。另外，最好把奶茶改成低脂牛奶或酸奶，可以增加钙质摄入。如果能再搭配水果，就可以让营养更均衡。

中式套餐的选择

一般的排骨或鸡腿套餐能够提供充足的热量及蛋白质，但蔬菜的分量通常不足，而且主菜多是以油炸的方式烹调，不但不适合天天吃，而且必须要注意店家是不是使用回锅油。

最好能选择非油炸方式烹调的主菜。另外，还应注意其添加的盐、味精是否太多。

西式快餐的选择

汉堡、炸鸡、薯条都是油炸食品，汽水、可乐只提供热量，缺乏其他营养素，所以西式快餐往往提供热量、脂肪过多，但维生素、矿物质及膳食纤维不足。比萨和汉堡、炸鸡一样存在相似的问题。现在快餐店已逐渐改善此类现象，开始提供生菜色拉、牛奶等，可以让消费者有更健康的选择。

面食的选择

许多面摊都有烫青菜，最好注意一下它拌的是什么油，植物油比动物油更健康，可用蒜蓉酱油代替拌肉臊子。

便利店快餐的选择

便利店快餐的热量与脂肪含量没有一般的便当高，但也存在蔬菜不足的问题。如果可以多买份蔬菜色拉或自己烫个青菜，营养上就有加分的效果。如果选择面条、包子、米粉等，那么同样也存在蔬菜不足的问题，而且蛋白质含量不够，最好加一个茶叶蛋和蔬菜色拉。

自助餐

吃自助餐时，每次可以选择不同的主菜和蔬菜，这样营养较均衡，也不容易吃腻。在烹调方式的选择上，最好选择用蒸、炖、卤等方法制作的食物，例如可挑选两种低油脂的食物，再加上一样炒菜。

从食物搭配的观点来看，可以选择一道主菜加一道半荤半素菜，再加一样青菜；或是一道主菜加两道青菜；或是一道半荤半素菜加上青菜和一个蛋。不妨多选择鱼肉，少吃油炸肉类，多选择绿色蔬菜及黄豆制品。

专家提示

外出就餐时应注意食物的卫生安全

食物的供应场所或食物加工厂卫生不良，食物制作后保存不当，或生熟食交叉污染等，都很有可能使食物的卫生出问题，孕妈咪如果不小心吃了这些食物，就可能导致肠胃不适，甚至出现更严重的后果。

选择餐厅时，一定要观察用餐场所是否明亮干净，厨师和服务生是否仪容整齐清洁且卫生习惯良好。在食物的选择上，应选择保鲜状况良好的食物，少吃生食。如果是带包装的食品，就应选择有食品检验认证、包装完整、保质期标示清楚的食品。

忙碌的生活使外食成为不得已的选择，有了基本的营养常识，再花一些心思观察餐馆所供应的食物，就可以轻松搭配出适合自己的健康餐点。千万别偷懒，因为只有注意营养均衡，才能吃出健康。

🍎 小心反式脂肪酸的陷阱

薯条、炸鸡、咸酥鸡、油条、洋芋片、方便面、小西点、甜甜圈、松饼、巧克力……看了让人流口水！可是这些酥脆、润滑的美食却含有反式脂肪酸，对人体健康是一大威胁，您能吃得安心吗？

什么是反式脂肪酸

早期人们一般都使用动物性油脂烹调食物，但因为动物性油脂含有较多的胆固醇，且油脂中的饱和脂肪酸会增加人体低密度脂蛋白（LDL，对人体有害的胆固醇）的含量，从而增加罹患心血管疾病的风险。因此，为满足消费者的需求，食品业者纷纷改用植物油。但植物油中含有大量不饱和脂肪酸，反而容易造成氧化及酸败。

目前在油品制造过程中，可使用氢化技术，将不饱和脂肪酸转化成饱和脂肪酸，使油质变得较稳定、耐高温油炸、不易腐败且易于保存。但同时，植物油的脂肪酸结构也由顺式变为反式，成为反式脂肪酸。因此，业界把惯用的椰子油、牛油等油炸用油换成部分氢化的反式脂肪酸，然而这种油已经不是植物油，就营养分析来说，氢化植物油的营养成分与牛油、猪油、奶油差不多。

哪些食物中含有反式脂肪酸

反式脂肪酸在日常生活中的应用极为广泛。例如用于涂抹面包，来增加润滑度及口感；用于油炸的油脂如烤酥油、奶精、人造奶油等，也是经过氢化后制造出来的反式脂肪酸。这些油经常被用于油炸食物，如炸薯条、炸鸡、炸咸酥鸡、炸油条、炸洋芋片、经油炸处理的方便面等，或用在烘焙糕饼类的小西点、甜甜圈及饼干等食品上。

★人造黄油：含大量的反式脂肪酸，人造酥油也含大量反式脂肪酸。

★快餐类：炸薯条、炸鸡及松饼含部分氢化油，三明治也含有反式脂肪酸。

★玉米片或洋芋片：使用人造酥油提供香脆的口感。

★烘焙食品：较其他食物含更多的反式脂肪酸。

★饼干、糖果、巧克力制品：含大量的反式脂肪酸。

反式脂肪酸食物对人体的影响

日常饮食中，可能无法做到完全去除所有的反式脂肪酸，但基于健康的原则，应尽量减少反式脂肪酸的摄取。反式脂肪酸会影响胰岛素的生理作用，可能导致肥胖，减少体内高密度脂蛋白（HDL），增加低密度脂蛋白（LDL），容易导致高脂血症，从而提高心血管疾病的发生率。

凡是食品标示氢化物、半氢化植物油、Hydrogenated等字眼，就表示食物含有反式脂肪酸，目前安全含量尚无国际公认标准，也未确定反式脂肪酸是不饱和脂肪酸的一种，但是因为它会刺激人体内低密度脂蛋白（LDL）的增加，进而导致低密度脂蛋白胆固醇（LDL-C）的量增加。LDL-C会间接刺激胆固醇升高，造成心血管疾病。因此，应避免摄取过多的反式脂肪酸。

目前很多学者提醒人们应减少反式脂肪酸的摄取，有些油脂酸工厂已开始研究开发不含反式脂肪酸的食用油。目前生产不含反式脂肪酸或降低反式脂肪酸含量的油的方法有混合调配、交脂化、添加抗氧化剂或选择较稳定的油脂原料（如考虑热带植物的油脂）等。

拒绝反式脂肪食物的诱惑

经过十多年的科学争论，目前反式脂肪酸已被证实会增加胆固醇，所以有导致心血管疾病的风险。根据研究，薯条、糕饼及炸鸡等食物产生的危害可能远高于一般大众的想象。目前的食品标示法规中，并未要求厂商明确标示出反式脂肪酸的含量，只要求标示总脂肪含量。

美国已有一些医药研究学者开始要求政府修改食品标示法，希望同时标示反式脂肪酸含量与饱和脂肪酸含量，因为这两者对心血管的危害程度是相同的。因此，平时在选购食品时，不妨留意一下，如果标示不含反式脂肪酸或未使用非氢化油脂，或者营养标示表中的反式脂肪酸含量为0%，您就可以优先考虑。

当今城市盛行的油炸食品很多，如流行的炸鸡、甜甜圈及盐酥鸡等，到底用的是什么油？消费者一般都不知道。尤其高脂血症患者、心脏病患者、怀孕妇女、哺乳妇女、幼童、肥胖者等高危群体，更应该尽量少吃用反式脂肪酸制作的食物。隐藏在加工食品中的反式脂肪酸，对于人体心脏及心血管造成的危害，远远超过一般人所熟知的饱和脂肪酸。

健康饮食四大建议

现代人在外就餐机会多，吃进含反式脂肪酸的食物是无法避免的，建议遵循以下四点饮食原则，会让您吃得比较健康。

★尽量选择高纤维淀粉类食物，如糙米、小麦等，因为含较多的食物纤维，能缓和油脂消化吸收的速度，也可以稳定血糖值。

★增加蔬菜和水果的摄取量，特别增加深绿色蔬菜、柑橘、豆类、根茎类食物的摄入，并可多选择魔芋、黑木耳、海带等食品，这一类食物较易产生饱腹感，但热量却不高。

★蛋白质方面，建议选用瘦肉、鱼类、蛋、种子、坚果及干豆类食品。

★脂肪方面，应降低油脂的摄取。饱和脂肪酸的每日摄取量应低于总热量的10%，胆固醇的每天摄取量应低于300毫克，尽量选择低脂或无油的食品，通过摄入鱼类、坚果、植物油等来提供人体所需的多元不饱和脂肪酸与单元不饱和脂肪酸。

● 孕中期需增加的营养素

怀孕中期是指妊娠12~24周(3~6个月)，此期又称为生命的律动期。因为宝宝就要开始与我们有互动了。宝宝会出现吸吮动作，会伸展躯体，开始和我们"说话"了。

孕妈妈在此期间体重将增加5~6千克，所以必须增加总热量的摄取，每日平均增加300千卡的热能，每周就可以增加0.5千克的体重，以保证母体组织、胎儿成长和胎盘发育；因为代谢增加，为了节省蛋白质的消耗，满足母体与胎儿发育的需要，所以热量的增加摄入是很有必要的。

进入怀孕中期，孕妈咪孕吐的情况会逐渐消失，食欲也会慢慢增加，充分摄取足够的营养，是为了满足母体与胎儿发育的需要。

建议怀孕中期除了应增加热量摄入以外，还需增加摄入蛋白质、镁、碘、硒、维生素C、B族维生素、维生素D、维生素E等营养素。

蛋白质

为了使胎儿正常发育，预防孕妈妈贫血，必须摄取足量的铁质及钙质，而蛋白质更是不可缺乏。如果蛋白质摄取不够，就易引起全身性水肿（浮肿），这是代谢不完全的缘故。

富含蛋白质的食物包括鱼、肉、蛋、豆、奶类都富含优质蛋白质。

镁

镁是构成牙齿与骨骼的成分，还参与糖类代谢，是一种能量代谢因子，与钠、钾、钙共同维持心脏功能、肌肉细胞与神经系统的正常运作。胎儿的成长，如骨骼发育、胎动及毛发生成等，

都需要足够的镁来参与作用。

富含镁的食物包括干果类、深绿色和黄色蔬果等。

碘

碘是合成甲状腺激素的主要成分，也是维持机体正常生长发育、增进肌肉神经代谢率、调节细胞氧化作用的重要成分。为保证胎儿生长过程中头发、指甲、皮肤、牙齿发育的完整性，碘的摄取是不可忽略的。

富含碘的食物包括含碘食盐、海带、紫菜、鱼类（海鱼）等。

硒

硒是营养素中的微量元素，具有抗氧化、抗癌、增强免疫力的功能。此外，硒还具有一个重大功能，就是抗不孕，因为睾丸及前列腺是储存大量硒的地方。硒的功能与维生素E相辅相成，它能提高维生素E的抗氧化机能，可共同消除人体细胞内过氧化物质及自由基，保护体内细胞与核酸的完整性和正常功能。硒是一个隐形保护者，怀孕期间更需要摄取足够的硒，才能在免疫功能上发挥最大作用，不能因为硒是微量元素就忽略它的存在。

富含硒的食物包括洋葱、西红柿、花椰菜、小麦胚芽、小麦麸皮等。

维生素C

维生素C可促进胶原形成，是构成细胞间质的成分，还可增加细胞间排列的

紧密性，参与体内的氧化还原反应，以及维持体内结缔组织、骨骼、牙齿的生长。在怀孕期间，维生素C还有助于将叶酸变成活化型，促进对铁质的吸收。

富含维生素C的食物包括新鲜蔬菜水果等。

B族维生素

怀孕中期，要增加摄入的B族维生素有维生素B_1、B_2、B_6、B_{12}、叶酸等，这些都是构成辅酶的重要成分。

由于B族维生素属于水溶性物质，而且无法由身体自行制造或合成，必须通过食物来获得，因此孕妈咪应选择多样化的食物，来保证B族维生素的充足摄入。下面来介绍一下B族维生素的功能。

① 维生素B_1：

维生素B_1参与能量代谢反应，能够维持心脏及神经系统功能，保证正常的食欲。维生素B_1严重缺乏时，容易引起脚气病。由于维生素B_1易受温度影响，因此，要尽量缩短烹煮时间，才能避免食物中维生素B_1的流失。

富含维生素B_1的食物包括糙米、全谷类、坚果类、豆类、猪肉、内脏、新鲜蔬果等。

② 维生素B_2

维生素B_2与能量代谢反应有关，还可以维持皮肤、指甲、头发的健康，增进视力，缓解眼睛疲劳。如果怀孕期间孕妈妈因为身体不适或疲劳，而采用看电视或阅读书籍的方式来舒缓自己，那么别忘了补充富含维生素B_2的食物。

富含维生素B_2的食物包括酵母粉、谷类、绿色蔬菜、牛奶、蛋等。

③ 维生素B_6

维生素B_6参与氨基酸（蛋白质的基本组成物质）代谢，能够促进红细胞中紫质的形成，维持红细胞的正常大小，体内抗体形成、维持神经系统的健康也需要维生素B_6。怀孕中期，有些妈妈会出现脚抽筋的现象，一般认为是缺乏钙质所致，但是当维生素B_6缺乏时也会导致肌肉抽搐和手脚抽筋，因此摄入足量的维生素B_6可以舒缓夜间及清晨的手脚抽筋情形。有时眼皮抽动也是由于维生素B_6缺乏造成的。

富含维生素B_6的食物包括未经加工的谷类、鱼、肉类、水果、干果类、蔬菜等，只要餐餐都能吃到多种食物，就不用担心营养缺乏的情况发生。

④ 维生素B_{12}

维生素B_{12}可预防贫血，对红细胞的形成及再生有重要作用。如果孕妈咪维生素B_{12}摄取不足甚至严重缺乏，就容易引起恶性贫血，还会阻碍脑细胞形成。如果孕妈咪长期缺乏维生素B_{12}，就会对身体健康构成威胁。

富含维生素B_{12}的食物包括肝脏或腰子（每周补充一次）、牛肉、猪肉、蛋、牛奶、乳制品等。

⑤ 叶酸

叶酸与细胞分裂有密切关系，当

叶酸摄取或储存不足时，会导致下列情况：

★无法合成嘌呤和嘧啶，胎儿染色体就无法完全形成，从而造成宫内生长受限。

★在制造红细胞的过程中，红细胞若因为染色体量与质不足，则无法进行正常的分裂，从而导致巨幼红细胞性贫血。

★怀孕期间，孕妈妈如果蔬菜、水果摄入不足或饮食不均衡，就容易缺乏叶酸，从而成为巨幼红细胞性贫血症的高危险群，在怀孕0~6周还会造成胎儿神经管缺损。如果孕妈妈怀孕中期缺乏叶酸，就容易导致早产或出生婴儿体重过轻。

富含叶酸的食物包括肝脏、蛋、酵母粉、深绿色蔬菜、豆类、柳橙、香蕉等。

维生素D

缺乏钙易导致骨质疏松，缺乏维生素D则易患佝偻病和严重蛀牙。俗话说，生一个小孩掉一颗牙，这不完全是因为钙质缺乏，如果维生素D摄入不足，怀孕期间牙齿防御能力降低，再加上口腔清洁卫生不良，就容易导致蛀牙。维生素D的摄取很简单，在阳光不刺眼的情况下，到户外晒一晒太阳，就可以在体内生成维生素D。孕妈咪平时可以做些轻松的运动，如到公园、郊外走路、散步，同时享受日光浴，就可以轻松获得足够的维生素D。

富含维生素D的食物包括鱼肝油、体型较大的鱼类、沙丁鱼、牛奶及乳制品等。

维生素E

维生素E属于脂溶性维生素，是很好的抗氧化物质，可增加皮肤弹性，延迟皮肤老化，增强红细胞壁的弹力。

富含维生素E的食物包括肝脏、鱼肉、鸡肉、蛋黄、鱼油、油脂、蔬菜、干果类、全谷类等。

孕中期要合理补充矿物质

矿物质是构成人体组织和维持正常生理功能的必需元素，孕妇缺乏矿物质，会导致贫血，出现小腿抽搐、容易出汗、惊醒等症状，胎儿先天性疾病发病率也会升高。因此，孕妇应注意合理补充矿物质。

孕中期要增加铁的摄入

为血红素铁和非血红素铁两种。血红素铁主要存在于动物血液、肌肉、肝脏等组织中。植物性食品中的铁为非血红素铁，主要存在于各种粮食、蔬菜、坚果等食物中。

孕中期要增加钙的摄入

孕中期应多食富含钙的食品，如虾皮、牛奶、豆制品和绿叶菜、坚果等。注意不能过多服用钙片及维生素D，否则新生儿易患高钙血症，严重者将影响婴儿的智力。

孕中期要增加碘的摄入

孕妇应多食含碘丰富的食物，如海带、紫菜、海蜇、海虾等，以保证胎儿的正常发育。

孕中期要增加其他矿物质的摄入

随着胎儿发育的加速和母体的变化，其他矿物质的需要量也相应增加。只要合理调配食物，一般不会影响各种矿物质的摄入。

🍎 孕妇不宜盲目大量补充维生素类药物

有些孕妇唯恐胎儿缺乏维生素，每天服用许多维生素类药物。当然，在胎儿的发育过程中，维生素是不可缺少的，但盲目大量补充维生素只会对胎儿造成损害。

准妈妈过量服用维生素A的危害

医学专家对孕妇提出忠告，过量服用维生素A、鱼肝油等会影响胎儿大脑和心脏的发育，诱发先天性心脏病和脑积水，脑积水过多又易导致精神反应迟钝，故孕妇服用维生素A最好在医师指导下进行，每日剂量不宜超过8000国际单位。

准妈妈过量服用维生素D的危害

孕妇维生素D摄入过多，可导致特发性婴儿高钙血症，表现为囟门过早关闭、腭骨变宽而突出、鼻梁前倾、主动脉窄缩等畸形，严重的还伴有智商减退。故孕妇在怀孕前期每天摄入钙800毫克，后期和哺乳期增至1100毫克，不宜再多。平时常晒太阳的孕妇可不必补充维生素D和鱼肝油。

准妈妈过量服用维生素B₆的危害

孕妇为减轻妊娠反应可适量服用维生素B₆，但也不宜服用过多。孕妇服用维生素B₆过多，不良影响主要表现在胎儿身上，会使胎儿产生依赖性，医学上称为"维生素B₆依赖症"。

当小儿出生后，维生素B₆来源不像母体内那样充分，结果出现一系列异常表现，如易兴奋、哭闹不安、容易受惊、眼球震颤、反复惊厥等，还会出现1~6个月体重不增，如诊治不及时，会留下智力低下的后遗症。

🍎 准妈妈要适量补锌

锌在人体内的作用

锌是酶的活化剂，参与人体内80多种酶的活动和代谢。它与核酸、蛋白质的合成，碳水化合物、维生素的代谢，胰腺、性腺、脑垂体的活动等关系密切，发挥着非常重要的生理功能。

准妈妈缺锌的危害

缺锌会影响胎儿在子宫内的生长，使胎儿的脑、心脏、胰腺、甲状腺等重要器官发育不良。

孕妇缺锌会降低自身免疫能力，

容易生病，还会造成自身味觉、嗅觉异常，食欲减退、消化和吸收功能不良，这样势必影响胎儿发育。

有的胎儿中枢神经系统先天畸形、宫内生长迟缓、出生后脑功能不全，都与孕妇缺锌有关。

孕期需补充锌的量

缺锌是现代人的普遍现象。孕妇担负着自身和胎儿两个人的需要，缺锌的情况更普遍，应经常做检查，在医生指导下适量补锌。

对正常人而言，成人每日摄入16～20毫克的锌，基本上可以维持机体的需要。但孕妇对锌的需要量要高出一倍，达不到这个量，就属于缺锌了。

补锌的方法

经常吃牡蛎、动物肝脏、肉、蛋、鱼以及粗粮、大豆等含锌丰富的食物。常吃一点核桃、瓜子等含锌较多的零食，也能起到较好的补锌作用。要尽量少吃或不吃过于精制的米、面，因为小麦磨去了麦芽和麦麸，成为精面粉时，锌已大量损失掉了。可通过冲调含锌的奶粉来补锌。

爱心提示

孕妈咪补锌时，要经过科学的检查和诊断，确实需要补时再补，而且要在医生指导下进行。

🍎 准妈妈小心碘缺乏

碘在人体内的作用

碘是甲状腺素组成成分，甲状腺素能促进蛋白质的生物合成，促进胎儿生长发育。

爱心提示

准妈妈用碘化盐补充碘时，需注意不可用量过大，以免引起产后甲状腺肿合并甲状腺功能低下。

准妈妈缺碘的危害

妊娠期甲状腺功能活跃，碘的需要量增加，容易造成孕妇缺碘。我国很多地区属于缺碘区，更易造成孕妇缺碘。碘缺乏是导致育龄妇女孕产异常的危险因素之一。

孕妇缺碘，会造成胎儿甲状腺发育不全，导致胎儿甲状腺功能低下，引起甲状腺肿、死胎、流产、先天畸形、聋哑等，还会严重影响胎儿智力发育。

补碘的食品

为了孕妇本身的健康和胎儿的正常发育，孕妇必须注意补碘，缺碘地区孕妇更要注意吃含碘丰富的食物。

最好的补碘食品是海产品

如海带、紫菜、鱼肝、海参、海蜇、蛤蜊等海产品均含有丰富的碘，甜薯、山药、大白菜、菠菜、鸡蛋等也含有碘，均可适量多吃一些。

🍎 准妈妈要适量摄入维生素B₁

准妈妈缺乏维生素B₁的危害

如果人体缺乏维生素B_1，不仅会使糖类代谢发生障碍，还将会影响机体整个代谢过程，而且会影响氨基酸与脂肪的合成。

如果准妈妈维生素B_1摄入不足或缺乏，会出现疲倦、乏力、小腿酸痛、心动过速等症状。

含维生素B₁较多的动物性食品

含维生素B_1较多的动物性食品有猪肉和动物肾、肝、蛋类等。

含维生素B₁较多的植物性食品

含维生素B_1较多的植物性食品有糙米、标准面、小米、玉米、豆类、花生仁、核桃、葵花子等。粮食碾得越精细，其维生素B_1的含量越低。

🍎 准妈妈要适量摄入维生素A

维生素A又称为视黄醇，主要存在于海产鱼类肝脏中。妊娠期母体与胎儿均需要大量的维生素A。

准妈妈缺乏维生素A的危害

孕妇维生素A供应不足，可引起胚胎发育不良，严重不足可导致胎儿骨骼和其他器官畸形，甚至流产。

准妈妈摄入过量维生素A的危害

摄入过量维生素A同样有引起胎儿畸形和胎儿正常发育的可能。

孕期维生素A的供给量

我国营养学会推荐孕妇维生素A的供给量标准与非孕妇一致，皆为微克当量视黄醇，即3300国际单位。

维生素A的食物来源

维生素A的食物来源包括各种动物肝脏、鱼肝油、鱼卵、牛奶、禽蛋以及坚果等。

胡萝卜素的食物来源

胡萝卜素的食物来源包括菠菜、苜蓿、胡萝卜、豌豆苗、辣椒、甜薯、韭菜、雪里红、油菜、苋菜、茼蒿等蔬菜以及杏、芒果等。

🍎 准妈妈要适量摄入维生素B₆

维生素B₆在人体内的作用

维生素B_6是中枢神经系统活动、血红蛋白合成以及糖原代谢所必需的辅酶。它与蛋白质、脂肪代谢密切相关。

准妈妈缺乏维生素B₆的危害

人体缺乏维生素B_6，可引起小细胞低色素性贫血、神经系统功能障碍、脂肪肝、脂溢性皮炎等。

孕妇应重视维生素B_6的摄入。胎儿5个月时是其中枢神经系统增长的高峰，对维生素B_6最为需要，因而必须重视维生素B_6的摄入。

含维生素B₆较多的动物性食品

含维生素B₆较多的动物性食品有牛肝、鸡肝、鸡肉、牛肉、猪肉、鱼、蟹、鸡蛋、牛奶等。

含维生素B₆较多的植物性食品

含维生素B₆较多的植物性食品有葵花子、花生仁、核桃、黄豆、扁豆、胡萝卜、菠菜、土豆、全麦粉、甜薯、香蕉、葡萄干、橘子等。

准妈妈要适量摄入维生素B₁₂

维生素B₁₂在人体内的作用

维生素B₁₂具有促进红细胞生成、维持神经髓鞘代谢的功能。

准妈妈缺乏维生素B₁₂的危害

妊娠期间维生素B₁₂供给不足，常发生巨幼红细胞性贫血，新生儿可患贫血，并且胎儿的畸变发生率有可能增加。

富含维生素B₁₂的食物

富含维生素B₁₂的食物主要是动物性食品，如牛肾、牛肝、猪心、鸡肉、鸡蛋、牛奶、虾、干酪等，另外豆豉、黄酱等也含有较多的维生素B₁₂。

准妈妈要适量摄入维生素C

多吃各种新鲜水果、蔬菜可以补充维生素C。富含维生素C的食物有柿椒（红、青）、菜花、雪里红、白菜、西红柿、黄瓜、四季豆、荠菜、油菜、菠菜、苋菜、白萝卜、柠檬、草莓、鸭梨、苹果等。制作食物时，不可烧、煮时间过长，以免维生素C大量流失。

维生素C在人体内的作用

维生素C又名抗坏血酸，是连接骨骼、结缔组织所必需的一种营养素，能维持牙齿、骨骼、血管、肌肉的正常功能，增强对疾病的抵抗力，促进外伤愈合。怀孕期间，胎儿必须从母体中获取大量维生素C来维持骨骼、牙齿的正常发育以及造血系统的正常功能等。

准妈妈缺乏维生素C的危害

人体缺乏维生素C，可引起坏血病，并有毛细血管脆弱、皮下出血、牙龈肿胀流血或溃烂等症状。

准妈妈要适量摄入维生素D

维生素D在人体内的作用

维生素D是类固醇衍生物，具有抗佝偻病的作用，被称为抗佝偻病维生素。维生素D可增加钙和磷在肠内的吸收，调节钙和磷的正常代谢，对骨、齿的形成极为重要。

准妈妈缺乏维生素D的危害

孕妇缺乏维生素D，可出现骨质软化，严重者可出现骨盆畸形，影响自然分娩。 维生素D缺乏可使胎儿骨骼钙化以及牙齿萌出受影响，严重者可造成小儿先天性佝偻病。

富含维生素D的食品

有鱼肝油、鸡蛋、鱼、动物肝脏、小虾等。孕妇要多食用这些食物，就可保证维生素D的供给。

准妈妈要适量摄入维生素E

维生素E在人体内的作用

维生素E能促进人体新陈代谢，增强机体耐力，维持正常循环功能。

维生素E是高效抗氧化剂，保护生物膜免遭氧化物的损害。

维生素E能维持骨骼、心肌、平滑肌和心血管系统正常功能。

孕期维生素E的供给量

维生素E缺乏与早产儿溶血性贫血有关。为了使胎儿贮存一定量的维生素E，孕妇应每日多增加2毫克摄入量。

富含维生素E的食物

维生素E广泛分布于植物性食品中，特别良好的来源为麦胚油、玉米油、菜籽油、花生油及芝麻油等。此外，猪油、猪肝、牛肉、土豆等食物中也含有维生素E。只要孕妇在饮食上做到多样化，维生素E就不会缺乏。

准妈妈要适量摄入维生素K

维生素K在人体内的作用

维生素K是正常凝血过程所必需的。维生素K缺乏与机体出血或出血不止有关。维生素K有止血功能，它经肠道吸收，在肝脏能生产出凝血酶原及一些凝血因子，从而起到凝血作用。

准妈妈缺乏维生素K的危害

维生素K吸收不足，血液中凝血酶原减少，容易引起凝血障碍，发生出血症状。孕妇缺乏维生素K，会导致流产率增加。即使胎儿存活，由于其体内凝血酶低下，易出血，可引起胎儿先天性失明、智力发育迟缓及死胎。

富含维生素K的食物

富含维生素K的食物有菜花、白菜、菠菜、莴苣、苜蓿、酸菜、圆白菜、西红柿、瘦肉、肝等。必要时每天口服维生素K41毫克。

准妈妈孕四月食谱

🍎 适合孕四月饮用的饮料

葡萄蜜汁

原料： 葡萄、熟蜜各适量。

做法： 葡萄捣碎过滤取汁，用沙锅熬稠，加入熟蜜少许，拌匀装瓶。

用法： 用适量开水冲服。

- - - - - - - - - - - - - - - - - -

功效： 适用于治疗妊娠烦渴。

枣仁茶

原料： 枣仁(炒)10克，芡实12克。

做法： 将上药同煮成汁。不拘时，随意饮之。

- - - - - - - - - - - - - - - - - -

功效： 养血安神，益肾固精。适用于孕中期心血虚，虚火内扰，不能下济肾阴，以致出现心悸、怔忡、失眠、健忘、神倦等症。

🍎 适合孕四月食用的粥

猪肝绿豆粥

原料： 新鲜猪肝50克，绿豆30克，大米50克，调料适量。

做法： 猪肝切成片状，洗净待用。绿豆、大米洗净同煮，大火煮沸后再改用小火慢熬，煮至八成熟之后，将猪肝放入锅中同煮，煮熟后调味即可。

- - - - - - - - - - - - - - - - - -

功效： 绿豆含有丰富的碳水化合物、蛋白质、多种维生素和矿物质。中医认为，绿豆味甘，性寒，有清热解毒、消暑利水的作用。此款绿豆猪肝粥适合孕妇补铁食用。

红枣糯米粥

原料： 红枣30克，糯米60克。

做法： 红枣、糯米洗净，加水煮粥食。

用法： 每日3次。

- - - - - - - - - - - - - - - - - -

功效： 主治妊娠恶阻。可补益中气，对胃寒疼痛、食欲不佳、脾虚泄泻、体弱乏力等症有一定缓解作用，对尿频、自汗有较好的食疗效果。

🍎 适合孕四月食用的汤煲

鸡汤鲈鱼

原料： 鸡汤1000毫升，鲈鱼500克，盐、鸡精、姜、香菜各适量。

做法： 鲈鱼去鳞、鳃、内脏，洗净。锅内放鸡汤、姜煮熟，加盐、鸡精、香菜即成。

- - - - - - - - - - - - - - - - - -

功效： 安胎、通乳，适用于孕产妇乳汁不畅。

鸡汤： 味甘，性微温，温中止痛，补虚，安胎，通乳。

🍎 适合孕四月食用的凉菜

红白豆腐

原料： 豆腐150克，猪血150克，红椒1个，葱20克，生姜5克，食物油、盐、味精各适量。

做法： ①豆腐、猪血切成小块，辣椒、生姜切成片。

②锅中加水烧开，下入猪血、豆腐焯水后，捞出。

③将葱、姜、辣椒片下入油锅中爆香后，再倒入猪血、豆腐稍炒，加入适量清水焖熟后，调味即可。

- - - - - - - - - - - - - - - - - -

功效： 猪血味咸性平、无毒，有生血、解毒的功效。豆腐富含大豆蛋白和卵磷脂，能保护血管，降低血脂，降低乳腺癌的发病率，同时还有益于胎儿神经、血管、大脑的发育。

桂花糯米糖藕

原料： 老藕1000克，糯米400克，糖150克，糖腌桂花10克。

做法： ①将藕刮去表皮，洗净。在藕较小的一端，距节头约3.3厘米处切下一段，作为填入糯米后的藕盖。

②糯米用清水浸泡2~3小时，取出洗净控水，灌进藕孔，灌满装实后将原来切下的藕节一段盖合好，插上竹签固定。

③将藕放入锅中，加入大量清水，水量要没过藕身3厘米，撒入白糖，用旺火煮沸，放上白糖100克、糖腌桂花，再用小火焖煮5~6小时，取出，晾凉，切成薄片，装盘即成。

- - - - - - - - - - - - - - - - - -

功效： 润燥通便。

🍎 适合孕四月食用的热炒

莲子猪肚

原料： 猪肚1个，莲子40粒，香油、盐、葱、姜、蒜各少许。

做法： ①猪肚洗净，内装水发莲子（去心），缝合，放入锅内，加清水炖熟。

②将猪肚捞出晾凉，切细丝，同莲子放入盘中，加香油、盐、葱、姜、蒜拌匀即成。

- - - - - - - - - - - - - - - -

功效： 益气补虚，健脾益胃，适于食少、纳呆、消瘦或轻度水肿的孕妇食用。

虾皮烧冬瓜

原料： 冬瓜250克，虾皮3克，植物油、盐各适量。

做法： ①冬瓜去皮，切块。虾皮洗一下。

②锅置火上放油烧热，下冬瓜翻炒，加入虾皮、盐、水调匀，加盖，烧透入味即成。

- - - - - - - - - - - - - - - -

功效： 冬瓜有利水的功效。虾皮富含钙、磷。此菜有利于胎儿生长发育。

五香卤鸭

原料： 老鸭子1只，酱油150克，料酒50克，桂皮20克，生姜片、香油、糖、香葱、大茴香、味精、精盐各适量。

做法： ①将鸭子除去内脏、杂物，洗净。放滚水中烫两分钟，取出用清水冲洗干净。

②将鸭子放入砂锅中，加入酱油、生姜、桂皮、糖、葱、精盐、大茴香、料酒，加水浸没鸭子，用旺火烧沸，撇去浮沫后，改用小火，加上盖焖至鸭肉酥熟，再放入味精、香油，离火，轻轻取出鸭子放入盛器中，卤汁去渣后，倒入鸭子盛器内，自然冷却至汤汁凝结在鸭身上，即成。

③食时，取出连冻斩块，装盘即可。

- - - - - - - - - - - - - - - -

功效： 老鸭性味甘、温，无毒，有滋阴补血、和脏腑、利水道的作用，是孕妇的滋补食品。

大枣鸡泥干贝

原料： 大枣9克，干贝、鸡脯肉各100克，猪肥膘肉50克，葱、姜、鸡蛋清、湿淀粉、花椒水、鸡汤、料酒、精盐、味精各适量。

做法： ①大枣洗净，去核。

②把鸡脯和猪肥膘肉剁泥，加鸡蛋清，葱、姜、花椒水、料酒、精盐，搅匀。

③干贝搓成丝，摊在盘内，把鸡泥挤成圆子，滚成3厘米长的卷，摆在盘内干贝上。大枣放在盘子内，鸡泥卷蘸上一层干贝丝，上屉蒸熟。

④勺内放鸡汤、精盐、味精，用湿淀粉勾芡，浇在干贝卷上即成。

- -

功效： 适用于脾胃虚弱的孕产妇食少腹胀、心悸怔忡等症。

🍎 适合孕四月食用的主食

鸡蛋家常饼

原料： 面粉500克，鸡蛋250克，植物油100克，精盐10克，葱花100克。

做法： ①鸡蛋磕入小盆内，加入葱花、精盐搅匀。面粉放入盆内，加温水300克，和成较软的面团，稍饧，上案搓成条，揪成剂子，用擀面杖擀开，刷上植物油，撒少许精盐，卷成长条卷，盘成圆形，擀成直径12厘米的圆饼。

②平底锅置火上烧热，把饼放入锅内，定皮后抹油，再烙黄至熟取出。

③将鸡蛋液分成5份，把1/5鸡蛋液倒在平底锅上摊开，将饼无油的一面贴放在蛋上烙熟即成，食时切成小块。

- -

功效： 养心安神，适用于孕中期妇女胎动不安、心神不宁、失眠多梦、干燥、燥咳、便秘等症。

孕四月易出现的不适与饮食对策

孕四月，胎盘已经形成，流产的可能性降低许多，总算进入安定期了。准妈妈孕吐基本结束，此时容易出现贫血、腿脚麻木、浮肿、消化不良等症状。

🍎 孕期腿脚麻木、浮肿的饮食对策

孕期腿脚麻木、浮肿的发生原因

妊娠期由于胎儿生长发育，子宫增大而压迫下腔静脉，使静脉回流不畅，长时间站立后易出现腿脚麻木、浮肿等现象。

孕期腿脚麻木、浮肿的饮食对策

注意饮食调节，多吃富含维生素B_1的全麦粉、糙米和瘦肉，多吃富含蛋白质的食物，如蛋、肉、鱼、乳、豆类、玉米等。孕妇还需要大量的钙、铁和维生素等，多晒太阳，多吃各种绿色蔬菜、水果、瘦肉、猪肝、红枣、海带、紫菜等食物。

🍎 孕期消化不良的饮食对策

孕期消化不良的发生原因

怀孕后，由于体内的一些变化，常使孕妇产生食欲不振、恶心、呕吐等消化不良症状。这是因为孕妇体内的孕激素含量增加，由于孕激素的作用，使胃肠蠕动减弱，胃酸分泌减少，加上逐渐增大的子宫压迫胃肠，妨碍了消化活动。

孕期消化不良的饮食对策

孕妇因怀孕而产生的消化不良，一般不需要药物治疗，只要通过合理的调配饮食，都可使其得到不同程度的改善。食欲不振时要少吃多餐，择其所好，吃一些清淡、易消化的食物，如粥、豆浆、牛奶以及水果等。少吃甜食及不易消化的油腻荤腥食物。待食欲改善后，可增加富含蛋白质的食物，如肉类、鱼虾和豆制品等。

🍎 准妈妈心情烦躁的饮食对策

准妈妈为什么容易心情烦躁

怀孕后准妈妈情绪容易产生波动，这会对自身和胎儿造成不良影响。面对不良情绪，该怎么化解呢？

把怀孕时产生的心理问题一一列出，可咨询专业医师或妈妈教室的护理人员。学习生产法能帮助控制和放松肌肉，在疼痛时转移注意力，减轻对生产的陌生感与恐惧感，从而充满信心地迎接生产。

准爸爸的陪同将使准妈妈更有安全感，还可让夫妻共同学习有用的生产经验。准妈妈试着从事一些感兴趣的活动，如种花、看书、听音乐等，或与亲友聊聊天，将不良情绪宣泄出来。如果忧虑感比较严重，可向专业人员进行咨询，以缓解不良情绪。

准妈妈心情烦躁的饮食对策

◆准妈妈应多吃一些能开胃健脾、使心情愉悦的食品。枣可以减轻疲劳，使人精神抖擞，充满力量；菠菜可以调和身体机能，维持人体的酸碱度，有助于舒缓准妈妈的心理压力；红萝卜不仅可以使心情愉悦，而且还能防止衰老，一举两得。

◆准妈妈应该少吃容易产气的食物，比如豆类、洋葱等，可以避免心情烦躁。

◆烹调食物时，应注意食物的形、色、味，多变换食物的形状，引起准妈妈的食欲。通过饮食改善妈妈的心情，但要注意减少每次进食的量，少食多餐。

◆改善准妈妈的就餐环境就可以转换情绪，激起准妈妈的食欲，从而借助食物缓解准妈妈烦躁的心情。

调理食谱：百合莲肉炖蛋

原料： 百合、莲子肉各50克，鸡蛋2~3个，冰糖适量。

做法： ①将鸡蛋煮熟，去壳待用。将百合和莲子肉洗净。
②将洗净的百合、莲子与鸡蛋同放入碗内，加适量冰糖，隔水炖半小时左右即可。

功效： 清心安神，健脾止泻。

孕四月常见疾病的饮食调理

🍎 孕期便秘的饮食调理

便秘是孕妇的常见病。因为怀孕期间黄体素分泌增加，使胃肠道平滑肌松弛，蠕动减缓，导致大肠对水分的吸收增加，粪便变硬而出现排便不畅。为预防便秘的发生，孕妇应适度劳动，并注意调剂饮食。平时饮食要含有充足的水分，要多吃含纤维素较多的新鲜蔬菜和水果。早晨起床后，先喝一杯凉开水，平时要养成良好的排便习惯。

孕妇预防便秘的方法

◆ 养成定时大便的良好习惯，不管有没有便意，都应按时去厕所。

◆ 多吃富含纤维素的绿叶蔬菜和水果。

◆ 适当活动，促进肠管蠕动，缩短食物通过肠道的时间，增加排便量。

◆ 每天早晨空腹饮一杯凉开水，这也是刺激肠管蠕动的好方法，有助于排便。

◆ 蜂蜜能润肠通便，可调水冲服。

调理食谱：金针菇拌菠菜

原料： 金针菇200克，菠菜100克，柚子100克，白芝麻、酱油、盐、香油各适量。

做法： ①金针菇焯水至熟，柚子皮洗净切丝。菠菜洗净切成小段，焯水待用。

②将金针菇、菠菜、柚子皮混合在一起，加入酱油、盐和香油拌匀，撒上白芝麻即可。

- - - - - - - - - - - - - - - - - -

功效： 富含膳食纤维，适用于防治便秘。

🍅 孕期腹泻的饮食调理

什么是腹泻

正常人每日排便一次，而孕妇则容易发生便秘，往往是隔日或数日排便一次。如果妇女妊娠后每日排便次数增多，便稀，伴有肠鸣或腹痛，这就表明发生了腹泻。腹泻对孕妇和胎儿都不利。

导致腹泻的原因

腹泻的常见原因有肠道感染、食物中毒性肠炎和单纯性腹泻等。对于轻症单纯性腹泻，一般服用止泻药即可治愈，对孕妇不会造成多大损害。

预防腹泻的饮食对策

孕妇一旦发生了腹泻，千万不要轻视，应尽快查明原因，及时进行妥善治疗。同时应补足因腹泻丢失的水分和电解质，尤其是钾离子，还应补充因腹泻而失去的热量。

调理食谱：赤豆玉米粥

原料： 玉米须50克，赤小豆15克。

做法： 将玉米须、赤小豆洗净。将上述用料一同入锅，加水适量，用旺火烧开后改用小火熬成稀粥。

- - - - - - - - - - - - - - - - - -

功效： 可治疗腹泻。

PART 6
准妈妈孕五月饮食

孕五月，为适应孕育宝宝的需要，准妈妈体内的基础代谢加快，子宫、乳房、胎盘迅速发育，需要足够的蛋白质和能量。胎儿开始形成骨骼、牙齿、五官和四肢，同时大脑也开始形成和发育。因此，准妈妈对营养素的足量摄取至关重要，应继续大量补充优质蛋白质、钙、锌等，同时还要适当添加能够预防感染的食品，如冬瓜、赤豆等。

准妈妈孕五月身体的变化

孕五月，母体的子宫如成人头一般大小，肚子已大得使人一看便知是孕妇了。胸围与臀围变大，皮下脂肪增厚，体重增加。若前一个月还有轻微的孕吐，此时会完全消失，食欲依然不减，身心处于稳定时期。可微微感觉胎动，刚开始也许不明显，肠管会发出蠕动声音，会有肚子不舒服的现象。

孕五月宝宝的发育状况

孕五月末，胎儿身长约25厘米，体重在250~300克之间。头约占身长的1/3，鼻、口外形逐渐明显，开始生长头发、指甲。胎儿肺部开始发育，五官、四肢、循环与泌尿系统形成，心跳有所增强，力量加大。骨骼、肌肉进一步发育，手足运动更加活泼，母体已开始感觉胎动。胎儿大脑继续发育，需要足量的脂肪。

准妈妈孕五月饮食注意事项

准妈妈孕五月容易出现的不适

准妈妈体内铁质不足时，易造成贫血。准妈妈在孕五月容易出现头晕、失眠、分泌物增多、阴部瘙痒、腿部抽筋等不适。

针对准妈妈不适的饮食对策

◆蛋白质、钙、锌等各种营养素要足量摄入，多吃富含脂质的食物。

◆适当添加预防感染的食品，提高机体抗病能力。

适合孕五月食用的食物

◆富含蛋白质的食物有肉、鱼虾、蛋、豆制品、牛奶等。

◆富含脂肪的食物有核桃、芝麻、栗子、黄花菜、香菇、虾、鱼头、鹌鹑、鸭等。

◆能够预防感染、提高机体抗病能力的食品有冬瓜、赤豆等。

准妈妈孕五月饮食指导

🍎 孕妈咪五月营养要素

孕五月，为适应孕育宝宝的需要，准妈妈的基础代谢增加，子宫、乳房、胎盘迅速发育，需要适量的蛋白质和能量。胎儿开始形成骨骼、牙齿、五官和四肢，大脑也开始形成和发育。因此，准妈妈对营养素的足量摄取至关重要。

蛋白质

准妈妈每天蛋白质的摄入量应达到80~90克，以保证子宫、乳房发育，同时维持胎儿大脑的正常发育。鱼肉中含有丰富的蛋白质，可经常摄取。

热量

孕五月比未怀孕时需增加摄入热量10%~15%，即每天增加200~300千卡热量。为满足热能需要，应注意调剂主食的品种花样，如大米、高粱米、小米、红薯等。

矿物质

孕中期为保证钙等矿物质的摄入量，每天应饮用500毫升以上的牛奶或奶制品。不能耐受牛奶者，可改用酸奶。为了补钙，还必须经常吃虾皮。要多吃蔬菜、水果，来补充矿物质。

脂肪

胎儿大脑形成需要足量的脂肪，准妈妈应多吃富有脂质的食物，如鱼头、核桃、芝麻、栗子、桂圆、黄花菜、香菇、紫菜、牡蛎、虾、鸭、鹌鹑等。鱼肉含有两种不饱和脂肪酸，即22碳六烯酸（DHA）和20碳五烯酸（EPA），对胎儿大脑发育非常有好处，鱼油中的含量要高于鱼肉，而鱼油又相对集中在鱼头，所以准妈妈可以适量多吃鱼头。

维生素

维生素A有促进生长的作用，孕五月需要维生素A比平时多20%~60%，每天摄入量为800~1200微克。准妈妈要多摄入维生素A、C、D和B族维生素。可以多吃蔬菜、水果来补充维生素。

🍎 孕五月准妈妈一天食谱参考

孕五月准妈妈一日健康食谱

早餐	乌鸡糯米葱白粥，豆包1个，煮鸡蛋1个
加餐	酸奶1杯，核桃几枚
午餐	蒜蓉空心菜，西红柿烧牛肉，鱼头豆腐汤，米饭3两
加餐	牛奶1杯，腰果几枚
晚餐	桂花糯米糖藕，糖醋排骨，香菇油菜，面条1碗

🍎 怀孕就该吃两人的饭吗

人们通常认为孕妇应吃两人的饭。专家指出，准妈妈不应因妊娠改变生活方式，建议如下：

每天不应进食过多热量，还应在医生的指导下消耗足够的热量。

妊娠期间唯一特别需要的是每天增加300千卡的热量供应（相当于3杯去脂牛奶所含的热量）。要坚持每天进餐三次，加餐两次，不要大吃大喝。

应多吃富含叶酸、维生素C和维生素A的水果和蔬菜。

少吃油炸食品和经食品工业加工处理过的食品。

爱心提示

科学的进食量应根据孕妇每日活动及劳动的轻重所需要提供的热量来计算，每个人情况各有不同，应因人而异。

🍎 有助于补充矿物质的食物

研究表明，我国孕妇在妊娠时期矿物质的摄入量普遍不足。因此，孕妇应选食含矿物质丰富的食品，纠正偏食。为补充矿物质，应选择以下食物：

可以补充矿物质的食物

补钙	宜多吃花生、菠菜、大豆、鱼、海带、核桃、虾、海藻、牛奶等
补铜	宜多吃糙米、芝麻、柿子、动物肝脏、猪肉、蛤蜊、菠菜、大豆等
补碘	宜多吃海带、紫菜、海鱼、海虾等
补磷	宜多吃蛋黄、南瓜子、葡萄、谷类、花生、虾、栗子、杏等
补锌	宜多吃粗面粉、大豆制品、牛肉、羊肉、鱼肉、牡蛎、花生、芝麻、奶制品、可可、无花果等
补锰	宜多吃粗面粉、大豆、胡桃、扁豆、腰子、香菜等
补铁	宜多吃芝麻、黑木耳、黄花菜、动物肝脏、蛋黄、油菜、蘑菇等
补镁	宜多吃香蕉、香菜、小麦、菠萝、花生、扁豆、蜂蜜等
补DHA	应多吃海鱼、海虾，或直接服用DHA制品

🍎 孕妇不宜多吃精米精面

有的准妈妈长期只吃精米精面，很少吃粗粮，这样容易造成孕妇和胎儿矿物质和维生素的缺乏。

准妈妈缺乏矿物质的危害

人体必需的矿物质对孕妇和胎儿来说更为重要，孕妇缺乏矿物质，会引起严重的后果，如早产、流产、死胎、畸胎等。

准妈妈需要食用"完整食品"

"完整食品"即未经过细加工的食品或经过部分加工的食品，其所含营养尤其是矿物质更丰富，多吃这些食品可保证对孕妇和胎儿的营养供应。相反，经过细加工的精米精面，所富含的矿物质和维生素常常已流失。因此，孕妇要多食用一些普通的谷类和面粉。

🍎 宝宝智力发育和孕期营养的关系

孩子大脑由简单结构发育成为极其复杂的神经系统，一般需要经历三个高峰期：

◆ 胎儿期是孩子大脑发育的第一个高峰期。

◆ 从出生到3岁为大脑发育的第二个高峰期。

◆ 4~12岁为大脑发育的第三个高峰期。

怀孕第4周末，胚胎形成原始脑细胞。怀孕第12周末，胎儿每分钟有2亿~2.5亿个脑细胞形成。出生时，婴儿脑细胞的数目已达130亿~180亿，和成人基本相同。

蛋白质和脂肪对宝宝智力发育的作用

蛋白质是脑细胞数量增加、体积增大的物质基础，蛋白质和脂肪是脑细胞核和细胞浆的组成成分。

如果孕期蛋白质摄入不足，胎儿大脑重量就比较轻。如果胎儿脑部蛋白质含量低，色氨酸不足，就可致先天性白内障。脂肪中的必需不饱和脂肪酸是合成神经髓鞘的重要物质。

碳水化合物对宝宝智力发育的作用

碳水化合物可为脑代谢提供能量，能促进脑细胞的生长发育。

矿物质对宝宝智力发育的作用

钙和磷是颅骨的主要成分。锌缺乏可使脑细胞数量减少和脑功能低下。铬参与脑血管膜和脑膜的构成。

维生素对宝宝智力发育的作用

此外，叶酸、维生素A、维生素B_1、维生素B_{12}、铜等营养元素均与脑的发育及生理功能调节有密切关系。

因此，胎儿的脑发育离不开各种营养物质，准妈妈对营养物质的摄入应均衡适量。如果某种营养素摄入过多，就会影响其他营养素的吸收，不利于胎儿大脑发育。

营养过剩对孕妇的影响

营养过剩会增加难产率、手术产率和产后出血率

如果准妈妈身体肥胖，就会因为过多的脂肪占据骨盆腔，使骨盆腔的空间变小，增加胎儿通过盆腔的难度，使难产率和手术产率增高，难产及手术产必然导致产后出血率增高。

营养过剩易发生其他疾病

某些营养物质的过度摄取还会导致不良后果，如钙摄入过多容易造成肾结石；钠摄入过多可导致高血钠，容易引起高血压；维生素A、D过量摄入会引起中毒；碘过量摄入可致高碘性甲状腺肿、甲状腺机能亢进等。

营养过剩易发生妊娠期糖尿病

糖尿病发病的原因之一就是分泌胰岛素的胰腺负担过重，导致胰岛素的分泌量相对或绝对不足。

怀孕期间，由于要负担母婴两人的代谢，孕妇对胰岛素的需求量有所增加，胎盘分泌的雌激素、孕激素、胎盘生乳素又具有对抗胰岛素的作用，因此，孕妇胰岛的负担就更加重了。

如果孕妇进食碳水化合物或脂肪过多，血液里的葡萄糖和血脂含量过高，就更加重了胰腺的负担，会使孕妇容易患上妊娠期糖尿病。

营养过剩会导致孕妇肥胖

如果孕妇摄入过多营养，产生的热能超过人体需要，多余的热能就会转变成脂肪，堆积在体内，久而久之就成为肥胖者。如果孕期出现的肥胖在产后没有消除，就会形成生育性肥胖，将一直伴随终生，称为母性肥胖综合征。

肥胖者是高血压、心血管病、糖尿病的好发人群。脂肪摄入过多，除了容易导致肥胖外，还会引起高脂血症、高胆固醇血症等，这些与脑血管意外、动脉粥样硬化有直接关系，而且还可能导致脂肪肝、脂肪心、脂肪脑等。

营养过剩易发生妊娠期高血压疾病

统计结果表明，患有病理性肥胖的孕妇患妊娠期高血压疾病的风险是正常妇女的五倍。

准妈妈孕五月食谱

🍎 适合孕五月饮用的饮料

生姜乌梅饮

原料： 乌梅10克，姜10克，红糖30克。

做法： 将乌梅肉、生姜、红糖加水200毫升煎汤。

用法： 每次100毫升，每日2次。

- - - - - - - - - - - - - - - - -

功效： 生姜具有解毒杀菌的作用，生姜中分离出来的姜烯、姜酮的混合物有明显的止吐作用。

当归补血茶

原料： 当归10克，熟地10克，大枣30克。

做法： 将上药共置入锅内加水煎煮，取汁。每日1剂，不拘时，代茶饮用。

- - - - - - - - - - - - - - - - -

效果： 养血补血。适用于孕中期阴血亏虚所致身体虚弱，面色萎黄等症。

🍎 适合孕五月食用的粥

香菇荞麦粥

原料： 粳米50克，荞麦30克，香菇30克。

做法： ①香菇浸入水中，泡开，切成丝。
②粳米和荞麦淘洗干净，放入锅中，加适量水，大火煮。沸腾后放入香菇丝，转小火，慢慢熬制成粥即可。

- - - - - - - - - - - - - - - - -

功效： 荞麦含有丰富的亚油酸、柠檬酸、苹果酸和芦丁，适合准妈妈孕中期食用，对预防妊娠期高血压疾病有一定的作用。但荞麦较难消化，一次不宜多食。

牛肉粥

原料：大米300克，去筋牛肉500克，小苏打5克，生抽、淀粉各适量。

做法：①把去筋的牛肉切成薄片。
②将牛肉片用小苏打粉、生抽、淀粉加少许清水拌匀，腌30分钟。
③把大米洗净煮粥。
④粥熟时，放入腌好的牛肉片，待再滚便可调味食用。

功效：补脾胃，益气血，强筋骨，适用于虚损羸瘦、消渴、脾弱不运、水肿、腰膝酸软等症。

猪肝粥

原料：猪肝、大米各200克，食用油、淀粉、盐、姜、葱花、青菜各适量。

做法：①猪肝洗净切片。
②将猪肝加食用油、淀粉、盐、姜腌渍。
③大米加水煮粥。
④粥快熟时加猪肝及青菜，稍煮，临出锅放入葱花。成粥即可。

功效：此粥含铁丰富，孕妇常食可治缺铁性贫血。

🍎 适合孕五月食用的汤煲

猪蹄香菇炖豆腐

原料：豆腐、丝瓜各200克，香菇50克，猪前蹄1只，食盐、味精、姜、葱各适量。

做法：①猪蹄豆腐切块。丝瓜切薄片。
②将猪蹄置锅中，加水于火上煎煮至肉烂，放入香菇、豆腐及丝瓜，并加入调味料，几分钟后可离火，分数次食用。

功效：益气生血，养筋健骨。

莲子百合煨瘦肉

原料： 莲子50克，百合50克，猪瘦肉250克，葱、姜、食盐、料酒、味精各适量。

做法： ①将莲子去心，洗净。将百合洗净。

②猪瘦肉洗净，切成长约4厘米、厚0.5厘米的块。

③将莲子、百合、猪瘦肉放入锅内，加水适量，加入葱、姜、食盐、料酒，用武火烧沸，用文火煨炖1小时即成。食用时，加少量味精，吃莲子、百合、猪肉，喝汤。

- -

功效： 益脾胃，养心神，润肺肾，止咳。适用于孕妇心脾不足引起的心悸、失眠、胎动不安、失眠多梦等症，以及肺阴虚、肺燥热引起的低热、咳嗽、少痰、无痰等症。孕中期妇女可常食，是秋季保健食谱。

🍎 适合孕五月食用的凉菜

鲫鱼丝瓜汤

原料： 活鲫鱼500克，丝瓜200克，黄酒、姜、葱、盐各适量。

做法： ①将鲫鱼洗净，背上剖十字花刀，两面煎，烹黄酒，加水、姜、葱，用小火炖20分钟。

②丝瓜洗净，切片。

③将丝瓜片投入鱼汤，用旺火煮至汤呈乳白色，加盐稍煮即可。

- - - - - - - - - - - - - - - -

功效： 益气健脾，清热解毒。

凉拌西红柿

原料： 西红柿4个（约500克），白糖125克，鲜嫩白菜帮少许。

做法： ①将西红柿洗净，开水烫一下，去皮去蒂，一切两半，再切成小月牙块，去子。将西红柿块分三层摆在盘上。

②将嫩白菜帮切去两头，再切成2厘米长的细丝，摆在西红柿块中心，将白糖撒上即成。

- - - - - - - - - - - - - - - -

功效： 清热凉血，营养丰富。

木耳拌芹菜

原料： 水发黑木耳100克，芹菜250克，精制油、精盐、味精、红糖、胡椒粉、麻油各适量。

做法： ①将水发木耳洗净，入沸水锅中焯一下，捞出，冷却后沥干。

②芹菜洗净，入沸水锅稍焯片刻，捞出，切成2厘米段，码去菜盘，并将木耳铺放在芹菜段上。

③另取锅加精油适量，烧至六成热时加少许清水，加精盐、味精、红糖、胡椒粉，混成调味汁，倒入木耳芹菜盘中，淋入麻油即成。

功效： 平肝降压，营养丰富。

🍎 适合孕五月食用的热炒

西芹炒百合

原料： 鲜百合2朵，西芹300克，植物油、鲜汤、姜、葱、精盐、味精、生粉水、香油各适量。

做法： 西芹洗净，切段。百合洗净，掰成小瓣，入沸水焯后捞出。油锅烧热，炒香姜葱，加鲜汤、西芹、百合，调入盐、味精烧熟，生粉水勾芡，淋上香油即成。

功效： 生津润燥，营养丰富。

蒜蓉空心菜

原料： 空心菜200克，葱蒜末、精盐、味精、食用油各适量。

做法： ①空心菜摘洗干净，切段，沥干水分。

②锅置火上，加油烧至四成热时，放葱、蒜炒出香味，下空心菜炒至刚断生，加盐、味精翻炒，即成。

功效： 富含维生素和膳食纤维。

家常豆腐

原料：豆腐200克，水发冬菇、玉兰片各25克，水发木耳10克，白菜心、猪肉各50克，花生油、豆瓣辣酱、葱、姜、盐、酱油、味精、湿淀粉、鲜汤各适量。

做法：①豆腐烫一下，切块。猪肉切片，用盐、湿淀粉拌匀上浆。冬菇、玉兰片、白菜心洗净，切成象眼片。木耳洗净，撕成小块。

②锅中加花生油烧热，加肉片炸至断生，控油。

③原锅加油烧热，加豆腐块，炸至金黄色，控油。锅内留底油烧热，加豆瓣辣酱，炒出红油，放剩余原料，用小火烧至肉片熟透，加调料翻炒，勾芡即成。

功效：健脑益智，补中生津，祛热润燥，是孕妇理想的保健食品。

🍎 适合孕五月食用的主食

牛肉焗饭

原料：牛肉250克，香米300克，菜心4条，姜丝、葱花各5克，调味料适量。

做法：①牛肉切片，用调味料、姜丝腌好。菜心洗净，切去头尾，香米洗净。

②煲中放米，放炉上，适量清水、油少许，米离水面两厘米，待饭刚熟时，转用微火焖，放入牛肉焖3分钟，用焯熟的菜心围边，撒上葱花即成。

功效：温暖脾胃，补中益气。

三仁包子

原料：松仁25克，核桃仁15克，花生仁20克，面粉350克，白糖20克，发酵剂、食用碱、植物油各适量。

做法：①将松仁、核桃仁、花生仁一起剁碎，放入碗内，加入植物油、白糖，用手抓匀，制成三仁甜馅。

②取面盆1个，放入面粉、发酵剂，然后加水和匀，待发酵后将碱水揉进，再加白糖、植物油揉匀，搓成条，揪成面剂，再压成面皮，包入三仁甜馅，捏好口，放在面板上，上笼蒸熟后取出即成。

功效：滋养润肺，适用于治疗体倦乏力。

孕五月易出现的不适与饮食对策

🍎 准妈妈头晕的饮食对策

准妈妈头晕的发生原因

孕期体内血量虽然会比平常增加许多，但大多集中在腹部，头部的血流灌注容易不足；再加上体重增加，使心脏的负担变重，孕妈咪一旦突然站起来，或者姿势转变太快，常常会有头晕的现象。孕期贫血也会引起头晕。如果孕妈咪在大热天久站，也容易发生头晕。

准妈妈头晕的饮食对策

准妈妈饮食宜清淡、易消化、富有营养，可以常食用鱼、瘦肉、蛋、蔬菜、水果等食物，如果出现恶心呕吐，应采取少食多餐的原则。

准妈妈应忌食肥腻辛辣之品，如肥肉、辣椒、胡椒等容易助热、耗气的食品。不要因为怀孕就刻意地吃大鱼大肉，只需注意营养均衡即可。另外，为防止脱水，白天应该多喝水，每晚保证至少有6~7小时的睡眠。

🍎 孕期失眠的饮食对策

准妈妈失眠的发生原因

◆ 人体怀孕后，身体发生很大的改变，机体可能会暂时失去平衡，内分泌发生变化引起情绪改变，从而导致失眠。

◆ 孕期妈妈个人生活的改变，比如长期闲适在家，没有事情做，过多的思虑和担心，也可诱发失眠甚至抑郁。

准妈妈失眠的改善对策

◆ 睡前可喝热牛奶，睡前两小时不要喝水。尤其睡前不要喝太多水，避免尿意感增加，而必须频频起床上厕所。

◆ 睡觉前进行按摩，或等疲劳了再睡。

◆ 最好采取左侧卧睡，以防下腔静脉回流阻碍而影响睡眠。双脚可向后微弯，并在两膝盖间夹一个枕头，这种姿势有助消除疲劳。

◆ 床垫不要太软，也可在腰部加枕头；或买L型枕，孕妇侧躺时可以支撑肚子，减少肚子下坠所造成的不适。

◆ 每日就寝和起床的时间要规律，尽量少喝含有咖啡因等刺激性的饮料。

◆ 睡前洗温水浴。睡前4小时不要运动，因为运动会让肾上腺上升，会造成亢奋而失眠。

◆ 白天可以进行一些和缓的运动，如走路、踩脚踏车（尽量在室内进行）、游泳、瑜伽等，这些活动可以帮助消耗体能，有助于睡眠，又不至于让孕妈咪过于疲劳。

准妈妈失眠的饮食对策

孕中期，准妈妈不宜食用咖啡、茶、油炸食物、高盐食物、酒精等影响情绪、干扰睡眠的食物。富含饱和脂肪酸的食物可能会改变孕妇体内的激素分泌，造成躯体上的不适，所以也不适宜在怀孕中期食用，太凉或太甜的食物也不要吃。孕妇最好不要在临睡前吃东西，以免因加重肠胃负担而造成失眠。

有些孕妇可能因为血虚而出现失眠，这时可以多摄取富含铁质的食物，如绿色蔬菜、贝类等，这些食物既营养健康又能改善睡眠。怀孕中期，孕妇常常抽筋，这也会大大影响睡眠的品质，所以在饮食方面应注意及时补充钙、镁及B族维生素，像睡前喝温牛奶就是比较好的方法。

此外，孕妇还要多摄取蔬菜和水果等富含膳食纤维和维生素C的食物，减少动物性蛋白质以及精制淀粉、白米饭、甜食的摄入，以避免失眠。

● 孕期腿部抽筋的饮食对策

孕期腿部抽筋的发生原因

孕妇腿部抽筋常发生在怀孕中期以后，通常孕五月的孕妈咪较常出现，也常在睡梦中发生。抽筋的发生原因如下：

◆ 子宫变大，下肢负担增加，下肢血液循环不良。寒冷也可能引起抽筋。

◆ 抽筋常发生在夜晚时分，这是因为不当的睡眠姿势维持过久所致。

◆ 孕妇的钙质或矿物质不足，或体内钙、磷比例不平衡，会产生体内电解质不平衡，也容易引起抽筋。

孕期腿部抽筋的饮食对策

准妈妈要保持营养均衡，多摄入高钙食物，如奶和奶制品、豆制品、鸡蛋、海带、黑木耳、鱼虾等。同时补充一定量的钙制品。维生素D能调节钙磷代谢，促进钙吸收，除了服用维生素D外，也可通过晒太阳的方式在体内合成。

◆ 均衡饮食，多吃富含钙质的食物或服用钙片。适量补充镁也可改善抽筋。

◆ 做好腿部保暖，可进行局部按摩、热敷。

◆ 睡觉时最好左侧躺睡，睡觉前把脚垫高，维持血液回流较佳的状态就可预防抽筋。

◆ 适当休息，避免腿部过度疲劳。

◆ 当腿部抽筋发生时，可平躺将腿部伸直，脚跟抵住墙壁；也可以请人协助，一手按住孕妇的膝盖，另一手将足部往小腿方向向上推，以拉直小腿；或是孕妇站立扶好，腿部伸直，脚跟着地。

调理食谱：煎蛤仁蛋饼

原料： 蛤仁250克，鸡蛋4个，韭菜50克，葱花、精盐、料酒、鸡精、香油、高汤、花生油各适量。

做法： ①蛤仁洗净放入一器皿中，加入鸡蛋、精盐、鸡精打散搅匀。韭菜洗净切成末。

②坐锅点火倒油，待油六成热时放入葱花煸出香味，倒入蛤仁鸡蛋，煎至两面焦黄，加入高汤、精盐、料酒、鸡精、韭菜，稍煎，淋上香油即可。

功效： 蛤肉富含钙质，适用于预防抽筋。

孕五月常见疾病的饮食调理

🍎 预防缺铁性贫血的妙方

★ 怀孕前就应均衡饮食，摄取足够的富含铁质的食物，以便将多余的铁储存于骨髓中，以备怀孕后供给胎儿。

★ 若习惯服用孕期复合维生素，则应注意标示上铁元素的剂量，以每天30~50毫克、不超过60毫克为宜。

★ 摄取富含铁质的食物（见下页表）。

★ 人体对铁质的吸收是有弹性的，体内铁贮存量较多时，吸收率就降低到5%~10%；当体内缺铁时，吸收率可提高到20%~30%。

★ 家禽、家畜及海鲜等动物性食物，所含的铁以血红素铁为主，可以直接经肠道吸收，不受其他因素干扰，其铁质吸收率为15%。五谷蔬果属于植物性食物，所含的铁以非血红素铁为主，吸收率较差，为3%~8%，而且通常含大量植酸、草酸及磷酸盐，会与铁质形成不易溶解的铁盐，因而抑制了铁的吸收。蛋黄虽属于动物性食物，但其所含的铁会与鸡蛋白的高磷结合，吸收率仅为3%。

★ 摄取非血红素铁时，若与维生素C同时食用，则可提高铁质的吸收率。

★ 含铁食物配合肉类饮食，可使铁质吸收率提高3倍。含铁食物配合25毫克维生素C，可以使铁吸收率提高3倍；加入100毫克维生素C，可以使铁吸收率提高4.6倍；加入200毫克维生素C，可以使铁吸收率提高6.1倍。

★ 茶及咖啡含鞣酸，会干扰铁质吸收，应在餐间饮用，以免影响食物中铁质的吸收。

富含铁质的食物来源

铁质的动物性食物来源如下：

家畜类：牛肉、猪肉、羊肉、猪肝、内脏等。

家禽类：鸡、鸭、火鸡、肝脏、蛋黄等。

海鲜类：蚌壳类（如蚵仔）、沙丁鱼等。

铁质的植物性食物来源如下：

豆类：荚豆、青豆仁、干豆类（黑豆、花生、黄豆）等。

绿叶菜：颜色越深，铁含量越多，如青花菜。

干果核果类：核桃、葡萄干、腰果、干枣、花生等。

富含铁质食物的铁含量

食物名称	数量	铁含量(毫克)	食物名称	数量	铁含量(毫克)
鸭血	3/4块(165克)	32.7	牛腱	1两(35克)	1.1
猪血	2块(70克)	9.2	鸡蛋黄	1个(19克)	1
猪肝	2两(70克)	6.6	红苋菜	100克	12
蚵仔(大)	8个(65克)	4.6	紫菜	3张(10克)	9
五香豆干	2片(80克)	4.4	苋菜	100克	4.9
猪血	1碗(225克)	3.8	玉米笋	100克	3.9
文蛤肉	10个(27克)	3.5	茼蒿	100克	3.3
鸭肉	2两(70克)	2.7	莴苣叶	100克	2.4
猪腰	1/2个(65克)	2.6	黑枣干	10颗(30克)	0.7
猪心	1/8个(45克)	2.2	葡萄干	1小盒(40克)	0.6
传统豆腐	4小格(107克)	2.1	红枣	9颗(30克)	0.5
鸡心	4个(45克)	1.4	葡萄	13颗(130克)	0.3
豆腐皮	1片(35克)	1.4	黑枣汁	120毫升	5.2

🍎 治疗缺铁性贫血的妙方

依医生处方给予铁剂

患缺铁性贫血的孕妈咪每天可服用60~120毫克铁元素，例如一片325毫克的硫酸亚铁含60毫克的铁元素。

注意副作用

高剂量的铁剂会造成一些副作用，如便秘、肠胃不适、恶心、偶尔拉肚子等，下面列出了三种解决的方法：

★用黑枣汁配铁剂一起服用，可以改善便秘症状。

★铁剂由少量逐渐增加，或将一日剂量分数次服用，以减轻肠胃不适状况。

★改在睡前服用铁剂，可以避免恶心的感觉。

🍎 改善贫血的食疗法

孕妈妈比一般人需要更多的铁质，提到富含铁质的食物，大家总会想到牛肉、猪肝等，不过除了这些食物之外，植物性食物如紫菜、黑豆、龙眼干、金针菜以及糖蜜(由黑糖提炼而成)等都含有丰富的铁质，而紫菜更是其中的佼佼者。

专家提示

服用铁剂的四大注意事项

★空腹服用铁剂，吸收效果佳，但若造成肠胃不适，则可改为睡前服用。

★可用白开水或含维生素C的果汁（如柳橙汁）冲服，切忌与牛奶同食，因为奶中的钙质会干扰铁质吸收。

★不要将铁剂放置在孩子伸手可及之处，防止误食致命。

★服用铁剂后，大便呈深绿色或黑色乃正常现象。

土豆补血什锦汤

材料：土豆1个，胡萝卜半根，海带（干）5厘米长，红枣10粒，当归1片，金针菜（干）10克，粗盐、麻油各适量。

做法：①土豆与胡萝卜去皮切块，红枣泡软切开去子。

②海带泡软切细丝，金针菜用沸水氽烫，1分钟后捞起沥干。

③全部材料加水1000毫升，用大火煮滚后转小火续煮20分钟，酌加粗盐与麻油调味即可。宜趁热进食。

功效：改善贫血。

营养分析：

★ 土豆中钾含量较高，钾是制造胰岛素不可或缺的矿物质，经常榨土豆生汁饮用，可以降血糖，钾还能结合体内多余的钠排泄出去，有助于改善高血压和水肿。另外，土豆还富含果胶与膳食纤维，能促进胃肠蠕动，有助于改善消化不良与便秘。

★ 胡萝卜有清热解毒、润肠通便、补血、明目的作用，可以改善下半身怕冷的现象，尤其对病后体虚或孕期有食疗滋补的功效，也有助于妈妈产后补充母乳。

★ 金针菇富含β-胡萝卜素、磷、钙、铁、硫胺素、尼克酸、核黄素等，日本把金针菇列为植物性食物中最具有代表性的健脑食物，很适合孕妈妈食用，对胎儿的脑部发育十分有益。

高铁紫菜芝麻糊

材料： 紫菜（干）10克，发菜10克，甘草粉2克，黑芝麻粉5克，红糖10克。

做法： ①紫菜与发菜加水300毫升，用大火煮滚后转小火续煮5分钟，关火待凉。
②加入甘草粉、黑芝麻粉与红糖，用果汁机拌匀即成。

功效： 改善缺铁性贫血。

营养分析：

★ 紫菜除了含有丰富的铁质外，还富含钾、钠、钙与食物纤维，其独特的滑溜成分为褐藻酸，一旦进入胃中，就会与胃酸反应，释放出钾，进入小肠后就会排出多余的钠，可有效防止高血压。紫菜所含的粗纤维有助于降低胆固醇，可预防动脉硬化与高脂血症。

★ 紫菜含有高钙、高铁，适合孕妇、佝偻病患者食用。

● 孕期缺铁性贫血的饮食调理

什么是缺铁性贫血

缺铁性贫血是妊娠期最常见的一种并发症，是怀孕期间最容易出现的现象。世界卫生组织的最新资料表明，孕期50%的孕妇合并贫血，缺铁性贫血占妊娠期贫血的95%，巨幼细胞性贫血占0.7%，再生障碍性贫血占0.03%~0.08%。其中缺铁性贫血最为常见，其他两种贫血极少发生。

孕期缺铁性贫血的发生原因

孕期发生缺铁性贫血主要是由于孕妇怀孕后对铁的需要量增加，而铁摄入量不足引起的。

铁是人体造血的重要原料，孕期孕妇的血容量增加40%~45%，如果以每毫升血液含铁0.5毫克计算，孕期需要增加650~750毫克铁，胎儿生长发育需要

250~350毫克铁，所以孕妇铁的总需要量约为1000毫克，每天至少需要4毫克铁。

孕期缺铁性贫血的饮食对策

正常非孕妇女，铁的微量排泄和代偿摄取量保持着动态平衡。妊娠以后，铁的需要量逐渐增加，所以，孕妇会因铁元素吸收不足而产生缺铁性贫血。食疗法是治疗和预防缺铁性贫血的有效手段之一。若是轻度贫血，只需调理饮食，即可改善贫血状态。

缺铁性贫血宜食食物

多吃含铁量高的食物	含铁量高的食物包括动物肝脏、瘦肉、蛋黄、海带、黑芝麻、菠菜、黑木耳、黄豆、黑豆、紫菜、大米、玉米、麦芽、李子、桃、杏、苹果等
足量的高蛋白食物	高蛋白饮食可促进铁的吸收，也是合成血红蛋白的必需物质，如肉类、鱼类、禽蛋等
常吃富含维生素C的新鲜水果和绿色蔬菜	富含维生素C的食物包括橘子、山楂、西红柿、苦瓜、青椒、青笋等。维生素C有参与造血、促进铁吸收利用的功能。上述食物在日常饮食中应注意调配，尽量做到食物的多样化

调理食谱：核桃明珠

原料： 鲜虾400克，核桃肉50克，蒜蓉、绍酒、盐、白糖、生粉、蛋白、芝麻油、胡椒粉、蚝油各适量。

做法： ①核桃肉放入开水中煮3分钟，取出沥干，放入温油中炸至微黄色，盛出待用。

②虾去壳，剔除虾线，切双飞片，用盐腌一下，加入盐、白糖、生粉、蛋白、胡椒粉、蚝油拌匀。

③锅烧热，下油爆香蒜蓉，加入芦笋、红萝卜略炒，放入虾，加绍酒，下核桃肉急火炒至虾熟，淋入芝麻油即可。

- -

功效： 鲜虾、核桃富含蛋白质和不饱和脂肪酸，有补血的功效。

PART 7
准妈妈孕六月饮食

孕六月，胎儿生长发育明显加快，骨骼开始骨化，大脑的重量继续增加。准妈妈应开始进行蛋白质、脂肪、钙、铁等营养素的储备。此时准妈妈循环血量增加，容易出现生理性贫血，易疲劳，应特别注意补充优质蛋白质、铁、锌、钙，此外，还应限制对食盐的摄入量。

准妈妈孕六月身体的变化

六月份，子宫变得更大，子宫底高度为18～20厘米。肚子越来越凸出，腹部更沉重，体重日益增加，行动更为吃力。乳房外形饱满，用力挤压时会有稀薄的淡黄色乳汁（初乳）流出。几乎所有的孕妇都能清晰地感觉到胎动。

孕六月宝宝的发育状况

孕六月，胎儿身长约30厘米，体重600～700克。全身都是皱纹，皮肤表面有白色胎脂。胎儿骨骼开始骨化，骨骼更结实，头发更长，眉毛和睫毛长出。脸形清晰，仍很瘦。胃肠会吸收羊水，肾脏能排泄尿液。此时用听诊器可听出胎儿心音，胎儿不仅有感觉，而且能对母亲细微的情绪、情感差异做出敏感的反应。乳牙牙胚开始发育，大脑重量继续增加，需要更多的蛋白质、钙质和脂肪等营养素。

准妈妈孕六月饮食注意事项

准妈妈孕六月容易出现的不适

母体循环血量增加，易出现生理性贫血，还容易出现疲劳、浮肿、便秘、长痘痘、黄褐斑、妊娠纹等。

针对准妈妈不适的饮食对策

◆准妈妈应均衡摄取各种营养，以满足母体与胎儿的需要，尤其是铁、钙、蛋白质的摄入量应该增加。

◆为避免加重浮肿现象，盐分摄入应有所节制。

◆这段时期准妈妈容易便秘，应多吃含纤维素的蔬菜、水果，牛奶是有利排便的饮料，应多饮用。

适合孕六月食用的食物

多吃富含蛋白质的食物，如肉、鱼虾、蛋、豆制品、乳类等。多吃富含维生素和矿物质的食物，如蔬菜、蛋类、肝脏、乳类、豆类、海产品、瘦肉、新鲜水果等。多吃富含纤维素的食物，如蔬菜、水果等。

准妈妈孕六月饮食指导

🍎 孕妈咪六月营养要素

蛋白质

世界卫生组织建议，准妈妈在孕中期每日应增加优质蛋白质9克，相当于牛奶300毫升或两个鸡蛋或50克瘦肉。准妈妈的膳食中，动物性蛋白质应占全部蛋白质的一半。

热量

一般来说，孕六月准妈妈热量的需要量比孕早期增加200千卡。多数女性孕中期工作减轻，家务劳动和其他活动也减少，所以热量的增加应因人而异，根据体重的增长情况进行调整。准妈妈体重增加一般应控制在每周0.3~0.5千克。建议用红薯、南瓜、芋头等代替部分米、面，可以在提供能量的同时，供给更多的微量元素和维生素，南瓜还有预防妊娠糖尿病的作用。

矿物质

孕六月，还应强调钙和铁的摄入，另外碘、镁、锌、铜等对准妈妈和宝宝的健康也是不可缺少的。因此，准妈妈要多吃蔬菜、蛋类、动物肝脏、乳类、豆类、海产品等。

维生素

准妈妈在孕六月，对B族维生素的需要量有所增加。B族维生素无法在体内存储，必须有充足的供给才能满足机体的需要。准妈妈要多吃富含维生素的食品，如瘦肉、肝脏、鱼类、乳类、蛋类及绿叶蔬菜、新鲜水果等。

脂肪

准妈妈孕六月每日食用植物油以25克左右为宜，总脂肪量为50~60克。

水

准妈妈每天至少喝6杯开水。有浮肿的准妈妈晚上应少喝水，白天要喝够量。多喝水也是保证排尿畅通、预防尿路感染的有效方法。

🍎 孕六月准妈妈一天食谱参考

孕六月准妈妈一日健康食谱

早餐	牛奶1杯，面包2两，煎蛋1个
加餐	酸奶1杯，橘子一个
午餐	红枣鲤鱼，西芹炒百合，家常豆腐，养血安胎汤，米饭3两
加餐	豆浆1杯，西红柿1个
晚餐	珊瑚白菜，酸辣黄瓜，鲫鱼丝瓜汤，面条1碗

🍎 准妈妈进食不宜狼吞虎咽

孕妇进食是为了充分吸收营养，保证自身和胎儿的需要。狼吞虎咽的饮食习惯会使食物不经过充分咀嚼进入胃肠道，狼吞虎咽的弊端有以下几种：

狼吞虎咽无法使食物与消化液充分接触

食物未经充分咀嚼就进入胃肠道，与消化液接触的面积会大大缩小，影响食物与消化液的混合，相当一部分营养成分不能被吸收，这就降低了食物的营养价值，对孕妇和胎儿都不利。食物咀嚼不够，还会加大胃的负担或损伤消化道黏膜，易患肠胃病。

狼吞虎咽使消化液分泌较少

人体将食物的大分子结构变成小分子结构，是靠消化液中的各种消化酶来完成的。慢慢咀嚼食物引起的胃液分泌，比食物直接刺激胃肠而引起的分泌数量更大，含酶量高，持续时间长，对人体摄取食物营养更有利。

健康小百科

提倡细嚼慢咽，增加对食物的咀嚼次数，有利于对营养的吸收。对一般人来说是如此，对需要更多营养成分的孕妇更为必要。

🍎 准妈妈切莫吃得过多

很多准妈妈怕孕期营养不够，猛吃猛喝，又缺乏运动，于是造成摄入和消耗不均衡，导致超重。

孕期体重增加的标准量

在整个孕期中，孕妇体重应增加9～15千克，食量比平时增加10%～20%。身体欠佳的准妈妈也不要盲目乱补，应在医生指导下缺什么补什么。

药补不如食补，食补不如心补

怀有健康、愉快的心情，相信自己会拥有一个活泼可爱的宝宝，才是最有效的。孕妇要合理的饮食，既不能营养不足，也不要营养过剩，要做到营养适度。荤素搭配，注意活动，防止由于营养过剩造成高血压和"巨大儿"。

🍎 准妈妈不宜多吃鸡蛋

吃鸡蛋过多易导致蛋白质中毒综合征。鸡蛋富含营养物质，许多孕产妇喜欢多吃鸡蛋，以补充营养、增强体质。然而，吃鸡蛋过多往往会出现副作用，如腹部胀闷、头目眩晕、四肢无力，严重可致昏迷。现代医学称这些症状为蛋白质中毒综合征。

准妈妈不宜多吃鸡蛋的原因

准妈妈肠胃机能有所减退，多吃鸡蛋会增加消化系统的负担。体内蛋白质含量过高，在肠道中造成异常分解，产生大量有毒的氨。氨一旦溶于血液，未完全消化的蛋白质在肠道中腐败，会分解出对人体毒害很大的物质。

按人体对蛋白质的消化、吸收功能，一般孕妇每天吃2~3个鸡蛋就可以了。

🍎 准妈妈不宜多吃盐

孕妇多吃盐的危害

妇女在怀孕期间易患水肿和高血压，因此孕妇不宜多吃盐。孕妇常吃过咸的食物，可导致体内钠潴留，引起浮肿，影响胎儿的正常发育。一点盐都不

吃对孕妇也并非有益，只有适当少吃盐才是必要的。

若出现以下情况，就应忌盐：

◆ 患有某些与妊娠有关的疾病（心脏病或肾病）时，必须从妊娠一开始就忌食用盐。

◆ 孕妇体重增加过度，同时出现水肿、血压增高、妊娠中毒症状者都应忌食用盐。

什么是忌盐饮食

忌盐饮食是指每天摄入氯化钠不超过2克。正常进食每天带给人体8~15克氯化钠，其中1/3由主食提供，1/3来自烹调用盐，另外1/3来自其他食物。无咸味的提味品可使孕妇逐渐习惯忌盐饮食，如新鲜番茄汁、无盐醋渍小黄瓜、柠檬汁、醋、无盐芥末、香菜、大蒜、洋葱、葱、韭菜、丁香、香椿、肉豆蔻等，也可食用全脂或脱脂牛奶以及低钠酸奶、乳制甜奶。

🍎 准妈妈不宜长期采用高糖饮食

医学专家发现，血糖偏高的孕妇生出体重过高胎儿的可能性、胎儿先天畸形的发生率分别是血糖偏低孕妇的3倍、7倍。孕妇在妊娠期肾的排糖功能有不同程度的降低，血糖过高，会加重孕妇肾脏的负担，不利于孕期保健。

🍎 准妈妈要注意补钙

钙质在人体内的作用

钙是人体骨骼和牙齿的主要成分。钙能降低毛细血管和细胞膜的通透性，控制炎症和水肿，降低神经肌肉的兴奋性，对心肌有特殊作用，有利于心肌收缩，维持心跳节律。

补钙的食品

◆ 奶和奶制品含钙比较丰富，吸收率也高。

◆ 鱼罐头（连骨均可食入）、鱼松（连骨粉）、小虾皮等也是钙的良好来源。

◆ 豆类及其制品也含有较丰富的钙。

◆ 核桃仁、榛子仁、南瓜子等也含有较多的钙，孕妇可以适当增加食用量。

◆ 孕妇还可以在医生的指导下服一些钙片和维生素D，也有利于钙的吸收。

孕妇缺钙的危害

如果孕妇长期缺钙或缺钙程度严重，不仅可使母体血钙水平降低，诱发小腿抽筋或手足抽搐，还可导致骨质疏松，进而产生骨质软化症，胎儿也可能出现先天性佝偻病和缺钙性抽搐。

孕期需补充的钙量

成年妇女体内含钙约1000克。妊娠后期胎儿体内含钙约30克，胎盘含钙约1克，此外母体尚需贮存部分钙，总计增加钙50克左右。这些贮存的钙均需由妊娠期膳食予以补充。

🍎 补钙过量对宝宝不利

孕妇长期采用高钙饮食，大量服用鱼肝油，过量加服钙片、维生素D等，对胎儿有害无益。胎儿有可能患高血钙症，出生后婴儿囟门过早关闭、颚骨变宽而突出、鼻梁前倾、主动脉窄缩，既不利于胎儿生长发育，又有损颜面美观。孕妇血中钙浓度过高，会出现软弱无力、呕吐和心律失常等，不利于胎儿生长。因此，孕妇不要随意大量服用钙制剂和鱼肝油。

有的宝宝出生时萌出牙齿，原因有二：

◆ 一种可能是由于婴儿早熟的缘故。

◆ 另一种可能是由于孕妇在妊娠期间大量服用钙剂、高钙食品或维生素D，使胎儿的牙滤泡在宫内过早钙化而萌出。

医师指点

孕妇在妊娠前期每日需钙量为800毫克，后期可增加到1100毫克，从日常的鱼、肉、蛋等食物中合理摄取就足够了。

🍎 孕妈咪需要更多的铁

导致缺铁性贫血的主要原因

怀孕后母体需血量明显增加，对铁的需要量也相应增加。胎儿自身造血及身体生长发育都需要大量的铁，且只能靠母体供给。为应对分娩时出血及婴儿出生后的乳汁分泌，也需在孕期储备一定量的铁。

孕妇要通过普通膳食摄取铁质来满足以上各种需求很困难，所以孕期缺铁性贫血较为常见。

准妈妈服用铁剂的方法

常用的口服药是硫酸亚铁，每次0.3~0.6克，每日3次，也可服用10%枸橼酸铁胺10毫克，每日3次，或葡萄糖酸亚铁、右旋糖酐铁等。服用铁剂的同时最好加服维生素C 100毫克，有利于铁的吸收。贫血被纠正后还应继续服药1~2个月，此时每天服1次即可。

准妈妈孕六月食谱

🍎 适合孕六月饮用的饮料

鲜柠檬葡萄汁

原料： 鲜柠檬1个，葡萄1串。

做法： 鲜柠檬、葡萄用水煎。

用法： 饮服。

- - - - - - - - - - - - - -

功效： 预防妊娠期高血压疾病。

胡萝卜苹果奶汁

原料： 胡萝卜80克，苹果100克，熟蛋黄1/2个，牛奶80毫升，蜂蜜10毫升。

做法： 苹果去皮，去核，胡萝卜洗净，连同余下的原料一起，放入电动食物粉碎机内，搅打均匀。

- - - - - - - - - - - - - -

功效： 含丰富的维生素A、维生素D，以及钙、磷等矿物质，对促进胎儿生长发育有很大帮助。

🍎 适合孕六月食用的粥

茼蒿粥

原料: 茼蒿100克, 粳米200克, 冰糖50克。

做法: ①粳米浸泡洗净, 锅内加入开水, 慢火煮熬。

②将茼蒿切成碎末, 加入冰糖, 稍煮即可。

功效: 健脾开胃, 消痰利水, 适用于大便不通、小便不利等症。

安胎鲤鱼粥

原料: 鲤鱼1尾, 苎麻根1.5克, 糯米100克, 盐、葱姜末各适量。

做法: ①鲤鱼洗净, 切块, 煮汤, 去肉留汤。

②苎麻根入锅煮汤, 去渣取汁。糯米淘洗干净。

③将原料放锅内, 小火煮粥, 加盐即可。

功效: 安胎, 止血, 消肿, 可防治胎动不安、尿少浮肿等症。

🍎 适合孕六月食用的汤煲

鱼头豆腐汤

原料: 嫩豆腐2盒, 鲜鲢鱼头1个(600克), 水发冬笋75克, 米酒、醋、姜、葱、白糖、盐、白胡椒粉、香菜、高汤、植物油各适量。

做法: ①鱼头洗净, 从中间劈开, 再剁成几大块, 用厨房纸巾蘸去水分。将豆腐切成厚片, 笋、姜洗净切片。

②大火烧热炒锅, 下油烧热, 将鱼头块入锅煎3分钟, 表面略微焦黄后加入汤(或清水), 大火烧开。放醋、米酒, 煮沸后放入葱段、姜片和笋片, 盖上锅盖, 焖炖20分钟。烧至奶白色后调入盐和糖, 撒入白胡椒粉和香菜段即可。

功效: 鱼头含有胎儿大脑发育所需的脂肪酸和各种矿物质。

西红柿炖牛肉

原料： 牛肉、西红柿各150克，酱油、白糖、精盐、葱花、姜末、料酒、白糖、色拉油各适量。

做法： ①将牛肉、西红柿切成块。

②锅内倒入少许油，放入牛肉、酱油，炒至变色，放入葱、姜、精盐、料酒，拌炒，加水浸过牛肉，煮开后放入西红柿，炖烂即成。

功效： 此菜富含蛋白质、维生素、钙等营养素，有补脾胃、益气血、补虚弱、壮筋骨的功效，可清热生津，补中益气，化痰熄风，强健筋骨，适用于孕早期、中期、晚期及产后调补。

🍎 适合孕六月食用的凉菜

凉拌双耳

原料： 黑木耳150克，银耳150克，味精、精盐、芝麻油、胡椒粉各适量。

做法： ①黑木耳、银耳用开水泡发，除去杂质，洗净，盛入汤盆中。

②再加入精盐、味精、胡椒粉、芝麻油拌匀即成。

功效： 滋阴补肾，益气养阴。

酸辣黄瓜

原料： 嫩黄瓜250克，大蒜20克，精盐、食醋、白糖、味精、香油各适量。

做法： ①大蒜剥去外皮，用冷开水洗净，捣泥。

②黄瓜去蒂，用冷开水洗净，切成片放入碗中，加入精盐腌一会，滗去水，放入蒜泥、食醋、白糖、精盐、味精、香油搅拌均匀即可食用。

功效： 黄瓜含有维生素E、丙醇二酸、纤维素等营养物质，有清热利水、解毒止渴、润肠通便的功效，是孕妇进食的佳肴。

🍎 适合孕六月食用的热炒

枸杞烩海参

原料： 枸杞、葱白各20克，海参300克，冬菇、白糖各30克，青豆、素油、盐各50克。

做法： ①海参切片。枸杞洗净，去杂。冬菇洗净，切两半。葱白切段。
②炒勺加素油，大火烧至六成热，中火煸香葱白，加入海参、冬菇、青豆翻炒，加水煮40分钟，加枸杞子，调味即成。

功效： 补肝肾，健身体，适用于孕前、孕中、产后妇女滋补身体。

红枣鲤鱼

原料： 鲤鱼1条，红枣10粒，黑豆20克，调味品适量。

做法： ①鲤鱼宰杀，去鳞、鳃、内脏，洗净。黑豆炒至豆壳裂开。红枣洗净。
②将鱼、红枣、黑豆放入沙锅，加适量水，加盖烧沸，去浮沫，小火炖熟，调味即成。

功效： 此菜富含胡萝卜素、钙、磷、铁、碘、维生素B_1等，是妊娠期心脏衰弱、手足浮肿或患有寒冷症者的有效食疗菜肴。

小白菜汆丸子

原料： 猪肉150克，白菜200克，鸡蛋1个，花椒水、精盐、黄酒、味精、葱姜末各适量。

做法： ①将猪肉剁碎，碗中加入花椒水、精盐、黄酒、味精、鸡蛋、葱姜末调成馅。小白菜择洗干净，先用开水焯一下，随后放入凉水中过凉，捞出备用。
②锅内加入一些水，烧开后转用小火，先把拌好的肉馅挤成3克重的丸子，放入锅内，待煮熟漂起时捞出，撇去浮沫，加入小白菜和余下的调料，再将丸子放入，稍煮一下即成。

功效： 富含蛋白质和维生素。

芝麻茼蒿

原料： 茼蒿400克，芝麻25克，芝麻油、盐各适量。

做法： ①茼蒿洗净，切段，用开水略焯。

②芝麻过油，捞出，沥净油，放入茼蒿中拌匀，加盐、味精，淋入芝麻油即成。

功效： 和脾胃，消痰饮。

🍎 适合孕六月食用的主食

香椿蛋炒饭

原料： 米饭250克，鸡蛋2个，瘦猪肉丝75克，嫩香椿芽125克，花生油50克，精盐3克，水淀粉适量。

做法： ①肉丝放入碗内，加精盐、水淀粉、半个蛋清，抓匀上浆。将另一个鸡蛋磕入碗内，加剩余的蛋液和精盐少许搅匀。香椿芽洗净切丁。

②炒锅上火，放油烧至四成热，下肉丝滑散捞出。炒锅置火上，放油少许，下肉丝、蛋液和香椿，旺火翻炒均匀，倒入热米饭拌匀，盛入盘内即成。

功效： 理气健胃，可以作为孕中期妇女春季时节的保健食品，也适于胎动不安、肝郁气滞的孕妇食用。

玉米面发糕

原料： 玉米面500克，红糖100克，小红枣150克，酵子25克，碱面5克。

做法： ①小枣洗净，放入碗内，加水适量，上屉蒸熟，取出晾凉。

②酵子放入盆内，加水溶开，倒入玉米面，和成较软的面团，发酵，待面团发起，加碱和红糖搅匀。

③将屉布浸湿铺好，把面团倒在屉布上，用手蘸水抹平，约2厘米厚，将小枣均匀地摆在上面，用手轻按，上笼用旺火蒸30分钟即熟，取出切成厚片即可。

功效： 调中开胃，适用于孕中期血脂偏高、食欲欠佳、胃脘时胀等症。

孕六月易出现的不适与饮食对策

🍎 妊娠纹的饮食对策

妊娠纹的出现原因

◆ 怀孕时，肾上腺分泌的类皮质醇（一种荷尔蒙）数量会增加，使皮肤的表皮细胞和纤维母细胞活性降低，以致真皮中细细小小的纤维出现断裂，从而产生妊娠纹。

◆ 孕中晚期，胎儿生长速度加快，或孕妇体重短时间内增加太快，肚皮来不及撑开，都会造成皮肤真皮内的纤维断裂，从而产生妊娠纹。

妊娠纹出现的常见部位是在肚皮下、胯下、大腿、臀部，皮肤表面出现看起来皱皱的细长型痕迹，这些痕迹最初为红色，微微凸起，慢慢地，颜色会由红色转为紫色，而产后再转为银白色，形成凹陷的疤痕。妊娠纹一旦产生，将会终生存在。避免体重突然增加，适当的运动与按摩，是避免妊娠纹产生最有效的方法。

妊娠纹的饮食对策

补充胶原蛋白，增强皮肤的弹性，使断裂的弹性纤维恢复速度加快。准妈妈除口服胶原蛋白外，也可喝猪蹄汤、鱼皮粥、鱼头豆腐汤等。

另外，应保证均衡的饮食营养，尽可能多吃一些富含维生素的水果和蔬菜。

调理食谱：扒烧蹄筋

原料： 水发猪蹄筋30根，水发香菇50克，冬笋片50克，熟火腿肉50克，青菜心8棵，鲜汤250毫升，植物油、葱、生姜片、黄酒、虾仁、精盐、味精、湿淀粉各适量。

做法： ①发好的猪蹄筋洗净切段，放入碗中。碗中加入葱、生姜片、黄酒、鲜汤，上笼蒸10分钟，取出滤取汤汁。熟火腿切片。青菜心洗净，切去菜叶，沸水中略焯。炒锅上火，放油烧热，下青菜心略煸后取出。

②锅内加汤汁、水发香菇、冬笋片、熟火腿肉片、猪蹄筋、虾仁、精盐、味精，烧沸后放青菜心，沸后用湿淀粉勾芡即成。

功效： 富含胶原蛋白，可提高皮肤弹性，预防妊娠纹。

孕六月常见疾病的饮食调理

🍎 通过饮食控制高血压

控制盐分

所谓预防重于治疗，在饮食方面，其实只要准妈妈多加留意，就应该能控制血压。最重要的莫过于盐分的控制，因为盐的主要成分是氯化钠，而影响血压最主要的因素就是钠。建议怀孕妈妈采取少盐饮食，已经确诊患妊娠期高血压疾病的孕妈妈，更应对盐分的摄取实行严格的标准，通常建议一天的盐分摄入量控制在3~5克。

认识生活中的高盐食品

充分了解高盐食物，就可以帮助我们减少摄食的机会。常见的高盐食物多半是增添了过多的调味品，除了常见的盐以外，还包括以下食品：

★ 味精、酱油、乌醋、沙茶酱、西红柿酱、黑胡椒酱、牛排酱、辣椒酱、高汤块、咖喱块等，都属于多盐食物，必须限量摄取。

★ 腌渍食物、勾芡与浓汤类也含有较多盐分或油脂，最好少吃。

★ 点心、饼干类不论甜口味还是咸口味，在制作时都会添加盐分，以丰富味道，食用时也应限量。

★ 零食对孕妈妈及胎儿都没有好处，因为其除了含大量人工调味品之外，还含有过多的热量，在怀孕期间最好不要吃。

认识生活中的低盐食品

对低盐食物知道得越多，越能使我们在运用时得心应手。其实，要记住哪些是低盐食物非常简单，选择天然食物就可以了。只要是新鲜、未加工过的食物，就不必担心其含盐量的问题，只需要留意制作时别再加盐就好。新鲜自然的食物含有丰富的营养成分，如蔬果类及五谷根茎类中的维生素、矿物质、纤维质，奶类中的钙质、蛋白质等，都是怀孕期间不可或缺的。

选择低盐烹调法

什么是低盐烹调法？其实，没有繁琐的制备程序和调味顺序，完全利用食材本身的特性，就是最理想的低盐烹调法。举例来说，要煮一条鱼，可以选择的方法有油炸、油煎、红烧、炒、蒸等，若选择前三种方法，都需要在鱼身上抹盐或加酱油，以使鱼入味。不妨把鱼切成片或块，加蔬菜清炒，或者用葱、姜、蒜等天然辛香料做底，淋一点薄盐、酱油清蒸，上菜前甚至可以按口味加一些柠檬汁，不但可以降低盐分，而且美味可口。

多摄取钾

在血压的控制上，除了限制盐分之外，还可多摄取含钾量高的食物，如哈密瓜、香蕉、草莓、葡萄柚、木瓜、葡萄、青花菜、芥蓝菜、菠菜、番茄等。

专家提示

控制体重、适量运动、心情愉悦很重要

专家提示，孕期体重增加得越多，对血压的影响就越大。因此，在怀孕期间应留意自己体重增加的速度。在整个怀孕期应该避免肥胖，原则上体重以增加12千克左右为佳。此外，维持规律及适当的运动量、保持愉悦的心情等，都有助于预防妊娠期高血压疾病的发生。

🍎 预防妊娠期高血压疾病的饮食调理

妊娠期高血压疾病的发生原因

妊娠期高血压疾病是指妊娠20周后孕妇收缩压高于140mmHg，或舒张压高于90mmHg，或妊娠后期比早期收缩压升高30mmHg，或舒张压升高15mmHg，伴有水肿、蛋白尿的疾病。

妊娠期高血压病的主要病变是全身

性小血管痉挛，可导致全身所有脏器包括胎盘灌流减少，出现功能障碍，严重者胎儿生长迟滞或胎死腹中。

妊娠期高血压疾病的饮食对策

预防胜于治疗，应控制饮食，勿吃太咸或含钠高的食物，如腌制品、罐头加工食品等，再用药物控制血压。除了口服降血压药物之外，可用硫酸镁解除痉挛。

不过血液中镁离子的浓度必须维持一定治疗浓度，太低无效，太高又怕会产生副作用，因此应经常抽血检查以监测镁离子浓度，中重度妊娠期高血压病患者必须住院治疗。

调理食谱：清汤平菇

原料： 平菇250克，青菜心50克，冬笋50克，精盐、味精、鸡汤、绍酒各适量。

做法： ①平菇洗净，切成片，入沸水锅中略烫，捞出，沥去水分。青菜心洗净，一切为二，用开水烫一下。冬笋去皮洗净，切片。

②锅置旺火上，倒入鸡汤、绍酒、味精、精盐，下入平菇、笋片、菜心，煮沸5分钟左右，撇去浮沫，倒入汤碗即成。

- - - - - - - - - - -

功效： 降低血压，降低胆固醇，减肥。

🍎 远离妊娠期糖尿病的饮食准则

究竟要如何才能预防妊娠期糖尿病的发生？当医生诊断出孕妈妈有血糖耐受性不佳或妊娠期糖尿病的问题时，该怎么办呢？

多喝白开水

水分的补充对胎儿和准妈妈都很重要，因为水分可以维持血液正常的浓度，同时可以帮助准妈妈维持良好的新陈代谢。

均衡摄取六大类食物

怀孕时孕妈妈最担心的就是营养不够，其实不用担心进食量不足，只要每天均衡摄取六大类食物，就不必担心营养不良。每日应摄取的六大类食物包括奶类、五谷根茎类、肉鱼蛋豆类、蔬菜类、水果类、油脂类等。

三餐以五谷为主食

建议准妈妈在正餐时间，以五谷根茎类为主食，不但能有饱足感，而且可以使身体获得充足能量，好滋养宝宝，同时避免非用餐时间因饥饿而随便进食。

遵循三少原则

三少即少油、少盐、少糖，这样不但能避免因摄入过多热量而使体重增加太多，还能避免产生其他不良症状，如高血压、高血糖等。

选用高纤维食物

富含纤维素的食物，如蔬菜、豆类、五谷杂粮、水果，如能广泛摄取，不但能帮助维持血糖稳定，还可以促进肠胃蠕动，可以缓解因运动量变少而引起的便秘情况。

摄取钙质丰富的食物

孕妈妈是一人吃，两人补，胎儿正处于发展阶段，需要充足的钙质帮助骨骼的形成，所以，准妈妈必须多食用高钙食物，以确保两人的钙量需求。高钙食物包括小鱼干、虾类、牡蛎、深绿色蔬菜及豆类等。

🍎 预防妊娠期糖尿病的饮食调理

导致妊娠期糖尿病的原因

妊娠合并糖尿病是指妊娠期间出现的糖尿病。糖尿病是由于体内负责糖代谢的胰岛素不足造成的。孕妇要承担自身和胎儿两方面的代谢，对胰岛素的需求增加。孕中晚期，胎盘分泌的胎盘生乳素、雌激素、孕激素和胎盘胰岛素酶等具有对抗胰岛素的作用，随着怀孕月份的增加，孕妇对胰岛素的利用反而越来越低，就导致胰岛素相对不足，产生糖代谢障碍。

因此，妊娠期糖尿病一般都发生在怀孕中晚期。糖尿病会造成糖代谢的障碍，可造成人体广泛的血管病变，使血管壁变厚、变窄，导致人体重要脏器供血不足，从而引发高血压、肾脏病、心血管病变以及中风等一系列严重后果。不管是在孕前还是孕后患糖尿病，对人体的危害都很大，必须高度重视。

预防妊娠期糖尿病的饮食对策

控制饮食是治疗妊娠期糖尿病的主要方法，理想的饮食原则应该是既能提供维持妊娠的热量和营养，又不引起餐后血糖过高。

孕中、晚期应适当增加碳水化合物的量。主食每日250~300克，蛋白质每日1.5~2.0克/千克体重，每天进食4~6次，睡前必须进食1次，以保证供给婴儿的需要，防止夜间发生低血糖。

除蛋白质以外，副食品的量以孕期体重每月增长不超过1.5千克为宜，孕前体重正常的妇女整个孕期体重增长控制在9~15千克，孕前体重肥胖的妇女孕期体重增长控制在8~10千克。每天吃1个水果，安排于两餐之间，选择含糖量低的水果，如苹果、梨、橘子等。

调理食谱：凉拌苦瓜

原料： 鲜苦瓜100克，盐、香油各适量。

做法： 将鲜苦瓜去皮和子，洗净，再用凉开水冲洗一下，切成薄片，用盐、香油调拌。

功效： 清热解毒，止渴除烦，可预防妊娠期糖尿病。

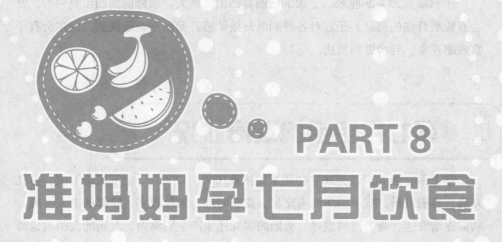

PART 8
准妈妈孕七月饮食

怀孕第七个月，胎儿生长速度依然较快，皮肤与生殖器的发育处在重要阶段，准妈妈要多为腹中的宝宝补充营养。此时，在保证全面营养的同时，准妈妈应着重补充钙与维生素E，应多吃大豆、牛奶、猪排骨汤、胡萝卜、玉米等食品，坚持低盐、低糖、低脂饮食，以免出现妊娠期糖尿病、妊娠期高血压疾病、下肢水肿等现象。

准妈妈孕七月身体的变化

子宫底高23～26厘米，上腹部已明显凸出、胀大。腹部向前凸出呈弓形，常会有腰酸背痛的感觉。子宫对各种刺激开始敏感，胎动亦渐趋频繁，偶尔会有子宫收缩现象。乳房更加发达。

孕七月宝宝的发育状况

孕七月，胎儿身长为36～40厘米，体重1000～1200克。上下眼睑形成，鼻孔开通，容貌可辨，皮下脂肪尚未充足，皮肤暗红，皱纹较多，脸部如老人一般。脑部逐渐发达，听力得到发展。男胎的睾丸还未降至阴囊内，女胎的大阴唇也尚未发育成熟。还没有完全具备在体外生活的适应能力，若此时出生，可能因为发育不良而死亡。胎儿生长速度较快，脑组织快速增殖，需要丰富的营养。

准妈妈孕七月饮食注意事项

准妈妈孕七月容易出现的不适

◆ 腹部凸出胀大，容易出现妊娠期糖尿病、妊娠期高血压疾病、下肢水肿等。

◆ 体内钙的水平较低，有可能出现抽筋。

◆ 准妈妈还容易出现胃部烧灼、腰酸背痛、皮肤瘙痒等不适。

针对准妈妈不适的饮食对策

◆ 要注意保证全面营养，尤其是钙、铁、维生素E含量丰富的食物应多吃。

◆ 坚持低盐、低糖、低脂饮食，以防妊娠糖尿病、妊娠高血压、下肢水肿。

◆ 少吃或不吃难消化、易胀气的食物，如油炸的糯米糕、白薯、洋葱、土豆等，以免引起腹胀，使血液回流不畅，加重水肿。

适合孕七月食用的食物

◆ 多吃冬瓜、萝卜等可以利尿、消水肿的蔬菜。

◆ 多吃富含钙、铁、维生素E的食物，如大豆、牛奶、猪排骨汤、胡萝卜、玉米等。

准妈妈孕七月饮食指导

🍎 孕晚期饮食原则

孕晚期注意补充营养素

孕晚期胎儿体重迅速增加，更是胎儿各部位（特别是脑部）发育的重要时期。怀孕最后两个月需特别注意补充足量且均衡的营养素，尤其是对胎儿脑部发育有着极大影响的维生素及矿物质，绝对需要适量且充足的摄取。

孕晚期饮食少盐少油清淡

少盐、少油、饮食清淡，是孕妈咪应把握的饮食原则。除此之外，为避免怀孕后期孕妈咪的体重失控，因此建议在食物的选择上应更为谨慎，尽量减少油脂摄取量，可帮助您控制怀孕期的整体热量摄取。

孕晚期避免胸口灼热与抽筋的饮食原则

到了孕晚期，由于子宫扩大使得肠胃移位，造成胃酸逆流至食道，会有胸口灼热的感觉，为了减少这种不适感，饮食上避免重口味、辛辣、油腻的食物，选择少糖、低脂肪的食物，咖啡、香烟尤其应禁止。可多喝牛奶以补充钙质，减缓抽筋情形。

孕晚期避免浮肿的饮食原则

孕晚期，为了预防浮肿，孕妈咪应以清淡及新鲜食物为主，避免食用香肠、火腿、腊肉、罐头等加工食品，并尽量减少盐分和调味料的摄取。一天喝2000毫升水帮助利尿，以减缓水肿。

🍎 孕晚期饮食三大禁忌

孕晚期忌油忌辣

由于怀孕造成孕妈咪体内荷尔蒙的改变，可能会导致孕期出现便秘的情形，而食用过油或过辣的食物，可能会使便秘状况更加严重。假如孕妈咪已有便秘现象，建议多补充水分、蔬果，将有助于排便。

孕晚期忌人工制成品

有些孕妈咪若有食欲不振的情形，会吃酸梅等凉果制品以刺激食欲，但孕妈咪需留意，这些能够刺激食欲的加工食品，可能含有过多的人造色素及防腐剂，应避免长期食用，否则难免对身体造成负担。

孕晚期忌食寒凉食品

凉茶、生鱼片、绿豆沙、西瓜、瓜类等较为寒凉的食品，孕妈咪应尽量避免，尤其生鱼片更可能因为未经烹调，而易将细菌一同吃下肚，是孕妈咪绝对要小心的食物。除了生冷食物外，如大闸蟹、芒果等湿热的食物亦应适量食用。另外，易对某些食物过敏的孕妈咪，也应注意避免食用会造成自己过敏的食物，以免在孕期发生危险。

🍎 孕妈咪七月健康食谱

◆ 孕七月应多吃富含钙质、铁质、维生素E的食物。孕七月，胎儿生长速度较快，脑组织快速增殖，皮肤与生殖器的发育处在重要阶段，需要丰富的营养。准妈妈要注意保证全面营养，尤其是钙质、铁质、维生素E含量丰富的食物更应多吃，如大豆、牛奶、猪排骨汤、胡萝卜、玉米等。

◆ 孕七月应采取低盐、低糖、低脂饮食。准妈妈孕七月容易出现妊娠期糖尿病、妊娠期高血压疾病、下肢水肿，应坚持采用低盐、低糖、低脂饮食，以防上述疾病。

◆ 孕七月要少吃或不吃难消化或易胀气的食物。准妈妈应少吃或不吃难消化或易胀气的食物，如油炸的糯米糕、白薯、洋葱、土豆等，以免引起腹胀，使血液回流不畅，加重水肿。

◆ 孕七月应多吃利尿、消水肿的食物。准妈妈要多吃冬瓜、萝卜等可以利尿、消水肿的蔬菜。

🍎 过敏体质孕妈咪要忌吃海鲜

宝宝是否属于过敏体质，跟遗传有很大关系。如果夫妻双方本身就有过敏体质，譬如对带壳海鲜（虾子、螃蟹）过敏，那么，胎儿有将近八成的几率，也具有过敏体质。

为什么医师会建议有过敏体质的孕妈咪要少吃海鲜呢？因为对于本身已有过敏体质的父母，假使孕期少吃海鲜或是减少接触过敏源，可以减少胎儿出生后引发过敏的机会。也就是说，虽然爸妈都有过敏体质（譬如异位性皮肤炎），那么在怀孕期间，孕妈咪如果少吃海鲜或减少接触过敏源，将来胎儿出生后，即便宝宝属于异位性皮肤炎的体质，也可以缓解诱发过敏的反应。

孕妈咪七月营养要素

孕妈咪营养摄入量

蛋白质	对蛋白质的需要量和孕六月一样，每天75~95克
热量	平均每天主食（谷类）400~450克
脂肪	植物油25克左右，总脂肪量60克左右
维生素与矿物质	注意维生素、铁、钙、钠、镁、铜、锌、硒等营养素的摄入，进食足量的蔬菜水果

孕七月准妈妈一天食谱参考

孕七月准妈妈一日健康食谱

早餐	花生米粥1碗，肉包1个，煮鸡蛋1个
加餐	牛奶1杯，腰果几枚
午餐	炒木耳卷心菜，砂仁炖鲫鱼，韭菜炒虾仁，米饭3两
加餐	橘子汁1杯，香蕉2个
晚餐	红烧带鱼，糖醋藕片，海米炝芹菜，人参粥，馒头2两

准妈妈孕七月食谱

适合孕七月饮用的饮料

红枣芹菜水

原料：红枣100克，芹菜250克。

做法：将芹菜、红枣洗净，加适量水共煮汤。

功效：和中养血，降压利尿，可用于妊娠期高血压疾病水肿。

香蕉木瓜奶

原料：香蕉1根，木瓜一小块，牛奶250毫升。

做法：将香蕉、木瓜和牛奶放入食品加工机中加工成牛奶水果饮料饮用。

功效：通便润肠，助消化，防治便秘。

🍎 适合孕七月食用的粥

人参粥

原料: 粳米100克,人参末3克,冰糖少许。

做法: 将粳米淘洗干净,下入锅中加水、人参末煮成粥。喜甜者可加冰糖,早晚空腹服。

- - - - - - - - - - - - - -

功效: 人参大补元气,补益气血。食用此粥,可防止妊娠血虚导致的小腹痛、头晕心悸等。

莲子糯米粥

原料: 莲子50克,糯米100克,白糖适量。

做法: ①莲子用温水浸泡,去心后,清水洗净。

②把糯米淘洗干净,用清水浸泡1～2小时。

③将煮锅洗净,放入莲子、糯米、清水适量,置于火上,煮成粥,加入白糖调味,即可食用。

- - - - - - - - - - - - - -

功效: 补中益气,清心养神,健脾和胃,适用于治疗孕妇腰部酸痛,常食可以养胎,防止习惯性流产。

🍎 适合孕七月食用的汤煲

当归生姜羊肉汤

原料: 羊肉650克,当归、生姜片各20克,盐、料酒、酱油、味精各适量。

做法: ①将羊肉洗净,加沸焯去血水后,洗净,斩成小块,生姜、当归切成薄片。

②将瓦煲加清水,用旺火煮沸,加入当归片、羊肉块、料酒,用文火煲3～4小时后,加盐、味精调味,即可食用。

- - - - - - - - - - - - - -

功效: 补气养血,温中暖肾。

大枣人参汤

原料: 大枣5枚,西洋参6克。

做法: ①大枣、人参放炖盅内,隔水炖煮1小时,分2次,温热服食。

②人参可连用2～3次,救治虚脱,人参可加至15～30克,如法炖后,顿服。

- - - - - - - - - - - - - -

功效: 适用于怀孕后期因中气不足,升举无力而致的小腹下坠、小便不利、下肢水肿等症。

榨菜丝鸡蛋汤

原料：榨菜30克，鸡蛋2个，味精、熟猪油、花生油、肉汤各适量。

做法：①将榨菜洗后切丝，放冷水中稍泡去咸味。鸡蛋磕入碗内打匀。

②炒锅上火，加少量花生油，烧热，下榨菜丝稍炒，加入肉汤、味精，烧沸，淋入蛋液，再浇上点猪油，盛汤碗内即成。

- -

功效：开胃健脾，增加食欲。

🍎 适合孕七月食用的凉菜

素什锦

原料：鲜蘑、口蘑、木耳、腐竹、香菇各50克，罐装青豆、莲子、草菇、小枣、核桃仁各25克，白糖、酱油、味精、花生油、料酒、水淀粉、盐各少许。

做法：①将鲜蘑、口蘑、木耳、腐竹、香菇全部用水发好。

②把上述10种主料一起放入热油锅中煸炒，再加盐、白糖、酱油、料酒、味精烧一会儿，熟时淋入淀粉汁勾芡装盘即可。

- -

功效：营养丰富，可消食火。

🍎 适合孕七月食用的热炒

清蒸笋鲈鱼

原料：鲈鱼500克，芦笋100克，盐、味精、花椒各适量。

做法：①将鲈鱼刮鳞去鳃，去内脏洗净。芦笋切段。

②将鱼放汤盘中，鱼腹内放花椒数粒，精盐、味精适量，芦笋置于盘四周，上笼蒸15分钟即成。

- -

功效：清热安胎，利水消肿，适用于孕妇水肿小便不畅者。

抓炒鱼片

原料： 鳜鱼肉150克，绍酒、精盐、白糖、醋、酱油、葱姜末、湿淀粉、花生油、熟猪油、清汤各适量。

做法： ①鳜鱼肉切片，用湿淀粉抓匀浆好。油倒入炒锅中烧热，将浆好的鱼片逐片放入，待外皮焦黄时捞出。

②把酱油、醋、白糖、绍酒、味精和湿淀粉一起调成芡汁。炒锅内倒入熟猪油烧热，加入葱姜末稍炒，倒入芡汁，待炒成稠糊状后，放入炸好的鱼片翻炒，淋上熟猪油即成。

功效： 富含蛋白质、钙、磷等营养物质，易于消化。

海米炝芹菜

原料： 嫩芹菜300克，海米20克，精盐、料酒、花椒、生姜段、味精、花生油各适量。

做法： ①海米泡好，生姜段切细丝。芹菜切段，放开水中氽一下，捞出。趁热撒上海米、姜丝，放入精盐、料酒、味精拌匀。

②锅中倒上油烧热，放入花椒，炸出香味，捞出花椒，将油倒在芹菜上拌匀，稍闷片刻即成。

功效： 此菜富含钙、磷、铁、维生素A，既可滋补，又可润肠。

肉炒百合

原料： 百合50克，里脊片50克，盐、蛋清、湿淀粉、植物油各适量。

做法： ①百合洗净，掰成小瓣，入沸水焯烫后捞出备用。

②百合、里脊片用盐、蛋清抓渍，再用湿淀粉拌和，同入油锅中翻炒至熟，加入调味品即成。

功效： 补益五脏，养阴清热。

🍎 适合孕七月食用的主食

鳗鱼饭

原料： 鳗鱼150克，笋片50克，青菜100克，米饭100克，精盐、料酒、酱油、糖、高汤各适量。

做法： ①鳗鱼中放入精盐、料酒、酱油等调味品，腌制片刻。

②开烤炉，温度调至180℃。将腌制好的鳗鱼放入烤盘，烤熟。

③将笋片、青菜放入油锅中稍翻炒，加入鳗鱼，放入高汤、酱油、糖等调味，至水收干后出锅，将做好的鳗鱼浇在饭上即可。

功效： 鳗鱼含有丰富的蛋白质、钙、磷、维生素等营养成分，且含有较多的多不饱和脂肪酸，尤其含有对胎儿大脑发育极为有利的DHA，适合准妈妈孕晚期食用。

翡翠荷叶饺

原料： 鲜嫩荷叶5张，青鱼肉250克，水发香菇10克，青菜心10克，荸荠20克，葱花、生姜末、黄酒、精盐、香油各适量。

做法： ①将青鱼肉、水发香菇、青菜心、荸荠切成小丁，一同放入碗内，加入葱、生姜末、黄酒、精盐、香油调拌浸渍。

②鲜嫩荷叶放开水锅内焯一下，过凉水，剪成饺子皮形状，每片荷叶内包入一份青鱼肉馅，呈水饺状，入开水笼蒸5分钟取出，拼盘即成。

功效： 益胃养肝，增强免疫力。

孕七月易出现的不适与饮食对策

🍎 孕期胃部烧灼的饮食对策

孕期胃部烧灼的发生原因

准妈妈在孕期常有胃部胀气和饱满感，有的准妈妈还经常出现胃部烧痛和返酸水。胃部烧灼痛是因为孕期胃部的肌肉蠕动变得迟缓，胃液停滞不前，加上有时胃部逆行蠕动，使胃酸从胃里返流到食道引起的。

孕期胃部烧灼的饮食对策

◆ **按时进食**

吃好每一顿正餐，不要让胃空着。

◆ **少食多餐**

少食多餐是防止胃烧灼痛的好办法。包括下午茶和宵夜在内，一天可进食4～5次。

◆ **拒绝刺激性食物**

忌吃过酸的食物、味道浓烈的食物和碳酸饮料。这种食物和饮料会刺激胃酸分泌，加重胃灼痛。

◆ **就医指征**

如果胃部疼痛同时伴有恶心、呕吐，更典型的症状是随后疼痛转至右下腹，要小心是否发生了急性阑尾炎。如果胃部烧灼痛的同时，伴有恶心和发烧，并且进食后疼痛加重，需及时就医。

🍎 孕期腰酸背痛的饮食对策

孕期腰酸背痛的发生原因

孕晚期子宫日益增大，为克服突出的腹部，孕妇会不自主地往后仰，造成局部肌肉的拉扯。为了分娩，孕妇身体会源源不断地分泌松骨激素。这种激素使骨连接放松，骨缝增大，这样才有利于孩子的出生。孕妇全身都受这种激素影响，支撑力下降，就容易引起腰酸背痛。

孕期腰酸背痛的饮食对策

在孕期，由于胎儿的快速发育，孕妈咪很容易缺乏各种营养素，特别是钙、维生素和铁等，一旦缺乏就很容易引起腰痛。所以准妈妈应注意补钙、补铁，多吃富含维生素的蔬菜和水果。

🍎 如何通过调整饮食来消除水肿

摄取高蛋白、低盐饮食

孕妈咪每天都应摄取优质蛋白质，如家禽、家畜、肉、鱼、海鲜、贝类、蛋类、奶类及奶制品、黄豆制品（如豆浆、豆腐、豆干、素鸡、豆包、干丝）等。可选择上述新鲜食材，再配合浓味的蔬菜，如洋葱、西红柿、蒜头、茴香、芹菜、九层塔、香菜、香菇、枸杞、红枣、黑枣、柠檬、醋、月桂叶等来进行烹饪，可以减少盐的使用量。

适量摄取维生素B₁

富含维生素B_1的食物包括酵母、肝脏、全谷类（如糙米）、黄豆、荚豆类、小麦胚芽、土豆等，其中人体对动物性食物的吸收率比较高，但从饮食摄入量来看，植物性食物为摄取维生素B_1的主要来源。

摄取具有利尿作用的食物

具有利尿作用的食物包括洋葱、大蒜、南瓜、冬瓜、菠萝、葡萄、绿色豆子等。

🍎 如何保证低盐饮食

★ 即使烹饪时少用盐，天然食物中也含有钠，240毫升牛奶含120毫克钠，1个蛋含70毫克钠，50克鱼或肉含25毫克钠，50克贝类含50毫克钠，半碗新鲜蔬菜含40毫克钠，半碗水果含两毫克钠。因此烹调时，应避开各种含钠的酱类，如甜辣酱、豆瓣酱、菠萝酱、辣椒酱等，味精也含有钠，这些东西的摄入量不宜过多。

★ 加工食品均含高钠，应尽量避免食用，如烟熏肉类（火腿、培根、香肠、鸭肉扁、熏鱼、咸腌鱼、肉酱罐头）、腌瓜、酱菜、冷冻食品（冷冻酱汁、冷冻比萨、冷冻面条、冷冻薯条、冷冻炒饭）、罐头汤（除非注明无盐）、婴儿食品（除非注明无盐）、吉士等。

🍎 消除水肿的食疗妙方

除了冬瓜之外，玉米须也是很好的消肿食物。孕妈妈若担心消除水肿的食物较为寒凉，只要在食物中加入姜就没有问题了。

孕七月常见疾病的饮食调理

🍎 预防早产的饮食调理

早产的发生原因

◆ 早产与年龄关系：未满20岁或大于35岁的孕妇早产率明显增高，小于20岁者早产发生率是20～34岁组的11倍。

◆ 早产与流产史的关系：反复流产、人工流产、引产或流产后不足一年又再次怀孕对孕妇影响最大。

◆ 多胎妊娠及胎位与早产的关系：双胎或多胎妊娠由于子宫过度伸展，最常导致分娩提前，早产率是一般妊娠的10～15倍。臀位早产的发生率为20.4%，是一般产妇早产率的7倍。

◆ 早产与疾病的关系：妊娠合并急性传染病和某些内、外科疾病，如风疹、急性传染性肝炎、急性肾盂肾炎、急性阑尾炎、心脏病等，容易导致早产。孕妇内分泌失调、孕酮不足、严重甲亢、糖尿病等，均可引起早产。严重贫血的孕妇，由于组织缺氧，子宫、胎盘供氧不足，也可发生早产。孕妇营养不良，特别是蛋白质不足及维生素E、叶酸缺乏，也是导致早产的原因之一。

◆ 早产与生活环境的关系：工作时间过长、过累可使早产率明显增高。妊娠后期频繁的性生活，易引起胎膜早破，是导致早产的较常见原因。此外，孕妇吸烟和过度饮酒，也与早产密切相关。

预防早产的饮食对策

补充钙、镁、维生素C、维生素E等营养素。深海鱼油中含有亚油酸，可以调节免疫功能，预防早产，同时使新生儿将来患多动症的机会减少。要摄取合理、充分的营养，多卧床休息。

调理食谱：枸杞松子爆鸡丁

原料： 鸡肉250克，枸杞子10克，松子、核桃仁各20克，鸡蛋1个，食用油500克，姜末、葱末、蒜末、精盐、酱油、料酒、胡椒粉、白糖、玉米粉、鸡汤各适量。

做法： ①将鸡肉洗净，剁成丁，加入精盐、料酒、酱油、胡椒粉、鸡蛋、玉米粉抓匀，入热油锅内滑熟，捞出控去油。

②炒锅置火上，烧热，放入核桃仁、松子炒熟。枸杞子放入小碗内蒸20分钟。

③锅再置火上，放入葱末、姜末、蒜末、精盐、酱油、料酒、胡椒粉、白糖、玉米粉、鸡汤调成的调料汁，然后倒入鸡丁翻炒，再下核桃仁、松子仁翻炒即成。

功效： 此菜富含蛋白质、钙、磷、铁、锌、钾和维生素等多种营养素，有养目提神、健脑、生智、生发、护肝、养血补气的作用。孕妇食用有利母体健康和胎儿大脑的发育。

PART 9
准妈妈孕八月饮食

怀孕第八个月，母体基础代谢增至最高峰，胎儿生长速度也达到最高峰，对营养需求量较大。准妈妈应继续保证全面营养，多吃豆制品，同时应限制对食盐的摄入。孕八月的准妈妈会因身体笨重而行动不便，子宫已经占据大半个腹部，胃部被挤压，饭量受到影响，所以经常会有吃不饱的感觉。此时应尽量补足因胃容量减小而少摄入的营养，实行一日多餐，均衡摄取各种营养素，防止胎儿生长受限。

准妈妈孕八月身体的变化

此时准妈妈下腹部更凸出，子宫底高27～29厘米。子宫将内脏向上推挤，心、肺、胃受到压迫，会感到呼吸困难、食欲不振，是准妈妈第二次孕吐出现的痛苦时期。腹部皮肤紧绷，皮下组织出现断裂现象，产生紫红色妊娠纹。下腹部、乳头四周、外阴部等处皮肤有黑色素沉淀，妊娠纹也会非常明显。

孕八月宝宝的发育状况

胎儿身长为41～44厘米，体重1600～1800克。胎儿的神经系统变得发达，对体外声音会有反应。胎儿生长速度此时达到最高峰，体重迅速增加，对营养需求量较大。

准妈妈孕八月饮食注意事项

准妈妈孕八月容易出现的不适

孕八月，准妈妈腹部更大，内脏受压迫，各种不适明显，会出现心悸、腹胀、呼吸困难、食欲不振等现象，身体笨重，行动不便。子宫已占据大半个腹部，胃被挤压，饭量受到影响，经常有吃不饱的感觉。腰部更容易感到酸痛，下肢可出现浮肿、静脉曲张。易患妊娠期高血压疾病。

针对准妈妈不适的饮食对策

要尽量补足因胃容量减小而少摄入的营养，一日多餐，均衡摄取各种营养素，防止胎儿发育迟缓。保证热量供给和全面营养，增加摄入优质蛋白质。限制食盐和水分摄入。多吃预防感染和增强抵抗力的食物，严防流行性感冒。

适合孕八月食用的食物

要多吃富含蛋白质的豆制品，如豆腐、豆浆等。多吃海产品，如海带、紫菜等。多吃坚果类食品。

准妈妈孕八月饮食指导

🍎 孕妈咪八月营养要素

　　孕八月的准妈妈会因为身体笨重而行动不便。此时子宫已经占据大半个腹部，胃部被挤压，饭量受到影响，所以经常会有吃不饱的感觉。此时母体基础代谢达到最高峰，胎儿生长速度也达到最高峰。准妈妈要尽量补足因胃容量减小而少摄入的营养，实行一日多餐，均衡摄取各种营养素，防止胎儿发育迟缓。

　　孕八月，准妈妈体重迅速增加，对营养需求量较大，应继续保证全面营养。保证热量供给和全面营养，增加摄入优质蛋白质，限制食盐和水分的摄入。多吃预防感染和增强抵抗力的食物，严防流行性感冒，多吃海带、紫菜、坚果等食品。

蛋白质

　　孕八月，准妈妈要增加摄入优质蛋白质，每天75~100克。

碳水化合物与脂肪

　　孕八月，胎儿开始在肝脏和皮下储存糖原和脂肪。此时准妈妈碳水化合物摄入不足，导致母体内蛋白质和脂肪分解加速，易造成蛋白质缺乏或酮症酸中毒，所以要保证热量的供给，保证每天主食（谷类）400~450克，总脂肪量60克左右。

水

　　准妈妈每天要喝6~8杯水。

维生素与矿物质

　　准妈妈要适量补充各种维生素和矿物质。为了减轻水肿和妊娠期高血压疾病，食物中要少放盐。

🍎 孕八月准妈妈一天食谱参考

孕八月准妈妈一日健康食谱

早餐	鸡丝粥1碗，煎鸡蛋1个，肉包子1个
加餐	牛奶1杯，饼干两片
午餐	抓炒鱼片，炝腰片，芹菜炒肉丝，榨菜丝鸡蛋汤，米饭2两
加餐	酸奶1杯，腰果几枚
晚餐	清炖牛肉，枸杞松子爆鸡丁，安胎鲤鱼粥，荞麦面条1碗

🍎 孕晚期饮食注意事项

进入怀孕晚期，与宝宝见面的时间越来越近了！由于孕妈妈的体重会以每周增加约500克的速度直线上升，因此应当养成不偏食的习惯，并坚持适当的运动，为顺利生产做准备。孕晚期孕妈咪摄取的营养素与孕中期的量基本相同，但铁质应多摄取些。孕晚期的饮食应遵循以下原则：

少量多餐，多吃营养价值高的食物

怀孕晚期，子宫上升压迫胃部，容易造成孕妈咪胃部不适，食欲下降，应避免吃油腻及油炸食物。另外，孕妈咪用餐时要保持心情愉快，气氛轻松，有助于提高食欲。随着胎儿的生长发育，孕妈咪进食时会感到不容易吞咽，建议少食多餐，吃些营养价值高和容易消化的食物，如瘦肉类、海鲜类、奶类、蛋类、豆腐等。

昂贵的食物并不代表营养价值就高。只有均衡适量地选择当季食物，才能摄取到足够的营养素。

补充铁质

铁质是红细胞中血红蛋白的重要成分，怀孕晚期，由于全身血液循环量增加，为避免在生产时大量失血，孕妈妈要储备足够的铁质。此外，补充铁质也可预防缺铁性贫血，保证胎儿正常发育。

含铁质丰富的食物：肝脏、红肉、深绿色青菜。

增加铁质吸收率的方法：与含维生素C食物一同食用。

会影响铁质吸收的食物：含茶碱、咖啡因及单宁酸的食物（如茶品、咖啡、可乐等）会影响铁质的吸收，要避免与含铁食物或铁剂一起食用。

补充钙质

在营养良好的状况下，胎儿对钙质的需求并不会对孕妈妈造成负面影响。如果孕妈妈平时对钙质摄取不足，孕期就要选择含钙丰富的食物，必要时可补充钙片。

钙与铁两者的吸收会相互竞争，所以含铁食物和含钙食物最好分开吃，尤其是铁剂与钙片。

补充蛋白质

孕妈咪需要摄取充足的蛋白质，来维持自身组织代谢，保证乳腺发育，弥补分娩时血液的流失，也可防止全身性水肿。胎儿也需要蛋白质来构建组织，所以孕晚期蛋白质的摄入量一定要增加。孕妈妈每天要增加摄入10克蛋白质，如1杯牛奶＋30克肉类或蛋、半碗饭＋1个蛋、1份豆制品＋1盘青菜等。

不要摄取过多盐分

为了预防妊娠期高血压疾病，孕妈咪不宜摄取过多盐分，如腌渍品、加工食品、罐头制品等。烹调时，应选择新鲜食物，少放盐，口味宜清淡。

摄取适量水分

饮用过多水分，是造成全身性浮肿的原因之一。我们一天所需的水分摄取量可参考食物摄取热量千卡数，摄取1卡热量就要摄取1毫升水分。也可以计算前一天的尿液量，再加500毫升就是应摄取的水量。若有水肿情形发生，则可将水分摄取量减至与尿液等量；若已减少水分摄取量，但仍无法消除水肿情况，则要请医生查明水肿原因，或询问营养师，并调整饮食。

增加胃酸分泌

如果孕妈咪情绪不稳定、焦虑或摄取油腻食物，就会影响胃酸的分泌。蛋白质的消化吸收和铁质吸收均需要胃酸的帮助，倘若胃酸分泌不足，就会影响营养素的吸收。可以利用以下食材促进胃酸分泌：

★香辛料：花椒、肉桂、薰衣草、九层塔。

★水果入菜：菠萝、番茄、柠檬、橘子、酸梅。

★调味料：白醋、乌醋、糖醋酱、酸辣酱。

★酸味强的食物。

适量摄取奶类

奶类是钙质与维生素D的最佳食物来源，若每天能摄取2~3杯牛奶或2~3份乳制品，钙质、B族维生素的摄入量则可以达到建议量。目前奶制品中都会添加维生素D，所以不用担心会有维生素D缺乏现象。

营养美味的乳制品包括西式浓汤、巧克力饮品、吉士、奶酪、酸奶，以及西式烧烤等，也可制成各式各样的水果牛奶，如木瓜牛奶、菠萝牛奶、香蕉牛奶、苹果牛奶等，风味口感都不错。

如果铁及钙质摄取量低于健康建议量，将有10%左右的孕妈妈会发生贫血，因此必须认真对待。

孕晚期重要营养素的食物来源

蛋白质	各式肉类、鱼类、黄豆及其制品、蛋类、奶类
维生素A	全脂奶、奶酪、鱼肝油、深黄色蔬菜水果
维生素D	添加维生素D的乳品、蛋黄、皮肤经阳光照射而生成
维生素E	肝脏、蛋黄、干果、植物性油脂、全谷类、蔬菜
维生素C	各类水果如柑橘、猕猴桃、番茄、番石榴等，新鲜蔬菜

维生素B₁	肝脏、奶类、猪肉、全谷类、糙米、黄豆及其制品、干果
维生素B₂	奶类、全谷类、酵母、绿色蔬菜、奶类
维生素B₆	全谷类、鱼类、肉类、水果、干果、蔬菜
维生素B₁₂	肉类、肝脏、鱼类、奶类、蛋、酵母粉
烟碱酸	肉类、鱼类、全谷类、核果、黄豆及其制品
叶酸	深绿色蔬菜、肝脏、瘦肉、黄豆及其制品
铁	猪血、鸭血、瘦肉、肝脏、腰子、蛋黄、深绿色蔬菜、奶类、海藻、贝类、牡蛎、虾米
钙	奶类、小鱼干、虾米、豆制品、黄绿色蔬菜、芥蓝菜、坚果类、花生、豆类（黄豆、绿豆、黑豆、红豆）
镁	全谷类、坚果、奶类、绿色蔬菜
锌	蛋、牡蛎、海鲜类、全谷类
碘	含碘食盐、海藻、海带、鱼类、贝类、洋葱

孕期饮食胎教

女性在怀孕前及怀孕期间的营养状况，会深深影响到自身和胎儿的健康。根据美国母亲食品营养委员会的建议，怀孕期间固然应注意均衡营养，但是怀孕前的营养状态也应受到重视。所以，想要孕育优质宝宝，必须从怀孕前就开始调养身体，再加上怀孕期摄取均衡营养，才能为您的宝宝打下健康的基础。

人体在营养供给充足的情况下，常常会将剩余的营养储存在体内，以备不时之需。对准备怀孕的女性而言，这种营养的储存具有更重要的意义，因为在怀孕初期如果发生任何干扰饮食的情形，胎儿就可以利用母体储存的营养暂时满足生长发育的需要，而不至于损及母体或自身的健康。目前医学研究已经证实，怀孕前营养失调，将可能影响胎儿发育。

人类从食物中获得能量，大多数食物都由六种基本营养素组合而成：蛋白质、碳水化合物、脂肪、维生素、矿物质和水分。

孕妇比一般妇女需要摄取更多的营养，除了满足胎儿发育的需要外，还要为胎儿提供一个理想的生长环境，同时满足母体准备哺乳的需要。虽然怀孕期间须摄取均衡营养，但每个阶段胎儿的器官系统发育都有不同的变化，若缺乏该阶段所需的营养素，则将可能对胎儿发育造成不良影响（见下页表）。

孕妈咪要养成良好的饮食习惯，应注意营养均衡，切忌偏食，多多选择天然食物，尽量少吃加工食品。每日食物应多种多样，食物的种类越多，营养就越完整。

关于孕期营养补充，在产科门诊常见准妈妈询问是否要服用维生素制剂。现代人普遍习惯服用维生素制剂来补充营养、增强体力，然而维生素并不是百益无一害，对准妈妈而言，在选择使用时，务必谨慎阅读说明书或请教专家。

研究报告指出，维生素服用过量可能会危害胎儿。需要特别注意的是，如果孕妇摄取维生素A过量（超过1万单位），就可能导致胎儿唇颚裂、先天性心脏病、中枢神经系统异常等先天性异常。目前市售的许多复合维生素所含的维生素A剂量都过高，准妈妈在选择时务必谨慎。

另外，医学研究报告已经证实，叶酸可预防胎儿神经管缺损。准备怀孕或已经怀孕的妇女，除了应注意多摄取富含叶酸的食物，最好每日再服用0.4毫克的叶酸制剂，特别是在受孕后第18～20天神经管形成的重要时期。除非是神经管缺损高危险孕妇才需要每日补充叶酸4毫克。

胎儿器官系统发育与所需营养素

胎儿生长周数	器官系统发育	所需营养素	食物来源
2~3	血液循环出现，甲状腺组织、肾脏、眼睛、耳朵开始发育	均衡饮食	奶、鱼、蛋、红色蔬菜、肝、内脏、蛋黄、牛奶、黄绿色蔬菜
4	四肢开始发育，脑部、脊髓、口腔、消化道开始形成	钙、铁、铜、维生素A	脂肪、奶、鱼、蛋、红绿色蔬菜
5	脑神经出现，肌肉中的神经开始分布，骨架形成	脂肪、蛋白质、钙、维生素D	肝、蛋、牛奶、乳酪、鱼、鱼肝油、黄绿色蔬菜
6	肌肉发育，口、鼻腔发展，气管、支气管出现，肝脏开始制造红血球	镁、钙、磷、铜、铁、维生素D、维生素A	胚芽米、麦芽、米糠、肝、豆、酵母、动物内脏、牛奶、蛋黄、乳酪、黄绿色蔬菜、胡萝卜

7	胃发育完成，视神经形成，性器官分化出来	维生素B₁、维生素B₂、维生素A	奶、肉、蛋、鱼、豆、黄绿色蔬菜
8	指头、唇部形成，耳朵发育完成	蛋白质、钙、硫、维生素A	肝、蛋、乳酪、奶、鱼、黄绿色蔬菜、红色蔬菜
10	膀胱、手指甲、脚趾甲形成	维生素A、蛋白质、钙	肝、奶、蛋黄、乳酪、黄绿色蔬菜
12	肺部出现雏形，甲状腺分泌荷尔蒙	维生素A	奶、鱼、蛋、红绿色蔬菜、豆、海产、骨质食物
16	中央门牙长出，毛发出现	钙、氟、蛋白质、硫	肝、蛋、奶、乳酪、黄绿色蔬菜、鱼
24	眼睛发育完成	蛋白质、维生素A	鱼、肉、奶、蛋、绿叶蔬菜、糙米
28	神经系统开始调节身体功能	钙、钾、钠、氯、维生素D、烟碱酸	鱼、肉、奶、蛋、马铃薯、米饭、面条、脂肪、玉米
36	皮脂腺活动旺盛	蛋白质、脂肪、糖	肝、内脏、蛋黄、牛奶、绿叶蔬菜、豆类
40	分娩时将失血	铁	瘦肉、肝、蛋黄、绿叶蔬菜

🍎 准妈妈能否服用人参

人参的进补作用

体弱的孕妇在孕早期可适当进补人参，提高自身免疫力，抵御外来病菌的侵入，并增进食欲。研究表明，人参可明显增加机体红细胞膜流动性，有明显的抗缺氧作用，对血液循环有显著改善作用，还能增强心肌收缩力，对胎儿的正常发育起到促进作用。

孕妇服用人参的方法

孕早期，中医主张服红参，体质偏热者可服生晒参。孕中晚期，如水肿较明显，动则气短，也以服红参为宜，体质偏热者可服西洋参。应在医生指导下选择服用，千万不要服用过量。

红参、西洋参常用量为3～10克，生晒参为10～15克，蒸煮45分钟左右为佳，服时以少量多次为宜。忌与萝卜同服，少饮茶。

产妇不宜服用人参

临近产期及分娩时，不提倡服用人参，以免引起产后出血。其他人参制剂也应慎服，服用后出现头胀、头痛、发烧、舌苔厚腻、失眠、胸闷、憋气、腹胀、玫瑰疹、瘙痒、鼻衄等症状时，应立即停服。

🍎 准妈妈要关心体重的增长情况

孕妇每次产前检查时都要测体重，医生也都会提醒孕妇注意体重的合理增长，这是为什么呢？难道多增加一些体重不好吗？孕期多吃对孩子不是更加有利吗？

实践证明，胎儿出生体重与孕妇孕前体重以及妊娠期体重增长呈正相关，胎儿的体重和孕妇孕前以及孕期体重增长的情况是一致的，前者高，后者就跟着高；前者低，后者也低。因此，可以通过孕妇体重增长情况来估计胎儿大小及评估孕妇的营养摄入是否合适。

一般来讲，如果孕妇孕期体重增长过多，就提示孕妇肥胖和胎儿生长过速（水肿等异常情况除外）；如果体重增长过少，胎儿则可能发育不良。胎儿体重超过4千克（巨大儿）时，分娩困难以及产后得病的机会就会增加。如果胎儿体重过低，各脏器的功能和智力都可能受到影响。

事实证明，胎儿出生时的适宜体重为3~3.5千克，孕妇整个孕期体重增长平均为12.5千克，孕前体重过低者可增加15千克，孕前超重者以增加10千克为宜。

🍎 肥胖对孕产妇和胎婴儿的不良影响

一般来说，孕妇孕前体重高于70千克就属于高危孕妇，但这里忽视了身高的因素。合理的体重指标应通过体重指数来评定。

世界卫生组织建议，体重指数在25~29.9之间的属于1级超重，体重指数在30~39.9之间的属于2级超重（肥胖），体重指数高于40的属于3级超重（病态肥胖）。肥胖对孕妇本人及胎儿都有诸多不良影响，尤其是体重指数超过40的病理性肥胖。

肥胖使孕妇患妊娠期糖尿病的危险增加

研究表明，妊娠期糖尿病的危险随孕妇体重的增加而增加，这是因为肥胖妇女体内大量的脂肪细胞对胰岛素不敏感，接受胰岛素作用的能力弱，致使孕妇身体内不得不增加胰岛素的分泌。久而久之，造成了分泌胰岛素的胰岛细胞过度劳累，功能受损，从而引发糖尿病。

肥胖使孕妇患妊娠期高血压疾病的危险增加

妊娠期高血压疾病属于孕妇特有的疾病，是孕产妇和胎婴儿死亡的主要原因，表现为怀孕20周后孕妇出现血压高、水肿和蛋白尿，严重时发生抽搐、昏迷、心肾功能衰竭。

肥胖是妊娠期高血压疾病的危险因素，体重正常的孕妇妊娠期高血压疾病的发生率为3%~19%，而体重指数超过40的病态肥胖孕妇妊娠期高血压疾病的发生率可高达27%~38%。

肥胖易导致母性肥胖综合征

很多妇女生完孩子以后一下子胖起来，像变了一个人似的，而且体重很难再减下来。这是由于怀孕期间内分泌功能紊乱，引起脂肪代谢障碍，又加上营养过剩，导致肥胖，过多的脂肪沉积在孕妇的腰腹部，产后又猛补营养，导致进一步肥胖，这种情况称作母性肥胖综合征，也称生育性肥胖。

综上所述，为了母婴的健康安全，怀孕前后妇女要积极控制体重在合理的范围，保持体重在正常范围。

肥胖使产后发病率增加

肥胖产妇早破水、产程延长、阴道助产和剖宫产的几率增加，易发生会阴部损伤、手术切口感染和产后全身感染。肥胖产妇自身肌肉不发达，分娩过程所造成的骨盆底肌肉损伤产后恢复得慢，以后容易发生尿失禁和子宫脱垂。

肥胖使难产率、手术产率、产后出血率以及胎儿产伤率增加

肥胖孕妇由于过多的脂肪占据骨盆，使骨盆的容积缩小，肥胖孕妇的胎儿一般都比较大，因此难产率、手术产率（包括阴道助产和剖宫产）增加，手术产儿发生产伤、胎儿窘迫、新生儿吸入性肺炎等异常情况的机会增加。

另外，出生体重超过4500克的胎儿，出生时发生肩难产的几率是正常产胎儿的3.4倍，肩难产可以造成新生儿臂丛神经损伤、锁骨骨折、颅内出血，甚至死产。

肥胖使巨大儿和肥胖儿增加

病态肥胖孕妇分娩巨大儿的比例是正常体重孕妇的4倍，巨大儿不仅脂肪细胞体积增大，而且脂肪细胞数量增多，孩子以后易成为肥胖儿，肥胖往往伴随终生。

肥胖使产妇手术难度和麻醉难度增加

肥胖使手术时间延长，出血机会增多，麻醉失败率升高。

准妈妈孕八月食谱

🍎 适合孕八月饮用的饮料

茼蒿汁

原料：茼蒿1把。

做法：将茼蒿洗净切断，捣烂取汁。

用法：每次1杯，温开水冲服，每日2次。

功效：适用于高血压、头昏脑胀等症。

鲜榨橘子汁

原料：橘子250克。

做法：将橘子去皮核，放入榨汁机榨汁，倒入杯中即可。

功效：富含维生素。

🍎 适合孕八月食用的粥

花生米粥

原料：花生米、粳米、冰糖各100克。

做法：①花生米用水浸泡5～6小时，换水洗净。粳米淘洗干净。

②锅置火上，放入清水、粳米，先用旺火烧沸，加入花生米，转用文火煮至粥成，用冰糖调味即可。

功效：养血补血，补脾止血，滋补润肺。

菠菜芹菜粥

原料：菠菜250克，芹菜250克，大米100克。

做法：①菠菜、芹菜洗净，切4厘米长的段，大米洗净。

②米放入锅内，加清水800毫升。

③锅置武火上烧沸，再用文火煮30分钟后，加芹菜、菠菜，烧沸开盖煮10分钟即成。

功效：养血润燥，降低血压，适用于孕妇血虚便秘、高血压、水肿、小便不利等症。

适合孕八月食用的汤煲

羊肉冬瓜汤

原料：瘦羊肉100克，冬瓜250克，酱油、盐、味精、葱花、姜末、植物油各适量。

做法：①羊肉洗净切片，用酱油、精盐、味精、葱花、姜末拌好。
②冬瓜去皮，洗净，切片。
③炒锅上火，入油烧热，下冬瓜片略炒，加清水，放入拌好的羊肉片，烧熟即成。

功效：羊肉有营养滋补的作用。冬瓜含有丰富的维生素C、维生素B_1、维生素B_2、钙、磷、铁、蛋白质等成分，利尿消肿。此汤菜是孕妇补精血、益虚劳的佳品。

排骨冬瓜汤

原料：猪排骨250克，冬瓜500克，精盐、味精、胡椒粉、葱花各适量。

做法：①猪排骨洗净，剁成3厘米宽、6厘米长的小块，温水下锅，煮去血水，捞出备用。冬瓜去皮、瓤，洗净，切成与排骨大小相同的块。
②锅置火上，放入排骨，加清水烧开后，转小火炖烂。在排骨炖至八成烂时，下冬瓜炖熟，加味精、精盐、胡椒粉，撒入葱花，盛入汤碗内即成。

功效：清热利水，生津除烦，消肿解毒，适用于孕妇伴有水肿者。本菜谱秋季多用。

清炖鹌鹑

原料：鹌鹑1只，生姜30克，精盐、味精各适量。

做法：①鹌鹑去毛及内脏，洗净。
②鹌鹑与生姜片一起入锅，加水适量，用文火炖1小时，加盐及味精调味。

功效：含丰富的优质蛋白质，强身散寒。

丝瓜鲢鱼汤

原料： 丝瓜200克，鲢鱼肉250克，精盐、鸡精各适量。

做法： ①丝瓜洗净，去皮，切片。

②丝瓜片加水煮鲢鱼熟后，加入精盐、鸡精调味即成。

功效： 鲢鱼味甘，性平，有滋补健胃、利水消肿、通乳、清热解毒、止咳下气的功效，对孕妇胎动不安、妊娠水肿等症有很好的疗效。

🍎 适合孕八月食用的凉菜

蒜拌海带

原料： 大蒜1颗，海带50克，精盐、味精、红糖、麻油各适量。

做法： ①将蒜剥皮洗净，捣成蒜蓉，待用。

②将海带用冷水浸泡6小时，洗净后入沸水锅焯10分钟，取出，切成小斜块或丝条状。

③将海带丝与蒜蓉一同放入大碗中，加精盐、味精以及适量红糖和麻油，拌匀即成。

功效： 消痰软坚，泄浊降压。

菠菜麻油拌芹菜

原料： 菠菜250克，嫩芹菜250克，麻油、精盐、味精、食醋各少许。

做法： ①将芹菜去根、叶，洗净切段，入沸水中焯3分钟捞出。

②菠菜洗净，切几刀，入沸水中焯一下捞出，共入瓷盆中，加入调料拌匀即成。

功效： 清热利湿，平肝降压，润肠通便。

🍎 适合孕八月食用的热炒

柏子仁猪心

原料：猪心500克，柏子仁20克，酱油、料酒、盐、葱段、姜片、花椒、大料各适量。

做法：①将猪心洗净，去其血管，放入开水锅中煮一下，捞出。

②将锅置于火上，倒入清水，放入猪心、酱油、料酒、精盐、葱段、姜片、花椒、大料、柏子仁烧沸，除去浮沫，用小火煮至熟烂。

③捞出猪心，凉透后切片，即可食用。

功效：此菜具有补心血、益气、安心神、健脑、益智等作用，孕妇食用，可安胎益气及促进胎儿大脑的发育。

糖醋藕片

原料：莲藕500克，花生油30克，香油、料酒各5克，白糖35克，米醋、精盐、花椒、葱花各适量。

做法：①将莲藕去节、去皮，粗节一剖两半，切成薄片，用清水漂洗干净。

②净锅置火上，放入花生油，烧至七成热，投入花椒，炸香后捞出，再下葱花略煸，倒入藕片翻炒，加入料酒、精盐、白糖、米醋，翻炒均匀，待藕片熟后，淋入香油即成。

功效：莲藕有止血、止泻的功效，孕妇食用有利于保胎和防止流产。

🍎 适合孕八月食用的主食

芡实内金饼

原料：生鸡内金100克，生芡实180克，白面250克，白砂糖适量。

做法：生鸡内金烘干轧细，放入盆内，用开水浸泡半天，再同研细的芡实、白面、白砂糖和匀做成薄饼，烙成焦黄色即成。

功效：健脾，营养丰富。

孕八月易出现的不适与饮食对策

孕八月，准妈妈腹部更大，内脏受到压迫，各种不适明显，会出现心悸、腹胀、呼吸困难、食欲不振等现象，身体笨重，行动不便。子宫已占据大半个腹部，胃被挤压，饭量受到影响，经常有吃不饱的感觉。腰部更容易感到酸痛，下肢可能出现浮肿、静脉曲张。易患妊娠期高血压疾病。

🍎 孕期呼吸困难的饮食对策

孕期呼吸困难的发生原因

怀孕后期，由于子宫越来越大，导致肺部容量变小，躺下时自然会因肺部受到压迫而感到胸闷及呼吸困难。若站立时无此问题，躺下时才开始感觉呼吸困难，则属于正常现象，与胎儿本身的心跳与呼吸都没有关系。

评估胸闷的现象时，须先排除与怀孕无关的因素。例如：心肌梗死、肺部疾病、氧气不足等，这些病症都可能造成呼吸困难的现象。

若仅是由于怀孕造成的呼吸困难，孕妇在睡眠时可避免平躺，改半坐姿，会较为舒适。

孕期呼吸困难的饮食对策

◆ 不要一次进食太多，以少食多餐为佳，多摄取些易于消化且营养成分高的食物。

◆ 保证全面营养，限制钠的摄入，增加铁、钙与维生素B_1的摄入，为分娩做好准备。

◆ 注意调整食量，使胎儿保持适当的出生体重，有利于婴儿的健康生长。

🍎 孕期心悸的饮食对策

孕期心悸的发生原因

妇女在妊娠中血量增加，将血液送往全身，心脏负担就比平常大得多。随着妊娠的进展，子宫变大，压迫心脏和肺，使心脏负荷加重。

此外，在伴有眩晕和浮肿的同时，可能患有心脏病、贫血、高血压等病，也可能引起心悸。因此，平时毫不费力的动作也会引起心悸，呼吸急促，大口喘气，有时还会出现心律不齐。

为避免发生心悸和呼吸困难，孕妇不要勉强去干费力的活，上下楼梯要慢走，如在走路中发生心悸和呼吸困难，要站立或坐下休息。平时要多卧床休息。

孕期心悸的饮食对策

准妈妈饮食应以高蛋白、高维生素、低脂肪及低盐为宜，孕晚期，每日食盐量不宜超过5克。宜多吃些桑葚、松子仁、枸杞子、葡萄、阿胶等物品。忌食胡椒、辣椒、花椒、肉桂、紫苏、茴香、烧酒、丁香、葱、姜、蒜等辛热香燥之物。要适当控制体重，以免加重心脏负担。

调理食谱：栗子大枣炖母鸡

原料： 母鸡1只，栗子、大枣各50克，精盐、味精各适量。

做法： ①将鸡剁成块，入沸水中焯过，捞出洗净。将栗子去掉外壳，大枣用水洗净。

②把焯好水的鸡块、栗子、大枣放入沙锅内，加入适量水，烧开，撇去浮沫，小火炖两小时左右，至鸡块熟烂时，放入精盐、味精调味即成。

功效： 补气补血。适用于治疗心悸。

孕八月常见疾病的饮食调理

🍎 预防胎儿生长受限的饮食调理

什么是胎儿生长受限

胎儿生长受限是指怀孕37周后，胎儿出生体重小于2500克；或低于同孕龄平均体重的两个标准差；或低于同孕龄正常体重的第10百分位数；是围生期的重要并发症。

导致胎儿生长受限的原因

◆ **营养因素：** 孕妇偏食、妊娠剧吐、摄入蛋白质、维生素及矿物质不足，影响胎儿发育。

◆ 存在妊娠期疾病，如肾脏疾病、严重贫血、严重心脏病、慢性高血压、妊娠期高血压疾病、前置胎盘、胎盘早剥、妊娠肝内胆汁淤积症等，影响子宫和胎盘血流及功能，导致胎儿营养不良。

◆ 多胎妊娠导致胎儿生长空间和营养因素摄取的限制。

◆ **其他因素：** 孕妇年龄、地区、体重、身高、子宫发育畸形、宫内感染、吸烟、酗酒、滥用药物等不良嗜好以及社会状况、经济条件较差等。

◆胎儿患有遗传性疾病或染色体病、胎儿宫内感染等常常伴有胎儿宫内生长受限。

◆胎盘功能异常及脐带过细、打结和扭曲等均不利于胎儿获得营养，导致胎儿宫内生长受限的发生。

◉ 预防胎儿生长受限的饮食对策

准妈妈应加强营养，合理搭配饮食，特别是保证高蛋白食物的摄入。

调理食谱：木耳肉丝蛋汤

原料： 瘦猪肉50克，鸡蛋1个，菠菜50克，水发木耳5克，水发笋片25克，水发海米10克，酱油、精盐、味精、香油、高汤各适量。

做法： ①猪肉切成细丝。鸡蛋打入碗内搅匀。

②菠菜择洗干净切成段，木耳切成块，笋片切成细丝。

③炒勺内放入高汤烧沸，放入肉丝、海米、木耳、笋丝、菠菜，加精盐、酱油调味，汤沸后把碗内的蛋液倒入汤内，放入味精、香油即可。

功效： 汤鲜色美，营养丰富，有利于孕妇营养补充和胎儿生长发育。

调理食谱：清炖牛肉

原料： 黄牛肋条肉500克，青蒜丝5克，植物油、精盐、味精、料酒、葱段、姜块、胡椒粉各适量。

做法： ①牛肋条肉洗净，切成小方块，放入沸水锅内焯一下，捞出用清水漂清。

②炒锅置旺火上，加油烧热，下牛肉块、葱段、姜块煸透，再倒入沙锅内，加入适量清水（以漫过牛肉为度）、料酒，盖好锅盖，烧开后用小火炖至牛肉酥烂时，加入精盐、味精、胡椒粉，盛入汤碗内，撒入青蒜丝即成。

功效： 此菜富含蛋白质、脂肪和钙、磷、铁、锌及维生素等，具有补脾和胃、益气增血、强筋健骨的功效。孕妇常吃可强身，并可促进胎儿的健康发育。

● 妊娠期真菌性阴道炎的防治

在妊娠期，阴道组织内糖原增加，酸度增高，容易使真菌迅速繁殖，所以孕妇特别容易患真菌性阴道炎。孕妇如果患了真菌性阴道炎，会感觉外阴和阴道瘙痒、灼痛，排尿时疼痛加重，并伴有尿急、尿频，性交时也会感到疼痛或不舒服。真菌性阴道炎的其他症状还包括白带增多、黏稠，呈白色豆渣样或凝乳样，有时稀薄，含有白色片状物，阴道黏膜上有一层白膜覆盖，擦后可见阴道黏膜红肿或有出血点。如果进行涂片检查和培养，便可发现真菌。

治疗妊娠期真菌性阴道炎时，应选择正确的药物和用药方法。首先要彻底治疗身体其他部位的真菌感染，注意个人卫生，防止真菌经手指传入阴道。最好采用制霉菌素栓剂和霜剂局部治疗。

● 预防阴道感染的饮食调理与生活护理

◆ 少吃甜食、冰品或过多的补品；多吃煮熟的蔬菜，尽量在白天吃水果，少吃寒性水果，可吃樱桃、苹果等。

◆ 穿着棉质透气吸汗内裤，一天可多次更换内裤。

◆ 平时洗完的衣物一定要晾在太阳可以照射到的地方，才具有杀菌效果；更要注意贴身内衣裤如果没干，绝对不可穿着，否则容易造成霉菌感染。

◆ 让阴部保持干爽、通风。如洗完澡后，可利用吹风机的温风吹干阴部（注意不要离太近吹或用热风吹，以免皮肤受伤），并尽量在阴部较干之后再穿上内裤。

◆ 尽量以淋浴代替盆浴，怀孕期减少泡公共温泉或水疗SPA。

◆ 内裤最好用温和的肥皂单独清洗，不要和其他衣服一起洗。并经常用开水煮沸5分钟。

◆ 避免长期使用卫生护垫，莫穿着太紧的衣物，如紧身裤、束裤等，注意阴部的透气干爽。

◆ 上完厕所记得由前往后擦，以便减少感染的机会。

◆ 孕妈咪最好每坐1～2小时就起来散步活动，避免让阴部长时间处在闷热的环境中。

◆ 应维持充足的睡眠，不要经常熬夜，并注意保持愉快的心情，才能提升自我免疫力。

爱心提示

真菌性阴道炎可通过性生活感染，所以治疗期间应避免性生活，而且夫妻应同时治疗。

PART 10
准妈妈孕九月饮食

怀孕第九个月，准妈妈胀大的子宫使胃、肺与心脏受到压迫，因此不要一次进食过多，以少吃多餐为佳，多摄取易消化且营养成分高的食物。在保证全面营养的同时，要限制钠的摄入，增加铁、维生素K、维生素B、脂肪的摄入，为分娩做好准备。在为孕九月的准妈妈设计营养配餐时，要注意使胎儿保持一个适当的出生体重，从而有利于婴儿的健康生长。出生体重过低或过高均会影响婴儿的生存质量与免疫功能。

准妈妈孕九月身体的变化

孕九月，准妈妈肚子越来越大，子宫底高30～32厘米，胀大的子宫使胃、肺与心脏受到压迫。有时腹部会发硬、紧张，此时应平躺休息。阴道分泌物增加，排尿次数增多，且排尿后仍有尿意。

孕九月宝宝的发育状况

孕九月，胎儿身长为47～48厘米，体重2400～2700克。可见完整的皮下脂肪，身体圆滚滚的。脸、胸、腹、手、足等处胎毛逐渐稀疏，皮肤呈粉红色，皱纹消失，指甲长至指尖。男婴睾丸下降至阴囊中，女婴大阴唇开始发育。内脏功能完全，肺部机能调整完成，可适应子宫外的生活。胎儿大脑尚未成熟，需补充脂肪，应为宝宝将来出生后储备足够的铁和钙。

准妈妈孕九月饮食注意事项

准妈妈孕九月容易出现的症状

胀大的子宫使胃、肺与心脏受压迫，会感到心中闷热，不想进食，心跳、气喘加剧，呼吸困难。容易感到疲劳。有些准妈妈在咳嗽、打喷嚏、跑步时，不能控制小便而出现尿失禁。

针对准妈妈症状的饮食对策

不要一次进食过多，以少吃多餐为佳，多摄取易消化且营养成分高的食物。保证全面营养，限制钠的摄入，增加铁、钙与维生素K、维生素B_1的摄入，为分娩做好准备。注意调整食量，使胎儿保持适当的出生体重，有利于婴儿的健康生长。

适合孕九月食用的食物

◆富含脂肪的食物有核桃、芝麻、栗子、黄花菜、香菇、虾、鱼头、鹌鹑、鸭等。

◆富含维生素K的食物有菜花、白菜、菠菜、莴苣、西红柿、瘦肉、肝脏等。

◆富含维生素B$_1$的食物有小米、玉米、葵花子、猪肉、肝脏、蛋类等。

准妈妈孕五月饮食指导

🍎 孕妈咪九月营养要素

蛋白质

每天摄入优质蛋白质75～100克。蛋白质食物来源以鸡肉、鱼肉、虾、猪肉等动物蛋白为主，可以多吃海产品。

碳水化合物与脂肪

准妈妈在孕九月保证每天进食主食（谷类）400克左右，保证每天进食总脂肪量60克左右。

孕九月时，胎儿大脑某些部分还没有成熟，因此，准妈妈需要适量补充脂肪，尤其是植物油仍是必需的。

钙质

准妈妈在此时还应补充足够的钙。胎儿体内的钙一半以上是在怀孕期最后两个月存储的。孕九月准妈妈钙摄入不足，胎儿就要动用母体骨骼中的钙，致

使母亲发生软骨病。

铁质

准妈妈在此时应补充足够的铁。胎儿肝脏以每天5毫克的速度储存铁，直到存储量达到240毫克。此时准妈妈铁摄入不足，可影响胎儿体内铁的存储，出生后易患缺铁性贫血。

维生素

为了利于钙和铁的吸收，准妈妈还要注意补充维生素A、D、C。

准妈妈缺乏维生素K，就会造成新生儿出生时或满月前后颅内出血，因此应注意补充维生素K，多吃动物肝脏及绿叶蔬菜等食物。

准妈妈还应补充B族维生素，其中水溶性维生素以维生素B$_1$最为重要。本月维生素B$_1$补充不足，就易出现呕吐、倦怠、体乏等现象，还可能影响分娩时子

宫收缩，使产程延长，分娩困难。

水

准妈妈胃部容纳食物的空间不多，不要大量饮水，以免影响进食。

🍎 孕九月准妈妈一天食谱参考

孕九月 准妈妈一日健康食谱

早餐	豆浆1杯，煮鸡蛋1个，面条1碗
加餐	牛奶1杯，开心果几枚
午餐	柏子仁煮猪心，香菜牛肉末，海带排骨汤，米饭2两
加餐	酸奶1杯，钙奶饼干两片
晚餐	肉炒百合，红烧海参，口蘑鸡片，大枣枸杞粥

🍎 孕妇孕期体重增长的规律

孕妇孕期体重增加要符合孕妇生理规律和胎儿生长发育规律，避免出现胎儿过大和出生时低体重的情况。

孕妇整个孕期体重增加平均为12.5千克，这里不仅包括孕妇本人的体重增加，如增大的子宫和乳房以及体内蛋白质、脂肪、血容量的增加等，还包括胎儿的重量及附属物的重量，其中胎儿体重约3.4千克，胎盘约0.65千克，羊水约0.80千克，因此建议孕妇孕期体重增加9.0~13.4千克较为适宜。

怀孕早、中、晚各期胎儿的发育状况各不相同，孕妇的体重增加也有所不同。理想的体重增加应该是：怀孕早期（怀孕1~3个月）增加1.5~3千克，以后平均每周体重增加0.4千克，整个孕期增长约12.5千克。

🍎 不同体重的孕妇孕期体重增长的要求也不同

胎儿体重与孕妇孕前体重和孕期体重的增加有直接关系，但不同体重的孕妇，孕前及孕期体重增加对胎儿的影响有所不同。

体重正常的孕妇，怀孕前的体重和孕期体重的增长都会影响胎儿的体重。孕前体重越重，孕期体重增加得越多，胎儿的体重就越重。体重正常的孕妇分娩巨大儿的几率为4%~5%。

统计表明，有10%~40%的肥胖孕妇，整个孕期体重增长超过5.4千克，但仍有15%~33%的胎儿体重超过4千克；尤其是病态肥胖的孕妇分娩巨大儿的比例是正常体重孕妇的4倍，孕前体重过轻或整个孕期体重增加低于应该增加体重的10%的孕妇，则可能分娩出生低体重儿。

对不同体重的孕妇，孕期体重的增加必须有不同的要求，控制体重的主要方法是控制食物的摄入量，孕妇食物的摄入量应根据孕妇每日的热能需要来计算。

下表列出了不同体重孕妇每日每千克体重的热能需要量。从这个表可以看出，体重较重的孕妇与体重较轻的孕妇相比，不管是热能的摄取还是体重的增长，都要有更多的限制。

不同体重指数孕妇每天热能的需要量和体重增加的范围

孕前体重指数	孕期热能（千卡/千克/天）	孕期体重总增长（千克）
<18.5	35	13~18
18.5~23.9	30~35	11.5~12.5
24.0~27.9	25~30	10~12
≥28.0	25	8~11

🍎 准妈妈如何控制每顿饭的食量

经常有孕妇说："我一天就吃三顿饭，也不吃什么零食，可我就是每顿饭吃得多，不吃就饿，怎么都没法把饭量减下来，于是体重就长得太快。"这是由于每顿饭间隔的时间过长，到吃饭时就特别饥饿，吃了还想吃，老有吃不饱的感觉，饭量就不好控制。每顿饭吃得太多，体重就会增加，这是一种很常见的现象。

计算每种食物合理摄入量的方法是：

用孕期每日热能需要量乘以孕妇的体重数，就是这位孕妇每日的总热能需要量，然后按照每日三种热能营养素的分配比例，就可以计算出这位孕妇每天应摄入的各种食物量。

例如：某孕妇的身高是1.60米，体重是56千克，那么她每天应该吃多少主食呢？首先计算她的体重指数：56÷（1.6×1.6）≈22。按照表中的要求，根据这位孕妇的体重指数，推算出每天每千克体重需要的热能为30~35千卡。如果按照每天每千克体重需要33千卡，计算她的热能总需要量为：33×56≈1848千卡。

按照每日主食摄入量占65%来计算：1848×0.65≈1201千卡。每克主食产热4千卡，1201÷4≈300（克）。

这位孕妇每天的主食应该吃300克左右。其他蛋白质、脂肪是一样的计算方法，不再重复。

又比如：一位孕妇的身高为1.60米，体重为80千克，那么她每天应该吃多少主食呢？首先计算她的体重指数：80÷（1.6×1.6）≈31。按照表中的要求，根据这位孕妇的体重指数，推算出每天每千克体重需要的热卡为25千卡。计算她的热能总需要量为：25×80=2000千卡。

按照每日主食摄入量占65%来计算：2000×0.65=1300千卡。每克主食产热4千卡，1300÷4=325（克），这位孕妇每天主食应该吃325克左右。

虽然她的体重比前一位孕妇多了很

多，但她每日的主食摄入量只能增加25克，否则她就会更胖了，因肥胖所引发的各种问题也就会随之出现。

准妈妈孕九月食谱

🍎 适合孕九月饮用的饮料

洋葱汁

原料： 洋葱250克，白糖50克。

做法： 将洋葱洗净，捣烂取汁，加入白糖、适量凉开水混匀即成。

功效： 健脾开胃，降压。

白萝卜鲜藕汁

原料： 白萝卜、鲜藕各适量。

做法： 白萝卜捣烂取汁，鲜藕捣烂取汁各一杯，调匀。

用法： 每日两次，连续服用。

功效： 适用于治疗胃出血。

🍎 适合孕九月食用的粥

鸡丝粥

原料： 母鸡1只，粳米100克，精盐适量。

做法： ①将母鸡宰杀，用沸水烫过，煺毛去内脏，洗净放沙锅内，倒入适量水，置于文火上熬鸡汤，鸡汤倒入大汤碗内。

②粳米淘洗干净，放入锅内，加入鸡汤、撕成丝的鸡胸肉、精盐，锅加盖置于火上，煮至成粥。离火前撒些油菜或小白菜，营养更佳。

功效： 滋补五脏，补益气血。

草莓绿豆粥

原料： 糯米250克，绿豆100克，草莓250克，白糖适量。

做法： ①绿豆淘洗干净，用清水浸泡4小时，草莓摘洗干净。

②糯米淘洗后与泡好的绿豆一并放入锅内，加入适量清水，用旺火烧沸后，转微火煮至米粒开花、绿豆酥烂时，加入草莓、白糖搅匀，稍煮一会儿即成。

功效： 色泽鲜艳，香甜适口。中医认为，酸甜化阴养胃，适于孕妇在妊娠早期食用，特别适合在夏季、初秋食用，还具有清热解毒、消暑利水等作用。

🍎 适合孕九月食用的汤煲

檬汁煨鸡

原料： 柠檬汁适量，净小鸡1只，白糖、芝麻油、食盐、菜油各适量。

做法： ①鸡切小块。锅内放菜油烧沸，煎鸡块至金黄色，注入清水1碗，再放入柠檬汁、白糖、芝麻油、食盐，盖好盖，文火煨30分钟。

②将取汁后的柠檬切片，鸡块起锅装盘，把柠檬片放在周围即成。

功效： 润肤养颜，化痰下气，适用于孕妇面黄瘦弱、痰多咳嗽等症。

萝卜鲤鱼汤

原料： 鲤鱼1条（约250克），萝卜片50克，冬瓜皮30克，冬瓜子30克，葱段、生姜丝、精盐、麻油各适量。

做法： 将鲤鱼去鳞、鳃、内脏，洗净，与冬瓜皮、冬瓜子、萝卜片一起入锅，加适量清水和葱段、姜丝、精盐，先用武火烧开，再用文火煮至汤汁稠浓，停火前淋上麻油即成。

功效： 利水消肿，止咳化痰，适用于孕妇双下肢水肿、咳嗽等症。

🍎 适合孕九月食用的凉菜

凉拌素什锦

原料： 黄瓜、胡萝卜、莴苣、鲜香菇、鲜口蘑、西兰花、西红柿各100克，食用油、高汤、鸡精、盐、酱油、花椒、糖各适量。

做法： ①将各种原料择洗干净。黄瓜、胡萝卜、莴苣切成寸段，鲜香菇、鲜口蘑、西兰花、西红柿切片。将各种原料焯熟。

②锅中入油，花椒炸出香味后拣出。将各种原料用花椒油、高汤、盐等调料拌匀即成。

- - - - - - - - - - - - - - -

功效： 营养全面，尤其富含维生素。

🍎 适合孕九月食用的热炒

虾皮萝卜丝

原料： 粉丝100克，白萝卜100克，葱姜末、虾皮、酱油、鸡精、盐、香油各适量。

做法： ①将粉丝用温水泡软，控水，切段备用。白萝卜洗净切丝。

②锅中下油，加入葱姜末炒香，然后下虾皮、萝卜丝翻炒，放入酱油调味，见萝卜丝开始出水时加入粉丝，烹入鸡精、盐调味，收汁后淋上香油即成。

- - - - - - - - - - - - - - -

功效： 补充钙和维生素，顺利通便。

炒木耳卷心菜

原料： 水发木耳50克，卷心菜300克，葱、生姜、精盐、味精、酱油、花生油、醋、白糖、湿淀粉、香油各适量。

做法： ①将木耳撕成小片。卷心菜撕成小片，沥干水分。葱、生姜洗净，切成丝。

②炒锅放花生油烧至七成热，下入葱、生姜丝爆锅，放入卷心菜、木耳煸炒，加酱油、精盐、味精、白糖，烧滚后用湿淀粉勾芡，加醋，淋上香油，即可起锅装盘。

- - - - - - - - - - - - - - -

功效： 此菜适宜孕妇食用，具有益肾、填髓、健脑的作用。

口蘑鸡片

原料: 鸡肉150克,水发口蘑50克,鸡蛋清30克,油菜心、笋片、青豆各15克,料酒、精盐、味精、湿淀粉、香油、猪油、鸡汤各适量。

做法: ①鸡肉片成片,加蛋清、淀粉调匀。油菜心片成片,下沸水锅焯一下,捞出。口蘑切片,用少许精盐搓一下,洗净。

②锅置火上,放入猪油烧热,下入鸡肉片,用筷子拨开,滑熟,捞出沥油。锅内留底油,加入鸡汤、青豆、笋片、精盐、料酒烧沸,撇沫,勾芡,加味精、口蘑片、鸡肉片、菜心片,烧至入味出锅,淋上香油,装盘即成。

功效: 滋补强身,增进食欲,帮助消化,补益健身。

🍎 适合孕九月食用的主食

牛奶大米饭

原料: 大米500克,牛奶500克。

做法: 大米淘洗干净,放入锅内,加牛奶和适量清水,盖上锅盖,用小火慢慢焖熟即成。

功效: 益肺胃,补虚损,生津润肠。适用于体质虚弱、疲劳乏力、脾胃虚寒、大便干秘的孕妇。本法也适用于煮牛奶米粥,具有同样功效,因具有利尿作用,对孕晚期稍有水肿的妇女更为合适。

肉羹面

原料: 面条1碗,绞肉少许,蛋液1/2个,香菇丝适量,笋丝适量,胡萝卜丝适量,水少许,淀粉1茶匙。

做法: ①将两碗水倒入锅中煮开,加入肉羹、香菇丝、笋丝、胡萝卜丝煮至熟。

②加醋、味精、盐调味后,再加入蛋液,倒入淀粉水煮至浓稠状。

③面条煮熟放入碗中,再倒入煮好的肉羹汤即可。

功效: 补充孕妈咪身体所需的蛋白质。

孕九月易出现的不适与饮食对策

🍎 孕期小便失禁的饮食对策

孕期小便失禁的发生原因

有的准妈妈在咳嗽、打喷嚏、大笑、走路急或跑步的时候，不能控制小便而出现尿失禁。这可能只是一时尿道括约肌功能失调，但如果时间较久，就属于病态。

孕期小便失禁的饮食对策

◆多吃蔬菜水果，尤其是富含纤维素的蔬菜、水果，以保证营养全面均衡。

◆多吃营养丰富、容易消化的食物，如牛奶、鸡蛋等。

◆出现尿失禁不必害怕，不要经常下蹲，尽量避免重体力劳动，不要提重的物品，以免增加腹压。

◆积极治疗咳嗽，多吃蔬菜水果，保持大便通畅，减少腹压。

◆每天进行盆底肌肉功能锻炼，有节奏地收缩肛门和阴道，每次5分钟，每天2～3次，一个月后会有明显效果。

调理食谱：炒丝瓜

原料： 丝瓜250克，葱、姜、精盐、味精、植物油各适量。

做法： ①丝瓜去皮洗净。丝瓜切薄片。

②油烧至九成热时，入葱煸香，放入丝瓜、姜、精盐，翻炒至丝瓜熟时，加入味精稍炒即成。

功效： 解毒消痈，化淤清热。

🍎 孕期胀气的饮食对策

孕期胀气的发生原因

怀孕期间，体内激素改变，黄体素分泌明显活跃，这种激素虽可抑制子宫肌肉收缩以防止流产，但会使肠道蠕动减慢，产生胀气。孕期大量进补，消化不良，或摄取较多产气食物等，均可导致胀气。

孕期胀气的饮食对策

◆**少量多餐**

要有效舒缓胀气，必先从饮食入手。如果孕妇感到胃部胀气时，还进食大量食物，就会增加肠胃负担，令胀气情况更加严重。孕妇不妨把一天三餐改成一天吃六至八餐，每餐分量减少。注意每一餐不要进食太多种类的食物，也不宜只吃流质的食物，因为流质食物并不一定会好消化。孕妇可选半流质饮食。

◆ 多吃纤维素丰富的食物

孕妇可多吃富含纤维素的食物，如蔬菜、水果等，因为纤维素能促进肠道蠕动。另外，避免吃易产气的食物，如豆类、油炸食物、马铃薯等。避免饮用苏打类饮料，因为苏打能在胃里产生气泡，会加重胀气的感觉，加上其中含钠较多，不适合孕妇饮用。

◆ 多喝温水

如果大便积累在大肠内，胀气情况就会更加严重，所以孕妇要多喝温水，每天至少喝1500毫升的水，充足的水分能促进排便。喝温水较冷水适合，因为喝冷水较易造成肠绞痛。此外，汽水、咖啡、茶等饮料少喝为宜。

调理食谱：牛肉芹菜

原料： 芹菜200克，牛肉100克，酱油、料酒、团粉、植物油、葱、姜、精盐各适量。

做法： ①将牛肉洗干净，切成细丝，用酱油、料酒、团粉调拌好。芹菜洗净，切成3厘米长的段，开水焯过。葱、姜洗净切丝。
②用热油锅先炒葱丝、姜丝，接着倒入牛肉丝，旺火快炒至熟时，把芹菜下锅，加精盐和调料，急炒一会儿即成。

功效： 预防胀气，促肠胃蠕动。

孕九月常见疾病的饮食调理

🍎 预防妊娠期肝内胆汁淤积症的饮食调理

什么是妊娠期肝内胆汁淤积症

主要症状表现如下：

◆ 皮肤瘙痒

瘙痒往往是最初的症状，一般发生在怀孕28周以后，也有在怀孕12周就发生的病例。开始时是手脚心发痒，逐步发展到四肢、胸腹部和全身，但没有皮疹和皮肤的损害。

◆ 黄疸

患有妊娠期肝内胆汁淤积症的孕妇20%会出现轻度黄疸，一般发生在皮肤瘙痒后两周。

导致妊娠期肝内胆汁淤积症的原因

目前，妊娠期肝内胆汁淤积症的发病原因尚不明确，但可能与下列因素有关。比如：准妈妈血中雄激素水平过高，或准妈妈为过敏性体质；胆红素代谢所需的酶类受抑制，使胆汁及胆酶排泄受阻；遗传、种族、环境因素以及口服避孕药的影响；还可能与免疫以及微量元素硒等有关。

预防妊娠期肝内胆汁淤积症的饮食对策

妊娠期肝内胆汁淤积症的治疗原则是降低孕妇胆汁酸的水平，改善孕妇的症状，防止胎儿发生意外，应采用低脂、高维生素、无刺激性的清淡饮食，保证大便通畅。

◆ 在孕期，尤其是孕晚期，出现皮肤瘙痒症状的孕妇要及时检查肝功能，发现患有妊娠期肝内胆汁淤积症后应及时治疗。

◆ 口服消胆胺、地塞米松、苯巴比妥、乌索脱氧胆酸等各种降低胆汁酸的药物，减轻患者的症状。

◆ 根据病情选择恰当时机终止妊娠，是防止胎儿发生意外和改善围生儿预后的有效措施。

调理食谱：莴苣豆腐汤

原料： 嫩豆腐150克，莴苣叶100克，味精、盐、香油、鲜汤各适量。

做法： ①将嫩豆腐切成片，用开水焯一下。莴苣叶洗净，切成段，用开水焯一下，捞出放在汤碗中。

②鲜汤放入油锅中，上火烧开，加入豆腐、盐、味精，待汤沸、豆腐翻起时去掉浮沫，舀入汤碗中，淋入香油即成。

- - - - - - - - - - - - - -

功效： 富含维生素，低脂清淡。

PART 11
准妈妈孕十月饮食

怀孕第十个月，胎儿即将出世，准妈妈即将放下重负。准妈妈的食谱要多种多样，应多吃富含维生素K、维生素C、铁的食物，如牛奶、紫菜、猪排骨、菠菜、豆制品、胡萝卜、鸡蛋等。孕十月，准妈妈每天应多摄入优质蛋白，为将来给宝宝哺乳做准备。此时，可多吃些脂肪和糖类含量高的食品，为分娩储备能量。准妈妈可多喝粥或面汤，容易消化，还要注意粗细搭配，避免便秘。

准妈妈孕十月身体的变化

孕十月，子宫底高30～35厘米。胎儿位置有所降低，腹部凸出部分有稍减的感觉，胃和心脏的压迫感减轻，膀胱和直肠的压迫感却大为增强。准妈妈的身体为生产所做的准备已经成熟，子宫颈和阴道趋于软化，容易伸缩，分泌物增加。子宫收缩频繁，开始出现生产征兆。

孕十月宝宝的发育状况

孕十月，胎儿身长50～51厘米，体重2900～3400克。正常情况下，胎儿头部嵌于母体骨盆之内，活动比较受限。胎儿皮下脂肪继续增厚，体形圆润。皮肤没有皱纹，呈淡红色。胎儿骨骼结实，头盖骨变硬，指甲越过指尖继续向外生长，头发长出2～3厘米，内脏、肌肉、神经等都非常发达，已完全具备生活在母体之外的条件。准妈妈要保证宝宝有足够的营养和正常的出生体重。

准妈妈孕十月饮食注意事项

准妈妈孕十月容易出现的不适

胃和心脏压迫感减少，膀胱和直肠压迫感增加。尿频、便秘现象更加严重，下肢会有难以行动的感觉。

针对准妈妈不适的饮食对策

孕十月，准妈妈的食谱要多种多样，每天保证食用两种以上的蔬菜，保证维生素营养全面均衡。要吃营养丰富、容易消化的食物，如牛奶、鸡蛋等，为分娩准备充足的体力。要多吃富含维生素K、维生素C、铁的食物，为分娩做物质营养准备。准妈妈此时容易便秘，应多吃含纤维素的蔬菜、水果。牛奶是有利于排便的饮料，应多饮用。

> **适合孕十月食用的食物**
>
> 富含维生素K、维生素C、铁的食物包括牛奶、紫菜、猪排骨、菠菜、豆制品、胡萝卜、鸡蛋等。

准妈妈孕十月饮食指导

🍎 孕妈咪十月营养要素

蛋白质

孕十月，每天应摄入优质蛋白质80～100克，为哺乳做准备。

脂肪和糖类

此时，可多吃脂肪和糖类含量高的食品，为分娩储备能量。保证每天主食（谷类）500克左右，总脂肪量60克左右。可多喝粥或面汤，还要注意粗细搭配，避免便秘。

维生素

除非医生建议，准妈妈在产前不要再补充各类维生素制剂，以免引起代谢紊乱。要多吃新鲜的蔬菜，获取足够的维生素。

🍎 孕十月准妈妈一天食谱参考

孕十月准妈妈一日健康食谱

早餐	豆浆1杯，煮鸡蛋一个，面条1碗
加餐	牛奶1杯，开心果几枚
午餐	柏子仁煮猪心，香菜牛肉末，海带排骨汤，米饭2两
加餐	酸奶1杯，钙奶饼干两片
晚餐	肉炒百合，红烧海参，口蘑鸡片，大枣枸杞粥

🍎 临产时的饮食

生产相当于一次重体力劳动，产妇必须有足够的能量供给，才能有良好的子宫收缩力，宫颈口开全后，才能将孩子娩出。产妇如果在产前不好好进食、饮水，就容易造成脱水，引起全身循环血容量不足，供给胎盘的血量也会减少，容易使胎儿在宫内缺氧。

第一产程

由于不需要产妇用力，所以产妇应尽可能多吃东西，以备在第二产程时有力气分娩。所吃的食物应以碳水化合物为主，因为它们在体内的供能速度快，在胃中停留时间比蛋白质和脂肪短，不会在宫缩紧张时引起产妇不适或恶心、呕吐。产妇吃的食物应稀软清淡、易消化，如蛋糕、挂面、糖粥等。

第二产程

多数产妇在第二产程不愿进食，可适当喝点果汁或菜汤，以补充因出汗而丧失的水分。由于第二产程需要产妇不断用力，应进食高能量、易消化的食物，如牛奶、糖粥、巧克力等。如果实在无法进食，也可通过输入葡萄糖、维生素来补充能量。

🍎 产前吃巧克力好

巧克力营养丰富，含有大量的优质碳水化合物，而且能在很短时间内被人体消化吸收和利用，产生出大量的热能，供人体消耗。巧克力体积小，发热多，香甜可口。孕妇只要在临产前吃一两块巧克力，就能在分娩过程中产生热量。

健康小百科

助产大力士——巧克力

产妇在临产前要多补充些热量，以保证有足够的力量，屏气用力，顺利分娩。很多营养学家和医生都推崇巧克力，认为它可以充当"助产大力士"，将它誉为分娩佳食。

🍎 产妇在分娩时应重视食物补充

分娩过程中产妇体力消耗很大

孕妇在分娩过程中，要消耗极大的体力。一般产妇整个分娩要经历12~18小时，分娩时子宫每分钟要收缩3~5次。这一过程消耗的能量相当于走完200多级楼梯或跑完1万米所需要的能量，可见分娩过程中体力消耗之大。

产妇应适时补充分娩消耗的能量

分娩中消耗的能量必须在分娩过程中适时给予补充，这样才能适应顺利分娩的需要。如不及时补充，产妇的产力就不足，分娩就有困难，甚至延长产程或出现难产。

适合产妇分娩时食用的食物

分娩时让产妇食用哪些食品好呢？专家推荐被誉为"分娩佳食"的巧克力。巧克力含有丰富的营养素，每100克巧克力含碳水化合物55~66克，脂肪28~30克，蛋白质约15克，还含有矿物质铁、钙、维生素B$_2$等。巧克力中的碳水化合物可迅速被人体吸收利用，增强机体能量。

产妇在分娩之前，应当准备优质巧克力，以便在分娩过程中及时补充体力消耗所需的能量，保持产力，使分娩尽快结束。

🍎 剖宫产术前不宜进补人参

有人以为剖宫产出血较多，影响母婴健康，因而在术前进补人参以增强体质，这种做法很不科学。

人参中含有人参甙，具有强心、兴奋等作用，用后会使产妇大脑兴奋，影响手术的顺利进行。另外，食用人参后，会使产妇伤口渗血时间延长，有碍伤口的愈合。

准妈妈孕十月食谱

🍎 适合孕十月饮用的饮料

参乳雪梨汁

原料：白参30克，牛奶300毫升，甘蔗30克，雪梨30克，蜂蜜适量。

做法：①将甘蔗、雪梨榨汁。
②白参放入沙锅中，加水400毫升，煮至100毫升，与牛奶、甘蔗汁、雪梨汁混匀，调入蜂蜜装碗即成。

- - - - - - - - - - - - - - - -

效果：补气养阴，安胃润燥。

鲜菠菜水

原料：鲜菠菜250克。

做法：将菠菜洗净，煮汤。

用法：煮汤淡食。

- - - - - - - - - - - - - - - -

功效：养血，止血，利肠通便，清热除烦，适用于孕期心烦不眠、小便不利、大便秘结、头晕目眩、高血压等症。

🍎 适合孕十月食用的粥

粳米菠菜粥

原料： 粳米100克，菠菜300克。

做法： ①取粳米淘洗干净，加适量水煮粥。

②粥熟后再将烫熟切丝的菠菜放入粥内煮沸后食用。

- - - - - - - - - - - - - - - -

功效： 有润燥养血的作用，适用于痔疮便血、高血压、孕妇大便秘结等症。粳米性平，味甘略苦，有益气、养阴、润燥的功能，有利于胎儿的生长发育。

糯米百合粥

原料： 百合100克，糯米100克，红糖50克。

做法： ①将百合、糯米先浸泡两小时，洗净。

②将泡好的百合、糯米入开水锅内熬煮成粥，再加适量红糖入锅，搅匀煮开即可。

- - - - - - - - - - - - - - - -

功效： 清心安神。

🍎 适合孕十月食用的汤煲

山药瘦肉乳鸽煲

原料： 淮山药20克，瘦肉100克，莲子25克，乳鸽1只，葱、姜、清汤、精盐各适量。

做法： ①将乳鸽摘洗干净，放入开水锅内，与姜、葱共煮10分钟，取出。淮山药、莲子洗净。瘦肉洗净切成丁。

②沙锅中加清汤煮滚，加入乳鸽、瘦肉丁、姜片、淮山药、莲子烧沸10分钟，改小火再煲1小时，下精盐调味即成。

- - - - - - - - - - - - - - - -

功效： 此菜含蛋白质、脂肪、碳水化合物、钙、磷、铁、B族维生素及游离氨基酸等，营养丰富，孕妇食用可预防妊娠贫血症。

砂仁炖鲫鱼

原料： 鲫鱼1条，砂仁5克，姜、葱、精盐、淀粉、料酒、花生油、香油各适量。

做法： ①砂仁洗净捣碎。鲫鱼去鳞、鳃及内脏，洗净，抹干放入盘内，将精盐、淀粉、料酒拌匀，涂匀鱼身，砂仁放在鱼腹内及鱼身上。

②把鱼盘放入蒸笼中，蒸15分钟，至熟取出。

③炒锅内下入花生油烧热，下姜丝及葱丝爆香，放在鱼上，淋少许香油。

功效： 此菜营养丰富，能促进食欲，还有安胎的作用。

🍎 适合孕十月食用的凉菜

凉拌芹菜叶

原料： 芹菜嫩叶200克，酱香豆腐干40克，精盐、白糖、香油、酱油各适量。

做法： ①将芹菜叶洗净，放开水锅中烫一下，捞出摊开晾凉，剁成细末。

②酱香豆腐干放开水锅中烫一下，捞出切成小丁，加盐、白糖、酱油、香油拌匀即可。

功效： 清爽可口，味道鲜美，含芹菜素、胡萝卜素、维生素C、磷、铁等营养成分，适合孕妇食用。

🍎 适合孕十月食用的热炒

珧柱鲜芦笋

原料： 珧柱4粒，芦笋500克，胡萝卜、上汤、姜、玫瑰露酒、浸珧柱水、蚝油、生抽、生粉、糖、芝麻油、胡椒粉各适量。

做法： ①珧柱洗净，放入过面清水浸两小时取出，加入蒸料隔水蒸1小时，撕成细丝。芦笋去节皮，洗净切长条，飞水，浸凉滴干水。煮滚上汤，放芦笋煮烂，排放碟上。

②将锅烧热，下油1汤匙，爆香姜片，弃去，放入胡萝卜及芡汁调料煮滚，加入珧柱拌匀，淋在芦笋上即成。

功效： 补充钙质。

海参烧木耳

原料： 水发海参200克，水发木耳50克，西芹100克，姜、葱、盐、鸡汤、素油各适量。

做法： ①把发透的海参去肠杂，顺切薄片，木耳洗净去杂质及蒂根，西芹洗净，切成4厘米长的段，姜切片，葱切段。

②炒锅置武火上烧热，至六成热时，加入葱、姜爆香，加入海参、木耳、西芹、盐炒匀，放入鸡汤，用文火煮25分钟即成。

用法： 每日 1 次，每次吃海参50克。

- -

功效： 补肝肾，益气血，适用于孕妇体虚乏力、便秘、高血压等症。

🍎 适合孕十月食用的主食

人参汤圆

原料： 人参5克，玫瑰蜜15克，樱桃蜜15克，黑芝麻30克，白糖150克，鸡油30克，面粉15克，糯米粉500克。

做法： ①将人参加水润软切片，再用微火烘脆，研成细粉。鸡油熬熟，滤渣晾凉。

②面粉放干锅内炒黄，黑芝麻炒香，捣碎待用。将玫瑰蜜、樱桃蜜用擀面杖在桌子上压成泥状，加入白糖，撒入人参粉和匀，点入鸡油调和，再加炒面揉至滋润成馅备用。

③将糯米粉和匀，渗水淋湿，成滋润的粉团，搓成长条，分成小团（每个重12克），然后捏成小酒杯形，包上心子，做成汤圆。

- -

功效： 补中益气，安神强心，适用于有脾虚泄泻、心悸自汗、倦怠无力等症的孕妇。

孕十月易出现的不适与饮食对策

孕十月，准妈妈胃和心脏压迫感减少，膀胱和直肠压迫感增加。尿频、便秘现象更加严重，下肢会有难以行动的感觉。

🍎 减少临产恐惧的饮食对策

临产恐惧

◆ 不必对临产分娩过分恐惧

临产是指成熟或接近成熟的胎儿及其附属物（胎盘、羊水）由母体产道娩出的过程，又称为分娩，民间称为临盆。有的孕妇，尤其初产孕妇对临产非常恐惧，害怕痛苦和出现意外，其实这是没必要的。

◆ 揭秘临产的全过程

"十月怀胎，一朝分娩"，就是指妇女在受孕后怀胎10个月，即胎儿在母体内生长发育280天左右（即将近10个月），胎儿便发育成熟。当胎儿发育成熟以后，子宫发生强烈收缩，此时孕妇感到腹部阵阵疼痛，然后宫颈口扩张，胎儿及其附属物经母体阴道排出，便是分娩，即临产的全过程结束。

◆ 临产时过分紧张会造成分娩困难

怀孕、分娩属于自然生理现象，所以产妇不必惊慌、恐惧，顺其自然，又有接生医生的帮助，自会顺利分娩。相反，如果临产时精神紧张，忧心忡忡，就会影响产力，从而导致产程延长，造成分娩困难，带来不必要的麻烦和痛苦。

饮食对策

临产前准妈妈应吃高蛋白、半流质、新鲜而且味美的食品，以减少恐惧。

准妈妈一般心情比较紧张，不想吃东西，或吃得不多，所以，首先要求食品的营养价值高，常见的有鸡蛋、牛奶、瘦肉、鱼虾和大豆制品等。同时，要求食物应少而精，防止胃肠道充盈过度或胀气，以便顺利分娩。再则，分娩过程中消耗水分较多，因此，临产前应吃含水分较多的半流质软食，如面条、大米粥等食物。切忌临产前吃油煎、油炸食品。

孕十月常见疾病的饮食调理

🍎 过期妊娠的饮食调理

过期妊娠的发生原因

妊娠达到或超过42周（即超过预产期2周）称为过期妊娠。有人认为，胎儿在母体内多待一段时间，可以更成熟，对胎儿更好，其实过期妊娠存在许多危害。

由于妊娠过期，胎盘老化，出现退行性改变，使绒毛间隙血流量明显下降，形成梗塞，使血流量减少，供应胎儿的氧和营养物质减少，胎儿无法继续生长。过期妊娠的胎儿头骨变硬，胎头不易塑形，不易通过母体狭窄曲折的产道。同时，过期妊娠的胎儿长得较大，羊水量较少。

上述因素均易造成难产，分娩时易损伤母体产道软组织及造成胎儿锁骨骨折。过期妊娠的胎儿皮肤皱缩，呈黄绿色，头发指甲很长，外表像个"小老头"，哭声轻微，健康状况远较正常分娩儿差。

预防过期妊娠的饮食对策

妊娠超过41周时，产妇应及时就诊。医生会根据实际情况决定终止妊娠的方案，如引产或剖宫产等。严重时胎儿可因缺氧窒息而死亡，且羊水量过少对分娩不利。过期妊娠的胎儿在分娩时因胎儿过大，胎头过硬，会造成难产。

调理食谱：黄豆排骨汤

原料：黄豆100克，猪排骨250克，精盐适量。

做法：①将黄豆拣去杂质，用温水浸软，洗净。把猪排骨洗净，切成小块。②汤锅洗净，置于火上，加清水适量，旺火煮沸，把黄豆、猪排骨放入锅内，加盖，转为文火煲3小时后，点入精盐调味即可。

功效：营养丰富。

PART 12
产褥期饮食

新妈妈在产后生殖器官将进行一系列复旧变化。产褥期卧床较多，缺少运动，腹肌及盆底肌肉松弛，肠蠕动减弱，易患便秘。因此，新妈妈在产褥期应补充高热量饮食，以补充分娩过程中消耗的热量；多食用高蛋白饮食，可促进妊娠和分娩过程中身体疲劳的恢复和创伤修复；多吃一些富含维生素和矿物质的食物，可补充血液和钙质；多吃富含膳食纤维的蔬菜和水果，以防便秘。

新妈妈产褥期身体的变化

乳房

产后3~4天，新妈妈乳房开始充盈，血管扩张。

子宫

产后子宫收缩到脐部以下，产后10天降入骨盆腔内，恢复到正常大小需6周的时间。

恶露

产后1周内，新妈妈阴道流血为鲜红色，量比较多。第2周为淡红色，逐渐减少。以后逐渐成为淡黄色，黏稠，量更少。产后3~4周基本干净。

新妈妈产褥期生活注意事项

◆ 产后10日内，应每天观察产妇的体温、脉搏、呼吸和血压。

◆ 产后24小时内，应卧床休息，及早下地，保证充足的睡眠时间，但不要做重体力劳动，以免发生子宫脱垂。

◆ 产后第一天可吃一些清淡、易消化的食物，第二天以后可多吃高蛋白和汤汁食物，适当补充维生素和铁剂。

◆ 产后尿量增多，应及时排小便，以免胀大的膀胱妨碍子宫收缩。产后两日内应排大便。如有便秘，可用开塞露、肥皂水灌肠等进行处理。每日可用温开水或消毒液冲洗阴部2~3次，保持会阴部清洁干燥。

◆ 一般在产后4~5日拆除会阴缝线。

◆ 宫底高度逐日复原，产后10日应在腹部摸不到子宫，剖宫产产妇复原较慢，应适当用宫缩剂，恶露有臭味者应进行抗炎治疗。

新妈妈产褥期饮食指导

🍎 产后营养需求

坐月子，在现代医学上称为产褥期，是指分娩后产妇生殖器官及生理机能恢复时间，需6~8周。由于产后需哺喂母乳，再加上身体经过巨大的生产耗损，所以应及时补充各种营养成分。

热量

哺喂母乳的妈妈需比平常的热量摄取量增加约2000千焦耳，哺乳期每日热量摄取建议量为9600千焦耳。

蛋白质

蛋白质是合成乳汁及修补身体组织的良好物质，每克蛋白质可提供16.7千焦耳的热量。新妈妈每日可分泌850毫升的母乳，每日需摄取20克蛋白质。

富含蛋白质的食物有牛奶、肉类、海鲜、蛋类及黄豆制品等。一杯(240毫升)牛奶含8克蛋白质，只要每日饮用两杯牛奶及多吃50克肉，就可满足这额外需求。此外，深海鱼类含有丰富的DHA，可以增加乳汁中DHA的含量，有助于宝宝脑部发育。

矿物质

① 钙质：乳汁中的钙质含量相当丰富，能供给宝宝生长发育所需，因此饮食中应注意钙质的摄取。哺乳期每日钙质建议摄取量为1100毫克。240毫升牛奶含有280毫克左右的钙质，此外，小鱼干、大骨汤及乳制品也是优良钙质的重要来源。

② 铁质：铁质对于血液合成及身体组织新陈代谢十分重要，哺乳期每日建议摄取量为45毫克。50克猪肝含有3.5毫克铁，深绿色蔬菜也富含铁质，宜多吃。至于素食方面，可以选择黑糯米、红豆、苹果、葡萄、樱桃、山药、黑枣等补血食物，以及四物汤、八珍汤、十全大补汤等补血药膳。补充铁剂或复合维生素也是补铁的好方法。饮食定时定量，注意蔬果和肉类的均衡摄取，才能满足妈妈对矿物质的需要。

维生素

新妈妈每日维生素的摄入状况会直接影响到乳汁中的维生素含量。维生素C是造血的要素，不仅能保护皮肤，而且能促进伤口的愈合。哺乳期每日维生素C建议摄取量为100毫克，一个新鲜的橙子含有60毫克维生素C，摄取8颗草莓或150克番石榴也可得到等量的维生素C。水果含大量水分，对乳汁分泌也有所帮助。

水分

通常产妇会有口干舌燥的现象，这是身体分泌乳汁的正常生理反应。通常建议每日饮水量为2000毫升，可包括牛奶、汤或茶水等。许多人以为坐月子不能喝开水，就喝观音串茶或荔枝核茶，其实选择茶饮应因体质而异，最理想的饮品还是温开水，而且适合每一个人，没有体质的差别。

专家提示

产后第1~2周、第3~4周的推荐饮食

通常建议,产后第1~2周的饮食要采用渐进式且温和清淡的饮食,同时为了帮助伤口的复原,在饮食上尽可能忌食酒和麻油等较燥热的食物。产后第3~4周,应补充营养来帮助产妇恢复体力,可使用一些补气的药材和食物。

产后第1~2周推荐饮食	产后第3~4周推荐饮食
竹笙红枣鸡汤 黑豆杜仲鸡汤 栗子香菇鸡汤 姜丝鲈鱼汤 虱目鱼姜丝汤 枸杞蒜味排骨汤 杜仲猪肝(或腰花)清炖牛肉汤	麻油鸡汤 十全大补鸡汤 麻油猪肝 麻油腰花 十全羊肉汤 当归猪心

月子营养饮食十原则

均衡饮食

产后妈妈的饮食原则必须建立在均衡饮食的基础上，只有均衡饮食才不会缺乏某种营养素。

少食多餐，以补足所需的热量

在坐月子期间，为了补足因生产而体力透支所消耗的能量与营养素，新妈妈需要的热量会比一般正常人多一些，每日所需的热量大约要比一般人多2000焦耳。热量的摄取因人而异，例如体重过重者就不需额外增加热量。新妈妈对于蛋白质、维生素、矿物质等的需求量也会增加，尤其哺喂母乳的妈妈更应如此。等到月子期结束，如果妈妈没有继续哺喂母乳，热量摄取就要恢复到正常值，以免体重失控。建议每日可分5~6餐来进行热量及营养素的摄取，3次正餐再加2~3次点心。

搭配中药材的食补

中药材与食材的组合，除了可提升菜色、汤品或点心的特殊风味以外，还附加了中药材的不同疗效，如去恶露、活血化瘀、补血补气等，好处不少。但是每个人的体质不同，一定要请中医师

问诊，针对具体体质来服用月子期调理的中药。

食物纤维不可少

传统的月子期药膳餐大多以肉类为主，严重缺乏蔬果中的纤维素，即使每日摄取两份水果，再加上3碟蔬菜，也都未必能达到每日的纤维素需要量。因此，建议用下述方法来获取足够的纤维素：

① 用五谷杂粮饭或糙米饭代替白米饭

五谷杂粮饭或糙米饭比白米饭含有更多纤维素和营养素，尤其含有更多的B族维生素。

② 选择适当的蔬菜

中医学认为，产妇在选择蔬菜时，要避免一些偏寒性的蔬菜，若无法避免偏寒性蔬菜，则不建议生食蔬菜，可经过加姜烹调，或与温热性食物(如鸡肉、牛肉、核桃仁、松子、木瓜、南瓜、胡萝卜、黄豆芽、红枣、糯米、红糖等)一起烹调，就可缓和食物的寒性。均衡摄取五种颜色(红、黄、白、黑、绿)的蔬菜，是产妇最佳的选择。

③ 选择适当的水果

有不少水果属于偏冷、寒性，苹果并不属于寒性水果，妈妈可多吃苹果。

优质高蛋白帮助体力恢复

蛋白质可帮助身体复原，也是分泌母乳必需的营养素，因此妈妈在产后应摄取优质的高蛋白食物。要想增加蛋白质的摄入，最好有一半以上为动物性蛋白质的食物，如肉、鱼、海鲜、奶、蛋等。

对于吃素食的妈妈们，黄豆及黄豆制品是优质的蛋白质来源。吃全素的妈妈若能在坐月子期间补充蛋类和奶类，则可避免某些营养素的缺乏。完全素食者应增加摄取维生素B_{12}的营养补充剂。

采取剖宫产的妈妈们，若有产气与胀气等不舒服的现象，则应在短期内暂时少吃蛋、豆、奶类食物，以减轻不适症状。

高钙饮食补骨质

牛奶是最佳的钙质来源，除了可在烹饪中多利用乳制品入菜(如奶油西蓝花、牛奶玉米浓汤、起司三明治等)之外，还可在点心中多加利用，如牛奶花生、水果牛奶、奶酪、牛奶布丁等。

患有乳糖不耐症或吃全素的妈妈可食用黑芝麻、豆腐、豆干等，也可以摄取足够的钙质。另外，大骨熬汤、小鱼干、小虾等也含有丰富的钙质。

补充铁质，预防贫血

铁质的来源以动物性来源为佳，包括红肉类(例如牛肉、猪肉)、动物肝脏等。植物性来源包括菠菜、紫菜、红苋菜等，但因植物性食物有植酸或草酸干扰，所以吸收率远比动物性食物差。除此之外，还可以补充铁剂。

低油低盐无负担

在烹饪方面，尽量遵守低油、低盐的原则，例如避免油炸食物，改用蒸、煮的方式，否则坐完月子之后，妈妈可能会胖一圈。低盐烹调是为了减少体内水分的潴留，以免导致水肿。另外，要少吃加工或腌渍食品，减少甜食、零食、烟熏食物的摄取，因为这些食物都含有钠。

补充水分

水分是身体能量代谢的重要角色，如果水分摄取不足，最直接的影响就是导致便秘，其次是肌肤缺乏弹性，体内电解质不平衡，甚至还有可能使少数妈妈乳汁分泌不足。

饮食禁忌

① 禁食冰冷饮品

产后妈妈全身细胞呈松弛状态，若饮用冰冷饮品，则易对新陈代谢产生不良作用，将来也容易患风湿或神经痛等病症。

② 禁食冷性蔬菜

冷性蔬菜包括大白菜、空心菜、茭白、竹笋、苦瓜、丝瓜、冬瓜、黄瓜、海带、海藻、茄子、莴苣、白萝卜、菠菜等。

③ 禁食冷性水果

冷性水果包括瓜类、西红柿、水梨、柑橘类、甘蔗、香蕉、葡萄柚、草莓等。

④ 不可多吃盐、醋、酱油

若食用过多盐分，则易造成新妈妈口渴，想喝水，会使内脏产生松弛，不容易收缩的现象。

⑤ 不要乱服成药及其他刺激性食物

由于母亲所吃食物会通过母乳影响到宝宝，因此哺乳妈妈最好避免在哺乳期食用刺激性的食物，如咖啡、浓茶、烟、酒、辣椒、辛香料等。

⑥ 勿食用韭菜及麦芽制品

韭菜及麦芽制品会使乳汁分泌减少，并提早退乳；反之，不想哺喂母乳的妈妈则可多食这些食物。

常见坐月子补品

生化汤

生化汤的材料包括当归、川芎、桃心、烤老姜、炙甘草等，主要功能是养血活血、去恶露。经实验证实，生化汤具有增强免疫力的效果，加上其中几味活血化瘀的中药(包括川芎、桃心)及补血的当归，对于产后调理相当有帮助。为了方便产妇控制体重，可以将肉类先去皮再进行烹煮，就可减少热量的摄取。

麻油鸡

麻油鸡的材料包括麻油、生姜、土鸡、米酒等，具有促进子宫恢复与温补气血的功能。根据最新营养相关实验显示，胡麻(芝麻)具有抗老化的作用；与本草纲目所载"久服轻身不老"相似，生姜可健胃、去寒；米酒则具有促进血液循环的功效；鸡肉本身是提供蛋白质的主要来源。这道药膳从营养学的角度来看，很适合坐月子的妈妈食用，然而其热量不容忽视，食用上仍需斟酌，以免食用过多，造成日后减重的困难。另外，还要注意米酒要适量。

杜仲腰子

近期实验证实，杜仲可有效清除活性氧物质，防止红细胞、腺粒体和淋巴结受到氧化伤害。坐月子期间食用杜仲腰子时，应注意腰子的分量，需列入每日肉类摄取分量内，只要适量，就有益无害。

鲈鱼汤

许多术后病患都会喝鲈鱼汤，是因为鲈鱼含有许多游离的短链氨基酸，对术后伤口复原有帮助，且鱼类的纤维比其他肉类短，也较易消化吸收，很适合坐月子的妈妈食用，有助于伤口愈合。

花生猪脚汤

花生是高热量坚果，每100克花生含蛋白质26.2克、脂肪39克、钙67毫克、磷378毫克、铁1.9毫克，还含有少量的维生素B_1、B_2等，其中脂肪就占了近40%。目前，仍无法得知为何花生、猪脚可以促进通乳及泌乳，但从营养学观点来看，食用花生猪脚汤时应控制分量，以免新妈妈坐完月子就变胖了。

能够帮助产妇调理滋补的食物

生一个宝贝真不容易，妈妈的身体消耗特别大。可是，分娩后不仅需要让自己的身体尽快康复，还需要分泌充足的奶水喂宝宝。所以，新妈妈在月子里一定要多吃些滋补身体的食物，这样才能使身体尽快康复，增加乳汁的分泌。哪些食物可以帮助新妈妈滋补身体呢？

骨头汤为你的身体补水，促进乳汁分泌

产后头几天，新妈妈会出很多汗，加上分泌乳汁，身体的需水量就会有所增加。如果在产后及时喝一些骨头汤，就可为身体快速补水。骨头汤不仅富含人体容易吸收的蛋白质、钙质及维生素，而且因味道鲜美，可以增进新妈妈的食欲，从而使乳汁分泌得更多。

不过，喝骨头汤时要注意适量，过量则易引起乳房胀痛。另外，喝汤时最好是汤和肉一起吃，这样才能真正摄取到营养。

玉米须茶可消除水肿，预防身体肥胖

有些产妇在分娩后会出现小便不利、身体浮肿的现象，大量补充水分时还容易加重心脏负担。如果把玉米须放在开水中煮，每天当茶饮用，就可帮助身体利尿，从而减轻水肿，而且不会增加心脏的负担，还具有减肥的作用。

玉米须茶的制作方法是:把200毫克玉米须放在700~800毫升开水中煮,待煮到1/3水量时即成,每天饮用1杯。

海带可减少子宫出血,为身体补碘

海带不仅是一种味美价廉的滋补品,而且富含褐藻胶、碘质、粗蛋白、多种维生素和钾、钙、铁等多种矿物质,这些都是新妈妈在分娩后非常需要的营养。特别是碘,不仅可以帮助新妈妈化解体内的淤血,还可以补充在怀孕期间被胎儿夺取的大量甲状腺激素,而碘是生成甲状腺激素的重要成分。

海带还具有利水消肿、收缩子宫、镇定神经的功效,可以帮助子宫剥离面尽快减少出血,避免新妈妈在产后产生抑郁情绪。另外,海带虽然营养丰富,但热量却很低,因此具有预防产后肥胖的作用。

鲤鱼可以帮你尽快排出恶露

月子里多吃鲤鱼,能够帮助子宫尽快排出恶露。为什么鲤鱼具有这样的功效呢?

这是因为鱼类富含蛋白质,可以提高子宫收缩力,特别是鲤鱼,比其他鱼类更能促进子宫收缩,而恶露的排出与子宫的收缩力密切相关。如果子宫在产后能够很好地收缩,肌纤维就会缩短,挤压子宫肌肉里的血管,把子宫剥离面毛细血管断端的血液挤压至子宫腔,然后又在子宫收缩时将宫腔里滞留的血液及黏液排出体外。如果子宫收缩不良,

剥离面将会变大,造成子宫腔内积血,导致恶露增多,致使恶露排出的时间延长。

鲤鱼还具有生奶作用,这对刚刚分娩的产妇也十分有益,会促进新妈妈的乳汁分泌。

小米芝麻粥可提供丰富的营养,防治便秘

芝麻特别是白芝麻,富含蛋白质、脂肪、钙、铁、维生素E等多种营养素,本身就是产后滋补身体的佳品。

把芝麻炒熟后放在小米粥里,做成的小米芝麻粥滋补作用更强。这是因为小米粥中除了含多种营养素外,还富含膳食纤维。当小米与芝麻一起食用时,不仅可以与芝麻中的蛋白质、脂肪等营养素互为补充,大大提高营养价值,并且富含的膳食纤维还可以帮助新妈妈防治便秘问题。

鸡蛋有助于尽快恢复体力,预防贫血

有些人不喜欢吃鸡蛋,但它却是坐月子时必须要吃的食物。这是因为新妈妈在分娩时消耗了大量的体力和精力,加上分娩时及分娩后失血,身体很虚弱,容易发生缺铁性贫血,鸡蛋中蛋白质和铁的含量很丰富,而且容易被人体吸收利用,不仅可以帮新妈妈补充体力和精力,还可以补充铁质,从而增加体力,预防贫血。

鸡蛋还含有其他人体必需的营养

素，如卵磷脂、卵黄素及多种维生素和矿物质等，有助于减轻产后抑郁情绪。

如果新妈妈不喜欢吃简单的煮鸡蛋，就可以采取多种吃法，如蒸蛋羹、蛋黄焗南瓜、蟹黄豆花等。不过，每天吃2~3个鸡蛋就可以满足需要，不必过多摄取，否则对身体健康不利。

🍎 产后均衡饮食九大建议

产后坐月子期间，新妈妈一般卧床休息多，如果饮水量不够，蔬菜和水果吃得少，就容易造成肠蠕动不足，可能导致便秘。为了预防便秘，新妈妈每天应补充足够的水分、新鲜蔬菜和水果，同时进行适度运动。

在产后食物的选择方面，应尽量多样化，以便获得更多的营养。根据哺乳期每日饮食指南及产后身体状况需求，新妈妈应把握以下饮食原则：

多吃五谷根茎类食物

五谷根茎类食物主要提供身体活力及产生热量的淀粉类食物。可供应的食品形态丰富多样，如米饭、锅巴、面条、面包、麦片、饼干、甘薯(地瓜)和马铃薯等。每日建议摄取量是3~5碗，而每一碗米饭(200克)相当于于两碗稀饭或4片薄片吐司。

新妈妈应尽量选用全谷类、全麦面包，避免选用高热量的蛋糕、水果派等点心及含糖高的饮料。

多吃鱼肉豆蛋类食物

海产品、鸡肉、猪肉、牛肉、羊肉、鸡肉、鸭肉、蛋等，都属于动物性蛋白质食物。黄豆、毛豆、豆腐和豆干等，则属于植物性蛋白质食物。这些富含蛋白质的食物可促进组织生成，有帮助细胞成长的作用。

新妈妈在哺乳期每日蛋白质食物的摄取量为5~6份，每份肉品的重量约为30克，一个蛋、一块传统豆腐或6只草虾相当于一份肉。为了避免摄取过多油脂，需要将皮、油脂的部分去掉。多用黄豆制品代替肉类，用瘦肉代替内脏，不仅可避免胆固醇摄取过量，还可调养身体。

多吃蔬菜水果

蔬菜和水果含有丰富的维生素C、水分、矿物质以及纤维素，这些都是人体必需的营养素，而且多摄取纤维素可预防便秘，但均须在均衡饮食的原则下摄取。

新妈妈在哺乳期每日蔬菜水果的摄取量为深色绿叶蔬菜3碟(1碟相当于煮熟的菜约半碗的分量)、水果两个(每个约拳头般大小)。新妈妈应多食用一些有色蔬菜，如绿色或黄红色蔬菜。最好不要吃偏冷性的蔬果(尤其是分娩后7~10天的产妇)，如椰子、杨桃汁、西瓜、梨、哈密瓜、橘子、葡萄柚、冬瓜、腌黄瓜、大白菜、竹笋、白萝卜、茄子等。多吃其他易消化的新鲜时令蔬果，以增加营养及补充维生素。

多喝牛奶及乳制品

建议新妈妈每日饮用牛奶1~2杯，牛奶除了提供蛋白质进行组织的修补以外，还提供丰富的钙质，帮助骨骼生长。新妈妈最好选用脱脂牛奶。奶酪是脱水的牛奶，基本上一杯牛奶(240毫升)与一片奶酪所提供的蛋白质量相同，都相当于50克肉所提供的蛋白质，在食物选择上可相互替换。

少吃油脂类食物

油脂类食物每日建议摄取量是3汤匙(45毫升)，不论何种品牌的色拉油，基本上均属于植物性油脂。至于猪油、牛油等动物性油脂，由于容易引起心血管方面的疾病，因此应尽量少用。当然，零食、油炸物也应少吃。

多吃易消化食物

新妈妈可选择易消化吸收、能顺利排除恶露、迅速恢复体力的食物，如蒸蛋、鸡汤、鱼汤、红枣薏仁粥、酒酿蛋等。

调味宜清淡

少盐并非无盐，因为缺钠会出现低血压、头昏眼花、恶心呕吐、食欲不振、无力等症状；吃太咸则会加重肾脏负担，使体内多余水分不易排出，引起血压升高。因此，用少量盐才健康。

烹调用酒要适宜

如果新妈妈有炎症，或产后第2~3周才排完残余胎盘，就应避免用酒烹调食物。如果新妈妈是顺产，怕影响伤口愈合，头一个星期就不要用酒。剖宫产者产后两周也不宜用酒。

持续追踪健康问题

患有妊娠期糖尿病的新妈妈，产后要继续监控血糖，并持续减肥，节制甜食，增加运动，以便早日改善血糖状况。

🍎 产后进补因体质而异

产后进补的观念源自中国古代，中医学认为，"产后气血暴虚，理当大补。"然而，明代的医家张景岳指出："凡产后气血俱去，诚多虚症。然有虚者，有不虚者，有全实者。凡此三者，但当随症、随人，辨其虚实，以常法治疗，不得执有诚心，概行大补，以致助邪。此辨不可不真也。"可见产后有虚证，也有实证。中医妇科古籍曾叙及有关医案，指出当时的富贵人家因保护太过，过量用人参、黄芪进补，导致产妇气血壅滞；过量用糖、酒、炭火补益，导致产妇内热横生。

产后实证不可妄补

产后实证包括下列症状，千万不可乱补：

★ 头痛身热，咽痛咳嗽，脉洪数有

力者，此属产后外感实证。

★ 热渴烦躁，或便秘腹胀，酷喜冷饮，眼屎多，小便痛、尿色赤黄，脉见洪滑，此属产后内热之实证。

★ 产妇身体并未达到虚弱程度，妄用大补之药，导致身体诸多不适，此乃为调摄之实证也。

★ 产后过食膏粱厚味食物，导致食积腹胀，即肠胃内伤之实证也。

肠胃不佳的产妇难以消化补品

产前原本就有肠胃问题的女性，产后消化系统多半较为虚弱，不宜马上进食油腻碍胃之品。若不慎为饮食所伤，造成产妇肚腹胀满、腹痛泄泻诸症，则会使肠胃功能受损，形成虚不受补的状态，将有碍坐月子的相关调理。诚如《胎产心法》一书所言："产后不宜一切滞气坚韧难化之物，及生冷腻滑，皆不宜食，恐新产脾胃气虚，难于运化，易致内伤也。"

由中医师为产妇拟定进补计划

建议每一位产妇应根据各自不同的产后体质，制订个人的产后进补计划，即使有南北各地风土民情之不同，只要调理的大原则不变，结合中、西方营养学各自的优点，促进伤口愈合，补充适当的营养素，及早恢复子宫的机能，这就是最好的坐月子方式。下页表列出了坐月子女性不同体质的特性及适宜食物。

坐月子女性不同体质的特性及适宜食物

体质	寒性体质	热性体质	中性体质
特性	面色苍白，怕冷或四肢冰冷，口淡不渴，大便稀软，尿频量多且色淡，过敏性鼻炎，常咳嗽，痰涎清，涕清稀，遇冷头痛，舌苔白，易感冒	面红目赤，怕热，四肢或手足心热，口干或口苦，大便干硬或便秘，痰涕黄稠，尿量少、色黄赤、味臭，舌苔黄或干，舌质红赤，易出现口腔溃疡，皮肤易长痘疮或痔疮等	不热不寒，不会特别口干，无特殊常发作的疾病
适宜食物	寒性体质的产妇肠胃虚寒，手脚冰冷，气血循环不良，应吃较为温补的食物或药补，可促进血液循环，达到气血双补的目的，且筋骨较不易扭伤，腰背也较不会酸痛。例如麻油鸡、烧酒鸡、八珍鸡、八珍汤和十全大补汤等，原则上不能太油腻，以免腹泻	不宜多吃麻油鸡，如需吃麻油鸡，姜及麻油用量要减少，酒也要少用。宜用食物来滋补，例如山药鸡、黑糯米、鲈鱼汤、排骨汤等。蔬菜类可选丝瓜、冬瓜、莲藕等较为降火的食物，或吃青菜豆腐汤，以降低火气。腰酸的人用炒杜仲5钱煮猪腰汤即可	饮食上较容易选择，可以食补与药补交叉使用，没有什么特别问题。如果补了之后口干、口苦或长痘痘，就停一下药补，吃些较降火的蔬果，也可喝一小杯不冰的纯橙子汁或纯葡萄汁

忌食	寒凉蔬果，如西瓜、木瓜、香瓜、哈密瓜、葡萄柚、柚子、梨、杨桃、橘子、椰子、西红柿、莲雾、柿子、猕猴桃、白萝卜、大白菜等	荔枝、龙眼、苹果、榴莲、樱桃、番石榴	-
宜食	荔枝、龙眼、苹果、草莓、樱桃、葡萄	柳橙、草莓、葡萄、丝瓜、枇杷	-

🍎 坐月子中药调理四步骤

第一步：生新血化瘀血方

★**功用**：促进子宫收缩，使恶露排出，避免形成血栓，帮助子宫恢复功能。

★**服用时机**：建议于产后3天开始使用。

★**代表方药**：生化汤。方中各药物的调配应因人而异，避免与西医子宫收缩剂重复用药，不建议产后马上服用。

★**自然产**：最好在产后3天，即出院之后，产妇再服用生化汤。尽量避免用酒煎煮，因为酒会使生化汤的药性更猛烈，所以最好采取用水煎煮的方式。一般剂量是一天1帖，服用5~7帖即可停止。

★**剖宫产**：剖宫产妇可喝，也可不喝生化汤，选择喝生化汤的剖宫产妇，不要服用超过3帖。因为医师在为剖宫产者施行手术时，已经将子宫内的残留物处理干净，恶露会比自然产者少得多，如果按照自然产者的方式，服用过多的生化汤，那么反而有可能影响子宫内膜的修复。

第二步：顾脾胃健运方

★**功用**：调整肠胃的功能，促进日后其他补品的吸收。

★**服用时机**：产后即可服用。

★**代表方药**：党参、淮山药、茯苓、扁豆、莲子、芡实等。

★**食补建议**：药材可连同猪肚、猪排骨、猪粉肠(任选一种)，煮成清汤后服用。

第三步：补气养血滋乳方

★**功用**：益气补血，增加乳汁分泌。

★**服用时机**：产后一周半，停服生化汤之后方可服用。

★**代表方药**：当归、川芎、黄芪、党参、川断、杜仲、枸杞等。

★**食补建议**：药材可连同乌骨鸡、鲈鱼、猪小排，煮成清汤后服用。

第四步：壮骨健腰调经方

★功用：补腰肾、壮筋骨，恢复未怀孕前的体能状态。

★服用时机：产后满三周开始服用，或月子结束后满月调理用。

★代表方药：十全大补汤加减，当水饮用。

🍎 坐月子一定要用酒吗

中医对用酒是非常谨慎的，使用黑豆酒可排恶露，祛风湿，但并不建议大量用酒，以免导致头晕。再者，如果产后一个月当中持续使用米酒，就可能会出现子宫出血不止的情况。

黑豆酒的制作法

宋代中医妇科经典名著《妇人良方》详细说明了黑豆酒的制作法，民间也流传坐月子时将黑豆水当茶喝，明确了黑豆的功效。

《妇人良方》中为了发挥祛风湿的作用，在黑豆酒中加入羌活50克，原文如下："才产不得与酒，缘酒引血并入四肢，兼产母脏腑方虚，不禁酒力，热酒入腹，必致昏闷。七日后少进些酒，不可多饮。如未出月，间欲酒吃或服药者，可用净黑豆一升，炒令烟出，以无灰酒五升浇淋之，仍入好羌活一两，同浸尤妙。当用此酒下药，或时时饮少许。"《本草备要》记载："羌活，辛苦性温，肌表八风之邪、利周身百节之

痛，能搜风、发表、胜湿。黑豆，甘寒，能补肾、镇心、明目、利水、散热祛风、活血解毒、消肿止痛。"由此看来，这个组合实在是太妙了！黑豆酒的用途是祛风湿、下恶露、通乳、益筋骨，可以在产前1~2个月预先制作好黑豆酒来代替米酒。

哪些人不可以吃用酒烹调的食物

坐月子期间，酒类并非毫无限制，也并非绝对必要，应视具体情况而定。不敢喝酒或患以下任何一种疾病者均不宜用酒烹调食物：

★伤口未拆线或没有完全复原、伤口仍感觉疼痛者。

★乙型肝炎。

★肝功能不良。

★高血压。

★急慢性肾炎。

★心脏病。

★感冒发热、咽喉痛。

★牙痛。

★子宫收缩不良。

★胃病。

★皮肤过敏。

★乳腺炎。

若冬天手脚冰冷、腰酸背痛、筋骨酸痛、头部怕风、鼻子过敏、伤口拆线后1~2周恶露中仍夹杂血块、乳汁少，则可以用黑豆酒烹调食物，或饭后饮一小杯黑豆酒，均有助于改善症状。

🍎 坐月子生化汤如何正确服用

生化汤的组成

当归40克，川芎7.5克，桃仁7.5克，炙甘草7.5克，炮姜7.5克，益母草15克。

生化汤的作用

活血化瘀，排除恶露。

正确服用方法

顺产者5~7帖，产后3天回家后开始喝。剖宫产者遵医嘱。

何时停用生化汤

当产后恶露已经排干净，没有血块时即可停用生化汤。有感冒、发热、乳腺炎等症状时也要停止服用。

🍎 产后麻油料理服用注意事项

★伤口出现红肿疼痛时，禁止吃麻油、人参、虾蟹、酒煮食物。

★产后一周，可以开始吃麻油料理的食物，如麻油炒猪肝、猪腰、猪血糕、红凤菜、苋菜、川七叶、地瓜叶等，但麻油与酒皆宜少食。

★麻油鸡、麻油杜仲(粉)猪腰子汤，可以在产后两周之后开始吃。

产妇四季进补原则

春夏秋冬四季温度差异大，产妇的饮食必须相应有所调整。一般传统的坐月子饮食性质温热，适用于冬季；春秋时节，生姜和酒都可稍稍减少；若是夏天盛热之际，则不必用酒烹调食物，但是姜片仍要适量使用，每次用2~3片即可。

常用的药剂有四物汤、八珍汤、加味逍遥散、四君子汤、六味地黄丸、十全大补汤、补中益气汤、天王补心丹等。应按照具体体质，来决定哪一帖比较适合自己。

夏季

夏季适合使用药性温和、不太燥热的药方，如四物汤、四君子汤、加味逍遥散、六味地黄丸等。

冬季

冬季适合使用药性较强、补性大、温热的药方，如八珍汤、十全大补汤、补中益气汤、天王补心丹等。

春、秋季

春、秋季气温凉爽，可按个人体质选择上述药方，影响不大。

🍎 剖宫产妈妈产后饮食调理原则

剖宫产后，产妇的腹部有一个大伤口，住院期间，医护人员会每天为伤口敷药、换药，给予抗生素、子宫收缩药等，使子宫逐渐恢复至生产之前的大小，同时可帮助恶露排出。因此为了不干扰医院的治疗，此时只要给予产妇一般的食疗即可，如香菇鸡汤、清蒸鲈鱼、海参炖鸭等，不要加补药，也不要用酒。原因是此时伤口在逐渐愈合中，如果乱用酒或补药，就可能造成伤口化脓或发炎。

此外，剖宫产产妇恶露会排得较慢，可以服用生化汤或遵医嘱，至血块排干净即可。

🍎 适合新妈妈产后恢复食用的食物

蔬菜

蔬菜含丰富的维生素C和各种矿物质，有助于增进食欲，促进消化和排泄。西红柿、黄瓜、油菜、白菜、茄子、莲藕、胡萝卜、冬瓜、蘑菇、芸豆、扁豆、海带等蔬菜一定要多吃。

黄花菜

黄花菜含蛋白质、磷、铁、维生素A、维生素C及甾体化合物，营养丰富，味道鲜美，尤其适合做汤。

产妇容易出现腹部疼痛、小便不利、面色苍白、睡眠不安等症状，多吃黄花菜可消除以上症状。

西芹

西芹纤维素含量很高，多吃可预防产妇便秘。

红枣、红小豆等红色食品

红枣、红小豆等红色食品富含铁、

钙等，可提高血色素，帮助产妇补血、去寒。红糖是粗制糖，杂质较多，应煮沸食用。

胡萝卜

胡萝卜不仅富含胡萝卜素，还含有蛋白质、脂肪、糖类、果胶、挥发性芳香油、维生素A、B族维生素、维生素C、叶酸、矿物质、纤维素等多种营养，是新妈妈的理想菜肴。

黄豆芽

黄豆芽含大量蛋白质、维生素C、纤维素等。蛋白质是构成细胞的主要原料，能修复分娩时损伤的组织。

维生素C能增加血管壁的弹性和韧性，防止产后出血。

纤维素能够润肠通便，多吃防止发生便秘。

莲藕

莲藕排骨汤可治疗产褥期的贫血症状。莲藕还有缓和神经紧张的作用。

动物内脏

动物内脏含丰富铁质，可以预防新妈妈贫血。

小米粥

小米粥富含B族维生素、膳食纤维和铁。可单煮小米或与大米同煮，有很好的滋补效果。

花生

花生能养血止血，可治疗贫血、出

血症，有滋养作用。

水果

苹果、香蕉、桃、柑橘、西瓜、梨等水果色鲜味美，不仅可促进食欲，还可以帮助消化和排泄，补充人体需要的维生素。此时新妈妈的消化系统功能尚未完全恢复，水果不要吃得过多。冬天如果水果太凉，可先在暖气上放一会儿或用热水烫一下再吃。

麻油和蜂蜜

麻油和蜂蜜有润肠通便作用，新妈妈产后宜适当食用。睡前饮1小杯蜂蜜水，早晨空腹吃香蕉1~2根，每晚空腹吃苹果1~2个，三餐喝稀饭，均可缓解便秘。

芝麻

芝麻富含蛋白质、铁、钙、磷等营养成分，多吃可滋补身体，预防产后钙质流失及便秘，非常适合产妇食用。

● 产褥期新妈妈饮食原则

产后饮食应注意科学搭配，原则是富有营养、易消化、少食多餐、粗细混吃、荤素搭配、多样变化。

清淡少油

为便于消化，应采用蒸、炖、焖、煮等烹调方法，少采用煎、炸的方法。

有荤有素，粗细搭配

产褥期的食物品种要丰富，荤菜素菜要搭配着吃，经常吃些粗粮和杂粮，对改善便秘有好处。

多吃流质或半流质食物

产妇的饮食要均衡，不要偏食，应根据医生的要求进食，多吃几天流质或半流质食物，不要多吃油腻味重的食品，以免加重胃肠负担，引起腹胀、腹泻等症状。

● 新妈妈产褥期营养要素

高蛋白饮食

新妈妈应多采用高蛋白饮食，可促进妊娠和分娩过程中身体疲劳的恢复和创伤修复。

低脂肪

产褥期卧床休息的时间较多，应采用低脂肪饮食，多吃黑鱼、鲫鱼、虾、黄鳝、鸽子等食物，避免因脂肪摄入过多引起产后肥胖。

保证充足的热量

哺乳期应补充高热量饮食，以补充乳汁分泌所消耗的热量。摄入的热量不足，会影响妈妈的泌乳量，宝宝的"口粮"就得不到保证，会影响宝宝的生长发育。

每日热量的供给为2700~3000千卡，其中主食400克，牛奶250克，肉类100~150克，豆制品100克，蔬菜和水果400~500克。

丰富的维生素及矿物质

新妈妈应多吃富含维生素及矿物质的食物，可补充血液和钙质。

充足的水分

新妈妈每天应摄入充足的水分，以保证身体恢复和哺乳需要。

正常分娩产褥期饮食安排

◆ 产后1~2天应进食易消化的流质或半流质食品。

◆ 产后第一天应吃流质食物，如小米粥、豆浆、牛奶等，多喝汤水。

◆ 产后第二天可吃较稀软清淡的半流食，如水卧鸡蛋、鸡蛋挂面、蒸鸡蛋羹、蛋花汤、馄饨、甜藕粉等。

◆ 以后可根据产妇具体情况，采用营养丰富的普通饮食。

剖宫产妈咪术后进食三不宜

剖宫产术后不宜进食过多

剖宫产手术时肠管受到刺激，胃肠道正常功能被抑制，肠蠕动相对减慢。进食过多，肠道负担加重，会造成便秘、产气增多、腹压增高，不利于康复。所以，术后6小时内应禁食，6小时后也要少进食。

剖宫产术后不宜多吃鱼类食品

据研究，鱼类食物中含有一种有机酸物质，有抑制血小板凝集的作用，妨碍术后的止血及伤口愈合。

产后不宜吃产气多的食物

产气多的食物有黄豆、豆制品、红薯等，食后易在腹内发酵，在肠道内产生大量气体而引发腹胀。

剖宫产妈咪的饮食原则

剖宫产手术中的麻醉、开腹等治疗手段对产妇身体是一次考验，剖宫产的产妇产后恢复比正常分娩者慢。因手术刀口疼痛，食欲会受到影响。

◆剖宫产的产妇对营养的要求比正常分娩的产妇更高，注意补充富含蛋白质的食物，以利于切口愈合。

◆剖宫产的产妇产后应选食一些有辅助治疗功效的药膳，以改善症状，促进机体恢复，增加乳汁的分泌。

健康小百科

剖宫产后，新妈咪可先喝点萝卜汤，帮助因麻醉而停止蠕动的胃肠道恢复正常功能，以肠道排气作为可以开始进食的标志。

🍎 产后补血食物大搜罗

金针菜

金针菜含铁质较多，具有利尿和健胃的作用。

龙眼肉

龙眼肉是民间熟知的补血食物，含铁质丰富。龙眼汤、龙眼胶、龙眼酒等都是很好的补血食物，适合产后妈咪食用。

咸萝卜干

咸萝卜干含有丰富的铁质，吃起来别有一番风味。

发菜

发菜色黑似发，质地粗而滑，富含铁质，常吃既能补血，又能使头发乌黑。妇女产后可用发菜煮汤做菜。

胡萝卜

胡萝卜含维生素C和B族维生素，且含有一种特别的营养素——胡萝卜素。胡萝卜素对补血极有益，煮汤是很好的补血汤饮。

面筋

面筋铁质含量相当丰富，是一种值得提倡的美味食品。

🍎 产褥期饮食误区

误区一：产后出血多，吃桂圆、红枣、赤豆补血

桂圆、红枣、赤豆都是活血食物，不但不能补血，反而会增加出血量。这些都是高糖食物，有的产妇在床上吃，又不及时刷牙，很容易引起蛀牙。一般在产后2周以后或恶露干净后，才适合吃这些食物。

误区二：月子里不能吃水果

水果含各种维生素和矿物质，产后3~4天不要吃特别寒性的水果，如梨、西瓜等，接下来的日子，应该每天吃2~3个水果。有的产妇吃水果时用微波炉将它加热，是不科学的。因为水果里的维生素很容易氧化，加热或久置都会使营养成分损失。

误区三：火腿有利于长伤口，要多吃

火腿是腌腊制品，含大量亚硝酸盐类物质。亚硝酸盐类物质是致癌物质，摄入过多，人体不能代谢，蓄积在体内，会对机体产生危害。产妇吃火腿过多，亚硝酸盐物质会进入乳汁，并蓄积在婴儿体内，给婴儿的健康带来潜在的危害。所以，产妇不宜吃火腿。

● 新妈妈产后不宜滋补过量

新妈妈滋补过度不仅是一种浪费，而且有损身体健康。滋补过量易导致肥胖，而肥胖往往是高血压、冠心病、糖尿病的诱因。

滋补过量会使产妇奶水脂肪含量增高，造成婴儿肥胖或导致婴儿出现长期慢性腹泻，这都会影响婴儿的健康成长。

● 产后恢复期不宜急于用人参滋补

有的产妇产后急于服用人参，想补一补身子。急于用人参补身子是有害无益的。

◆人参含多种有效成分，能对人体产生广泛的兴奋作用，服用者会出现失眠、烦躁、心神不安等不良反应。产妇刚生完孩子，精力和体力消耗很大，需要卧床休息，此时服用人参，会兴奋得难以安睡，影响精力的恢复。

◆人参是补元气的药物，服用过多，会加速血液循环，促进血液流动，这对刚刚生完孩子的产妇十分不利。产妇分娩后，内外生殖器的血管多有损伤，服用人参，可能影响受损血管的愈合，造成流血不止，甚至大出血。

◆人参属热性药物，服用过多，还导致产妇上火或引起婴儿食热。

● 新妈妈产褥期不宜过多吃油炸食品

油炸食物比较难消化，产妇不应多吃。油炸食物的营养在油炸过程中已经损失很多，比面食及其他食物营养成分差，多吃并不能给产妇增加营养，反而增加了肠胃负担。

● 新妈妈产褥期不宜多吃的蔬菜

竹笋、菠菜、苋菜含植物酸，会影响钙、铁、锌等矿物质的吸收，新妈妈应少吃。

● 新妈妈产后不宜以鸡蛋为主食

产后宜吃易消化且营养丰富的食物。鸡蛋是一种很好的营养品，含丰富的蛋白质、脂肪、卵磷脂、核黄素和钙、磷、铁及多种维生素，不少产妇以它为主食。

鸡蛋作为营养品是正确的，但以其作为主食就不科学了。单一食品所含营养物质毕竟有限，过多食用鸡蛋而忽略其他营养素的摄入，会引起消化功能紊乱和身体生理机能失调。

健康小百科

产妇以每天吃2～3个鸡蛋为宜，另外多吃易消化且营养丰富的食品，如米饭、面条、肉类、鱼等，这样既可保证营养的供给、消化功能的正常，又可调节产妇的食欲。

🍎 新妈妈应少吃辛辣、生冷坚硬的食物

产后1个月内饮食应以清淡、易消化为主，食物品种应多样化。如果产后饮食护理得当，产妇身体的康复是很快的。

产褥期应忌食辛辣温燥和过于生冷的食物。辛辣温燥之物可助内热，引起口舌生疮、大便秘结或痔疮发作。母体内热可通过乳汁影响婴儿。

所以，产妇在1个月内应禁食韭菜、大蒜、辣椒、胡椒、茴香、酒等。生冷坚硬之物易损伤脾胃，影响消化。生冷之物还易致淤血滞留，可引起产后腹痛、恶露不尽等。坚硬之物还易使牙齿松动疼痛。

🍎 新妈妈产后不宜过量食用红糖

适量吃红糖对母婴都有利。红糖所含的营养成分有助于产妇产后恢复。红糖水有利尿作用，可使产妇排尿通畅，减少尿潴留，使恶露排泄通畅，有利于产后子宫收缩。

红糖有活血化淤作用，过多食用会引起恶露增多，造成继发性失血。因此，产妇吃红糖时间以7～10天为宜。红糖含较多杂质，应煮沸沉淀后再服用。

爱心提示

产妇不宜过度滋补，只需适当增加营养，能保证营养全面，满足需要就可以了。

🍎 新妈妈产后美容饮食调理

新妈妈产后应多食含维生素C、维生素E及蛋白质的食物，如西红柿、柠檬、鲜枣、芝麻、核桃、薏米、花生米、瘦肉、蛋类等。少食油腻、辛辣、刺激性食品，忌烟酒，不喝过浓的咖啡。

维生素C：可抑制代谢废物转化成有色物质，减少黑色素的产生，美白皮肤。

维生素E：能促进血液循环，加快面部皮肤新陈代谢，防止老化。

蛋白质：可促进皮肤生理功能，保持皮肤弹性。

新妈妈吃海鲜会引起刀口发炎吗

刀口发炎，是由于刀口感染细菌而引起的炎症反应，局部表现为红肿、发热、疼痛，严重的可引起刀口化脓、愈合不好，甚至开裂。会阴部切口由于恶露的不断排出，不能保持干燥，易受细菌污染，刀口感染发生率较高。所以，刀口感染与否与吃海鲜无关。海鲜属高蛋白食物，产后适当食用有利于身体的恢复和刀口的愈合。

爱心提示

部分人对海鲜食物过敏，在刀口愈合之前最好不要吃虾、螃蟹和贝类食物。

新妈妈产褥期食谱

适合产后恢复饮用的饮料

大枣人参汤

原料： 大枣5枚，西洋参6克。

做法： 大枣、人参放炖盅内，隔水煮1小时，分两次，温热服食。人参可连用2～3次，救治虚脱，人参量可加至15～30克。

功效： 大补元气，养血安神，适用于产妇失血过多、气短乏力、心悸失眠等症。

香蜜茶

原料： 蜂蜜80克，香油35克。

做法： 将一杯开水晾凉，把香油和蜂蜜混合均匀，加入凉开水调服，早晚各1次。

功效： 此茶润肠增津，滑肠通便，对产后肠道津枯便秘者有一定疗效。

适合产后恢复食用的粥

龙眼莲子粥

原料：龙眼肉、莲子各30克，白木耳15克，糯米适量。

做法：①莲子去心，与龙眼肉一起洗净。白木耳泡开，去蒂根，洗净，撕成小朵。糯米淘洗干净。②净锅置火上，加清水适量，莲子、龙眼肉、白木耳、糯米一起放入锅内，旺火煮沸，文火煮约1小时，至粥黏稠即可食用。

- - - - - - - - - - - - - - - -

功效：此粥健脾胃，养心安神，补血益智，适合脾胃虚弱的产妇产褥期食用，可增强产妇体质，有益于婴儿智力发育。

羊骨小米粥

原料：小羊骨、小米各适量，陈皮5克，姜、苹果各10克，生姜50克。

做法：①羊骨捣碎，加陈皮、姜丝、苹果、水，煎浓汁去渣。②将浓汁加小米煮粥即可食用。

- - - - - - - - - - - - - - - -

功效：主治产后体虚、腰膝无力、小腹泛痛下坠等症。

栗米粥

原料：栗子15个，粳米150克。

做法：①栗子去皮，风干，切片。②粳米淘洗干净，置锅内，加水适量，武火烧沸，文火煮熟即成。

- - - - - - - - - - - - - - - -

功效：补肾强筋，健脾养胃，适用于产后腰背酸痛、脾虚泄泻等症。

虾仁粥

原料：虾米30克，粳米100克，油、盐、味精各少许。

做法：①虾米浸泡30分钟。②将虾米与洗净的大米同入沙锅煮粥，食用时加调味品。

- - - - - - - - - - - - - - - -

功效：补肾通乳，适用于孕妇分娩期及产后肾虚腰痛、乳汁不下等症。

小米粥

原料：小米50克，白糖15克。

做法：①小米淘洗干净。

②小米加水适量煮粥，粥熟时加糖即可。

功效：补中益气，健脾益肾，适用于脾胃虚弱引起的消化不良、反胃呕吐、虚汗乏力、小便不利以及产后虚弱等症。

🍎 适合产后恢复食用的汤煲

炖鳗鱼

原料：鳗鱼、当归、黄芪、红枣、米酒各适量。

做法：①鳗鱼洗净，切段备用。

②锅中放水，将所有材料及调味料放入，炖煮40～50分钟，待鳗鱼熟烂即可。

功效：鳗鱼蛋白质含量丰富，适合坐月子食用。当归有促进血液循环、帮助子宫收缩及补血作用。黄芪有升高血压作用，有高血压的产妇应小心食用。

地黄蒸白鸭

原料：净鸭1只，生地黄100克，山药200克，橘皮50克，葱、姜、黄酒、鸡汤、盐各适量。

做法：①葱、姜切末。鸭切块，用盐、黄酒、葱、姜腌渍。

②生地切片，同橘皮一起装入纱布袋，放在碗底。山药切片，与鸭肉同放药袋上，加鸡汤，将汤碗放入蒸锅，蒸约两小时，去药袋即可。

功效：滋补健胃，理气健脾，养阴生津，清热凉血。

海鲜炖豆腐

原料： 鲜虾仁100克，鱼肉片50克，嫩豆腐200克，青菜心100克，熟猪油、精盐、葱、生姜各适量。

做法： ①将虾仁、鱼肉片洗净。青菜心择洗干净，切成段。豆腐切成小块。葱、生姜均洗净，切成末。

②锅置火上，放入猪油烧热，下葱末、姜末爆锅，再下入青菜叶稍炒，放入虾仁、鱼肉片、豆腐稍炖一会儿，加入精盐调味即可食用。

- - - - - - - - - - - - - -

功效： 此菜具有补肾壮阳、丰乳通乳等作用。适用于产妇脾肾两虚所致的乳汁稀少、疲倦乏力等症，还有利于婴儿大脑发育。

黄豆排骨汤

原料： 猪排骨500克，黄豆50克，大枣10枚，黄芪、通草各20克，姜片、盐各适量。

做法： ①猪排骨剁块。

②黄豆、大枣、生姜洗净。黄芪、通草洗净，包成药包。

③锅内加水，烧开，放入排骨、黄豆、大枣、生姜和药包，煮两小时，拣去药包、姜片，加盐调味即成。

- - - - - - - - - - - - - -

功效： 益气养血，通经络，适用于产褥期气血虚弱所致的缺乳、少乳等症。

八宝鸡汤

原料： 净鸡肉200克，猪肉100克，党参、茯苓、熟地各5克，炒白术、甘草、白芍、当归、川芎各1克，葱、姜、盐、味精、肉汤各适量。

做法： ①8种药物洗净，用纱布袋装好，扎紧袋口。鸡肉、猪肉分别洗净。姜洗净拍碎，葱洗净切段。

②猪肉、鸡肉和药袋放锅中，加肉汤烧沸，去浮沫，加葱姜，小火炖至鸡肉熟烂，将药袋、葱、姜拣出，捞出鸡肉和猪肉，将猪肉切条、鸡肉切块，用精盐、味精调味，装碗即成。

- - - - - - - - - - - - - -

功效： 此汤用8味中药与鸡肉、猪肉相合而成，为气血双补的有名方剂。可治疗气血两虚、面色苍白、食欲不振、四肢倦怠、头晕、目眩等症。产妇食用可滋补虚弱，强壮身体。

牡蛎紫菜蛋汤

原料： 牡蛎肉200克，鸡蛋2个，紫菜15克，鸡汤、香油、盐、味精、姜片各适量。

做法： ①鸡蛋磕入碗内，打散成糊。②锅中加鸡汤适量，放入姜片烧沸，捞出姜片，加入牡蛎肉煮熟，加入紫菜、盐，浇上鸡蛋糊，撒入味精、香油调味即成。

功效： 牡蛎有滋阴养血、解毒等作用。紫菜含碘、胆碱、钾、糖等成分，有软坚散结、化痰、清热利尿的作用。各料配成汤，适于产褥期食用，可调养身体。

乌鸡白凤汤

原料： 乌骨鸡1只（约1000克），白凤尾菇50克，黄酒10克，葱、姜、味精各适量。

做法： ①鸡宰杀去血。清水煮至四周冒泡时，加1匙盐离火，将鸡浸入，见鸡毛湿即提出，脱净毛及嘴尖、脚上硬皮，剪去爪尖，剪开鸡屁股，去内脏，冲洗干净。②清水加姜片煮沸，放入鸡，加黄酒、葱，小火焖煮至酥，放入白凤尾菇，调味后煮沸3分钟即可。

功效： 此汤有补益肝肾、生精养血、养益精髓、下乳增奶等功效。

当归补血汤

原料： 当归、熟地各10克，大枣30克。

做法： 洗净原料，放入沙锅，加适量清水，小火煎煮，滗汁服用。

功效： 养血补血，温中和胃，适用于产后阴血亏虚引起的经血不调、身体虚弱等症。

红枣炖兔肉

原料： 红枣15克，兔肉200克，盐、味精各适量。

做法： 兔肉切块。红枣去核洗净。兔肉、红枣放炖盅内，加水，隔水炖至兔肉熟烂，放盐、味精即可。

功效： 红枣有养血补脾、益气强体的功效。兔肉可补气血、利大肠、治消渴。红枣炖兔肉可治产妇血虚引起的疲乏倦怠。

清炖鸡参汤

原料： 水发海参400克，童子鸡750克，火腿片25克，水发冬菇、笋花片各50克，鸡骨500克，小排骨250克，盐、料酒、葱、味精、姜、高汤各适量。

做法： ①海参洗净，下开水锅汆一下取出。鸡骨、小排骨斩块，与童子鸡一起下开水锅汆一下取出。冬菇去蒂。

②海参、童子鸡放汤锅内，笋花片放在海参与童子鸡间的空隙两头，火腿片放在中央，加料酒、味精、盐、葱、姜、小排骨、高汤，加盖，上笼蒸烂取出，去鸡骨、排骨，捞去葱、姜。

- -

功效： 补肾益精，养血润燥，培益脏腑，产后体虚者食之有益，对婴儿骨质发育及产后母体恢复有利。

牛骨萝卜汤

原料： 牛骨1000克，红萝卜200克，番茄、椰菜花各100克，洋葱1个，盐、花生油各适量。

做法： ①牛骨大块斩断，洗净，放沸水中焯一下。红萝卜洗净，去皮切块。西红柿洗净，切块。椰菜花切块。洋葱剥去外皮，切块。

②锅烧热，下入花生油，慢火炒香洋葱，加适量水烧沸，放入牛骨，文火煮1小时，捞出牛骨，放入萝卜稍炖，加入椰菜花烧沸，放入盐调味即成。

- - - - - - - - - - - - - - - - - - - -

功效： 牛骨含有丰富的钙质，产妇宜常食用。

花生猪蹄汤

原料： 花生米200克，猪蹄2只，葱、姜、盐、黄酒、清汤、味精各适量。

做法： ①猪蹄刮洗干净，顺猪爪劈成两半。花生米洗净，泡涨。葱、姜洗净，葱切段，姜切块。

②沙锅上火，倒入清汤，放入猪蹄、花生、葱段、姜块、黄酒，旺火烧开，撇去浮沫，小火煨炖至猪蹄软烂，加入盐、味精调味即可。

- - - - - - - - - - - - - - - - - - - -

功效： 此菜富含优质胶原蛋白、钙及维生素，有补脾益气、养血生肌、通乳、美容的功效。产褥期食用，可预防产后缺乳。

清炖甲鱼

原料：甲鱼1只，水发冬菇50克，鸡腿肉100克，香菜、盐、味精、葱、姜、绍酒、鸡汤各适量。

做法：①甲鱼剁头，控净血，洗净，放沸水中烫一下捞出，放入冷水，刮去黑皮，撬开甲鱼盖，去掉内脏，剁去爪尖，剁块，放沸水中烫一下捞出，控净水。鸡腿肉切块，香菜切段，冬菇切两半，葱切段，姜切块。

②净锅下油，用葱、姜爆锅，下鸡汤、绍酒、冬菇、鸡块，将甲鱼块放入，旺火烧滚，小火慢炖至熟烂，取出葱、姜，加味精、香菜段即可。

功效：甲鱼是滋补佳肴，产褥期食用更佳。

萝卜炖羊肉

原料：萝卜1000克，羊肉50克，陈皮10克，料酒、葱、姜片、精盐、味精各适量。

做法：①萝卜洗净，去皮，切块。

②羊肉洗净，切块。

③陈皮洗净，姜洗净，拍破，葱切段。

④羊肉、陈皮放入锅内，用武火烧开，再用文火煮半小时，加入萝卜、葱、姜片、料酒、盐，炖至萝卜熟透停火，加味精即成。

功效：温中益气，化痰止咳，适用于产中力气不足、身体虚弱、便秘咳嗽等症。

人参鸡片汤

原料：鸡脯肉200克，人参5克，冬笋50克，鸡蛋清1个，盐、料酒、葱、姜、香菜、鸡汤、猪油、香油各适量。

做法：①鸡肉、人参、冬笋切片。葱姜洗净，切丝。香菜切段。

②猪油放入锅内，烧至五成热，下鸡肉片翻炒至熟，盛出。

③锅内加油烧热，下葱丝、姜丝、笋片、人参片、鸡蛋清煸炒，倒入鸡肉片炒匀，加盐、鸡汤、料酒调味，放上香菜段、香油即成。

功效：鸡脯肉有大补元气、止渴生津、填精补髓、活血调经的功效。此汤适用于产后体弱或体弱消瘦者补养。

🍎 适合产后恢复食用的热炒

栗子鸡块

原料： 光仔鸡1只，栗子350克，酱油、精盐、味精、料酒、葱、姜、水淀粉、花生油、熟油、白糖各适量。

做法： ①光仔鸡剁块，加酱油拌匀。栗子切去一边，煮熟，剥去外壳及皮。葱切段，姜切块，拍松。

②炒锅放入花生油，烧至七成热，下鸡块炸至金黄色，捞出。栗子入锅稍炸，捞出。

③炒锅留油烧热，下葱、姜炸出香味，放入鸡块、料酒、酱油、白糖、盐、清水烧沸，放入栗子烧煮，至鸡块、栗子酥烂，收汁，将鸡块装盘内，栗子围在鸡块周围，卤汁用水淀粉勾芡，放味精、熟油，浇在鸡块上即成。

功效： 补肾强筋，养胃健脾，补益五脏，适宜孕妇、乳母等食用。

熘炒黄花猪腰花

原料： 猪腰子500克，黄花菜50克，葱、姜、食用油、盐、糖、生粉、味精各适量。

做法： ①猪腰子剖开，去筋膜臊腺，洗净，切块。

②起油锅，待油至九成热时放姜、葱、蒜及腰花爆炒片刻。猪腰熟透变色时，加黄花菜及盐、糖适量，煸炒片刻，加水、生粉勾芡，加味精即成。

功效： 补肾通乳。

干贝芦笋

原料： 生干贝、芦笋、文蛤、葱、盐、麻油各适量。

做法： ①芦笋去除外皮，切成小段。文蛤吐沙洗净，用开水烫熟，去壳取肉备用。

②热锅入麻油，爆香葱末，先放入生干贝、芦笋拌炒，再放入文蛤，用大火略为拌炒即可。

功效： 此菜含有丰富的蛋白质和纤维素。

栗子黄焖鸡

原料： 肉鸡1750克，栗子250克，味精、盐、料酒、白糖、葱段、姜片各10克，太白粉15克，高汤1000克，花生油150克。

做法： ①肉鸡剔骨，剁块，用少许太白粉、盐拌匀。剥去栗子外皮，用油炸至皮紧。

②鸡块下油锅，炸至金黄色倒出。锅留底油，下葱姜稍炒，下鸡块及汤，调好颜色及口味，中火煮25分钟（烧煮之中放入栗子），鸡熟汁浓时起锅，挑去葱、姜，用太白粉勾芡，盛盘即可。

- - - - - - - - - - - - - - - - -

功效： 栗子养胃健脾，补肾强筋，活血止血，与生精养血、培补五脏的肉鸡搭配，有补而不腻之效，还能促进恶露排除及子宫复位。

山楂肉干

原料： 山楂100克，猪瘦肉1000克，菜油250克，香油、姜、葱、花椒、料酒、豆油、味精、白糖各适量。

做法： ①猪瘦肉去皮洗净，山楂去杂质，姜，葱切段。山楂50克放锅内，加水烧沸，放入猪瘦肉，煮至六成熟，切粗条。用豆油、姜、葱、料酒、花椒等拌匀，腌制1小时，沥去水分。

②铁锅内放油，文火炼熟，投入肉条炸干，至色微黄捞起，沥去油。锅内留余油，投入余下的山楂，略炸，将肉干倒入锅中，翻炒，微火焙干，即可起锅，淋入香油，撒上味精、白糖拌匀即成。

- - - - - - - - - - - - - - - - -

功效： 健脾开胃，化食消积。

扒什锦豆腐

原料： 豆腐200克，瘦猪肉、黄瓜各25克，西红柿50克，干蘑菇10克，盐、味精、葱、姜、团粉各适量。

做法： ①猪肉加葱、姜用大火煮开，文火煮熟，捞出后切碎。豆腐煮5～8分钟捞出，放在盘中。蘑菇发好，去蒂，切碎。黄瓜及西红柿洗净，切碎。

②蘑菇放肉汤中煮开，倒入碎肉、西红柿及黄瓜，锅开放盐、味精，勾芡，起锅倒在豆腐上面。

- - - - - - - - - - - - - - - - -

功效： 补气血。

木耳清蒸鲫鱼

原料： 水发木耳100克，鲜鲫鱼500克，料酒、精盐、白糖、姜片、葱、花生油各适量。

做法： ①鲫鱼去鳃、内脏、鳞，洗净，在鱼身两面剐几刀。姜切片，葱切段，水发木耳去杂洗净，撕小片。

②鲫鱼放入碗中，加入姜片、葱段、料酒、白糖、盐、花生油，覆盖木耳，上笼蒸半小时取出，去掉姜片、葱段即成。

- - - - - - - - - - - - - - - -

功效： 鲫鱼脂肪含量低，蛋白质含量高，此菜有温中补虚、健脾利水的作用，产妇多吃可滋补身体，还可使乳汁充沛。

枸杞肉丝

原料： 枸杞100克，猪瘦肉500克，青笋100克，猪油100克，盐、白糖、味精、料酒、麻油、水豆粉、酱油各适量。

做法： ①猪瘦肉洗净去筋膜，切成7厘米长的丝。青笋切成同样长的细丝，枸杞洗净待用。

②将炒锅加猪油烧热，再将肉丝、笋丝同时下锅滑散，烹入料酒，加入白糖、酱油、食盐、味精搅匀，投入枸杞，翻炒几下，淋入麻油，炒熟即成。

- - - - - - - - - - - - - - - -

功效： 本品为产妇春季的保健食物，可滋补肾阴，适合于产后体弱乏力、肾虚目眩、耳鸣、视物模糊等症。

番瓜炒肉丝

原料： 番瓜、猪肉丝、姜、盐、酱油、色拉油各适量。

做法： ①番瓜洗净，去皮、子，切块。肉丝加酱油腌10分钟。

②用色拉油爆香姜片，放入肉丝、盐略炒，加番瓜炒两分钟，加水，加盖，小火煮10分钟即可。

- - - - - - - - - - - - - - - -

功效： 番瓜在所有瓜类中营养价值最高，可补中气、消炎止痛，对身体帮助极大。

三色豆腐

原料：豆腐、彩色甜椒、葱、香菇、虾米、鸡胸肉、盐、姜片、麻油各适量。

做法：①香菇、虾米泡软。豆腐、彩色甜椒、香菇切块。鸡胸肉汆烫，待凉切片。

②热锅入麻油，爆香虾米、香菇及姜片，入豆腐、彩色甜椒及葱，大火略炒，加入调味料即可。

功效：含适量油脂、大量维生素C，营养可口。

红杞蒸鸡

原料：枸杞15克，子母鸡1只，清汤、料酒、胡椒面、姜、葱、味精、盐各适量。

做法：①子母鸡宰杀，去毛去内脏，洗净。葱切段，姜切片。子母鸡放锅内，沸水汆透，捞出，冲洗干净沥水。

②枸杞装入鸡腹内，放入盆里（腹部朝上），加葱、姜、清汤、盐、料酒、胡椒面，盖好，用湿棉纸封住盆口，上笼蒸两小时取出。揭去棉纸，拣去姜片、葱段，放入味精即成。

功效：滋补肝肾，补益气血，对产妇产后气血补益作用较大，有利于产妇身体复原、泌乳。

竹笋炒血豆腐

原料：血豆腐200克，竹笋100克，色拉油、酱油、料酒、葱花、水淀粉、食盐各适量。

做法：①血豆腐切成小块，竹笋去皮洗净，切成片。

②血豆腐、竹笋一起放锅中焯水。

③炒锅上火，注入色拉油烧热，下葱花炝锅，加竹笋、血豆腐、料酒、酱油、食盐翻炒至熟，下水淀粉勾芡，炒几下即可。

功效：适于产后贫血患者食用，可补血养血、润肤抗皱。

烧全家福

原料： 虾仁25克，瘦肉50克，鸡蛋50克，海参（干）25克，玉兰片（干）25克，菠菜梗100克，植物油20克，葱、姜、料酒、盐、味精、湿团粉各适量。

做法： ①虾仁洗净，抓干团粉，加少许料酒，过油后控净。瘦肉煮熟，切片。

②鸡蛋打散，加少许水及味精，蒸5分钟，取出切厚片。

③发好的海参去内脏，切块。发好的玉兰片洗净，切片。菠菜去根，洗净，去叶，留梗切段。

④油、葱花、姜丝炝锅，加适量肉汤煮沸，倒入虾仁、肉片、蛋羹、海参、玉兰片，煮片刻，加入菠菜梗，开锅后勾芡，加盐、味精即可。

功效： 补肾养血。

赤豆鲤鱼

原料： 赤小豆50克，陈皮、草果各6克，活鲤鱼1尾，姜、葱、胡椒、盐、鸡汤、茶叶各适量。

做法： ①活鲤鱼去鳞、鳃和内脏，洗净。

②赤小豆、陈皮、草果洗净，塞入鲤鱼腹，放盆内，加姜、葱、胡椒、盐，灌入鸡汤，上笼蒸90分钟，将葱丝或绿叶蔬菜略烫，投入鱼汤即成。

功效： 利尿消肿，催乳，适合孕产妇食用。

西红柿酿肉

原料： 瘦猪肉100克，西红柿200克，酱油、香油、干团粉、盐、葱、姜各适量。

做法： ①肉剁碎，酱油、葱、姜、团粉、盐、香油搅匀倒入，调成肉馅。

②西红柿用开水烫后用刀挖盖，掏出籽粒留汁备用。肉馅镶入西红柿，盖上原挖下的盖，放在碗内，入蒸笼蒸熟。

③在留下的西红柿汁内加入团粉，并放入香油、味精，略煮调成稠汁，浇在西红柿上即成。

功效： 滋阴养血，健脾益气，养心安神，温中润便。此菜锌的含量较高，适于孕妇、乳母食用。

龙眼鸡翅

原料：肉鸡翅12只，龙眼200克，花生油75克，红葡萄酒100克，净葱15克，白糖、盐、味精、水淀粉、酱油、糖色各适量。

做法：①鸡翅去毛洗净，用酱油、盐腌渍。龙眼去皮、核。葱切段。炒锅放油烧热，下鸡翅炸至金黄色捞出。

②锅内留油烧热，放10克葱煸出香味，加汤、红葡萄酒及鸡翅，放盐、白糖、糖色调好色味，烧至熟透，码入盘中。龙眼用汤烧热，围在鸡翅周围。余下的葱煸出香味，把烧鸡翅的汤汁滤入，用水淀粉勾芡，浇在鸡翅上即成。

功效：养血益气，壮筋健骨，补养脏腑，对产后气血虚弱者有良好的补益作用。

🍎 适合产后恢复食用的主食

西红柿猪肝菠菜面

原料：鸡蛋面120克，西红柿1个，菠菜25克，猪肝60克，精盐、胡椒粉各适量。

做法：①猪肝洗净，切小片。菠菜洗净。西红柿洗净，切小片。

②锅中加油烧热，下入猪肝、菠菜、西红柿炒熟盛出。

③锅中加水烧开，下入面条，待面条熟后，下入炒好的猪肝、菠菜、西红柿，调味即可。

功效：口味清淡，营养丰富。

花菜肉饼

原料：青花菜、瘦猪绞肉、面包粉、蛋白各适量，酱油、麻油、胡椒粉各适量。

做法：①青花菜用滚水氽烫，冰水冲凉，剁碎待用。

②碎青花菜与瘦猪绞肉搅拌均匀，加入面包粉、蛋白、调味料，拌匀，揉成圆饼状，置入160℃烤箱，烤20分钟即可。

功效：青花菜为十字花科青菜，抗氧化剂含量较高。

粟米饭

原料： 粟米150克，红糖少许。

做法： 粟米放入锅中，加水适量，加盖，用武火烧沸，用文火焖煮30～40分钟即成。

- -

功效： 补虚益肾，适用于产后肾气不足、精血受损等症。

黑糯米油饭

原料： 五花肉、红葱头、黑糯米、香菇、虾米、盐、酱油、色拉油各适量。

做法： ①黑糯米洗净，浸泡3～4小时。香菇泡软，切丝。虾米泡软。黑糯米放入电饭锅煮熟。
②用色拉油爆香红葱头，加肉、虾米、香菇、盐，炒熟，将煮熟的米放入拌炒，加酱油调味，略炒3分钟即可。

- - - - - - - - - - - - - - - - - - -

功效： 黑糯米含丰富的钙、铁、蛋白质、B族维生素，可治疗产后贫血。

桑葚芝麻面

原料： 桑葚、芝麻各30克，面粉250克，盐、酱油、味精、猪油各适量。

做法： ①芝麻去杂，洗净，文火炒香，盛出晾凉，捣成泥。桑葚洗净，加水适量，煮两小时，去渣留浓汁。
②桑葚浓汁放盆中，加入面粉、少许水，揉成面团，制成面条，稍加干面，抖散。
③锅加水，旺火烧沸，下入面条搅匀，烧至水开，再煮5分钟，捞出，放入大汤碗，加猪油、盐、酱油、味精及芝麻拌匀，加面汤即成。

- - - - - - - - - - - - - - - - - - -

功效： 健脾胃，补肝肾，适用于体虚、肠燥、大便干结者，对产后便秘有一定疗效。

什锦面

原料: 绞肉、香菇、豆腐、金针菇、蛋白、绿色青菜、红萝卜、面条、干海带各适量,色拉油、盐、鸡骨头、高汤各适量。

做法: ①鸡骨头加干海带熬高汤。香菇、金针菇、红萝卜切细丝。绿色青菜切段。豆腐切条,用滚水汆烫。绞肉加入蛋白揉成小丸子烫熟。

②面条置高汤中煮熟,加上述材料调味。

- -

功效: 清淡爽口,营养均衡,适合产褥期食用。

新妈妈产褥期
易出现的不适与饮食对策

🍎 新妈妈产褥期不适的饮食对策

乳房胀痛

新妈妈产后会感觉乳房胀痛,局部皮肤发热。

腹痛

产后子宫不断收缩,新妈妈会感到阵发性腹痛。

出汗多

产妇出汗多属生理现象,出汗是排泄体内水分的主要方式。妊娠期母体内增加了很多水分,产后主要通过出汗排泄掉。

便秘和小便困难

产妇腹部压力降低,肠蠕动减慢,产后活动较少,容易发生便秘。分娩时胎儿头部压迫膀胱时间较长,产后腹腔压力有所改变,使膀胱收缩力差,容易造成排尿困难。

饮食对策

◆ 产后第一天可吃清淡、易消化的食物,第二天以后可多吃高蛋白和汤汁食物,适当补充维生素和铁剂。

◆ 新妈妈产后脾胃虚弱，须注意调理饮食，要多进食富含高蛋白质的食物和新鲜的蔬菜、水果。

◆ 身体虚弱者还应适当搭配一些药膳，忌食过咸、过硬、生冷及辛辣刺激性食物。

◆ 新妈妈产后易出现便秘，应多喝开水，多喝汤饭，多吃水果和粗纤维蔬菜，避免荤食过量，少吃辣椒、胡椒、芥末等刺激性食物，不可饮酒。

◆ 每日进餐时，新妈妈应适当吃一些粗粮，做到粗细粮搭配，力求主食多样化。

新妈妈产褥期常见疾病的饮食调理

● 新妈妈预防消化不良的饮食调理

产后随着胃、小肠、大肠的位置恢复正常，胃肠道的功能也逐步恢复正常。但产妇常常卧床，如果进食较多的油腻食物，较少的蔬菜水果，胃肠道的蠕动就会减少，会出现胀气、食欲不振，甚至恶心、呕吐等症状。

预防消化不良的措施：

★ 应少吃过于油腻和不易消化的食物，多吃蔬菜水果。

★ 要少食多餐，适当活动。

★ 可服用一些助消化的药物，如多酶片、食母生等。

★ 常喝酸奶也可助消化。

● 新妈妈预防产后脱发的饮食调理

有些妇女怀孕期间饮食单调，不能满足母体和胎儿的营养需求，体内缺乏蛋白质、钙、锌、B族维生素，会影响头发的正常生长，头发容易折断、脱落。如果产褥期不常洗头，头皮上积聚一层油脂和灰尘，加之出汗又多，易引起毛囊炎，加重脱发。

新妈妈应注意平衡膳食，不要挑食、偏食，多食新鲜蔬菜、水果、海产品、豆类、蛋类等，以满足头发对营养的需要。

🍎 新妈妈预防产褥感染的饮食调理

临产时，应多进食和饮水，抓紧时间休息，避免过度疲劳，以免身体抵抗力降低。应加强营养，及时补充足够的热量，尽快纠正贫血，以预防产褥感染。

🍎 新妈妈产后预防痔疮的饮食调理

为预防产后痔疮，新妈妈应勤喝水，早活动，增加肠道水分，增强肠道蠕动，预防便秘。

新妈妈应少吃辛辣刺激或过于精细的食物，多吃粗纤维食物，搭配芹菜、白菜等，这样经肠道消化后的食物残渣比较多，大便容易排出。

🍎 新妈妈预防产褥中暑的饮食调理

◆ 新妈妈应多喝开水。

◆ 新妈妈应多吃生津解暑的食物，如西瓜、西红柿、黄瓜等。

◆ 新妈妈应少吃过于油腻的食品。

🍎 新妈妈预防生育性肥胖的饮食调理

◆ 为避免产后发胖，应坚持合理

饮食，不要暴饮暴食。产后食物结构应以高蛋白、高维生素、低脂肪、低糖为主。应荤素搭配，多吃新鲜水果和蔬菜。

◆ 不要过度补充营养，以免造成脂肪堆积。不要多吃主食、甜食和高脂肪食物，含糖量高的水果也应限制。

◆ 多吃瘦肉、豆制品、鱼、蛋、蔬菜、水果等，既能满足身体对蛋白质、矿物质、维生素的需要，又可防止肥胖。

健康小百科

产妇要多吃营养丰富、易消化的高蛋白食物。需要注意的是不要增加脂肪的摄入，以免脂肪堆积。

🍎 新妈妈预防恶露不尽的饮食调理

什么是恶露不尽

产后从子宫里排出的恶露一般3周左右排干净，但如果一直不断排出就称为恶露不尽。

导致恶露不尽的原因

恶露不尽常见以下三种情况：

◆ 组织物残留

可因妊娠月份较大，或子宫畸形、子宫肌瘤等原因，也可因手术中妊娠组织物未完全清除，导致部分组织物残留于宫腔内。此时除了恶露不净，还有出血量时多时少，内夹血块，并伴有阵阵腹痛。

◆ 宫腔感染

可因生产手术操作消毒不严格等原因致使宫腔感染。此时恶露有臭味，腹部有压痛，并伴有发热，查血象可见白细胞总数升高。

◆ 宫缩乏力

可因产后未能很好休息，或平素身体虚弱多病，或手术时间过长，耗伤气血，致使宫缩乏力，恶露不尽。

预防恶露不尽的饮食对策

为预防恶露不尽，产妇应多进食富有营养的易消化食物，多吃些有助补血止血的食物，如小米、红糖、山楂、阿胶等。

调理食谱：小米鸡蛋红糖粥

原料：新鲜小米100克，鸡蛋3个，红糖适量。

做法：先将小米清洗干净，然后在锅里加足清水，烧开后加入小米。待煮沸后改成小火熬煮，直至煮成烂粥，再在烂粥里打散鸡蛋、搅匀，稍煮放入红糖后即可食用。

功效：小米营养丰富，是产后补养的佳品。与鸡蛋、红糖一起食用，可以补脾胃、益气血、活血脉，适用于产后虚弱、口干口渴、恶露不尽等症。

PART 13
哺乳期饮食

新妈妈哺乳期的饮食原则是富有营养、易于消化；少食多餐、粗细夹杂；荤素搭配、变化多样；富含脂肪和蛋白质、保证热量；多吃流质或半流质食物。新妈妈要多喝些汤类，如鸡汤、鱼汤、排骨汤、猪蹄汤、牛肉汤等，既味道鲜美，又可以促进食欲和乳汁分泌。新妈妈还要多吃富含钙的食品或服用钙剂。

新妈妈哺乳期饮食指导

🍎 哺乳妈妈饮食注意事项

★哺乳者忌食大麦及大麦制品。

★增加乳汁的食补方包括虾、鲈鱼、乌仔鱼、黄鳝、乌骨鸡料理、红豆红糖汤、芝麻核桃粥、豆腐类料理(例如丝瓜香菇豆腐汤)、水煮花生、花生猪蹄汤、金针猪脚汤、海带排骨汤等。

★若要退奶，则可服用退乳方：炒麦芽100克，熬汤当茶饮。

🍎 适合新妈妈哺乳期食用的食物

新妈妈在哺乳期可比平时多吃些鸡、鱼、瘦肉和动物的肝、肾、血等，牛肉、猪肝、猪腰、鸡蛋中的蛋白质最适于促进乳汁分泌。豆类及豆制品虽不如动物性蛋白质，但也不可忽视。此外，还要吃些新鲜蔬菜。

新妈妈在哺乳期还要多食用红糖、芝麻、鸡蛋、小米粥、鸡汤、鱼汤等，这些食物营养丰富，有利于下乳。

炖汤类

如鸡汤、排骨汤、牛肉汤、猪蹄汤、肘子汤等，可轮换着吃。猪蹄炖黄豆汤是传统的下奶食品，营养丰富，易消化吸收，可以促进食欲及乳汁的分泌，帮助产妇恢复身体。猪蹄能补血通乳，可治疗产后缺乳症。

莲藕

莲藕含大量的淀粉、维生素和矿物质，营养丰富，清淡爽口，健脾益胃，润燥养阴，行血化瘀，清热生乳，是祛淤生新的佳蔬良药。产妇多吃莲藕，能及早清除腹内积存的淤血，增进食欲，帮助消化，促使乳汁分泌，有助于对新生儿的喂养。

奶类及其制品

奶类及其制品含有丰富的钙质，可以预防骨质疏松和婴儿佝偻病。

鱼类

鱼类营养丰富，通脉催乳，味道鲜美。其中鲫鱼和鲤鱼是首选，可清蒸、红烧或炖汤，汤肉一起吃。

莴笋

莴笋是春季的主要蔬菜之一，含多种营养成分，尤其富含钙、磷、铁，能助长骨骼、坚固牙齿，有清热、利尿、活血、通乳的作用，尤其适合产后少尿及无乳的产妇食用。

海带

海带富含碘和铁，碘是合成甲状腺素的主要原料，铁是制造血细胞的主要原料。产妇多吃这种蔬菜，能增加乳汁中碘和铁的含量，有利于新生儿的生长发育，防止发生呆小症。

红色肉类、贝壳类食物

红色肉类、贝壳类食物含丰富的锌，可以预防儿童呆小症、克汀病，对孩子的智力开发也有好处，锌还可以通过母乳传递给婴儿，在产褥期及整个哺乳期准妈妈应多吃这类食物。

● 新妈妈哺乳期营养要素

摄入充足的维生素与矿物质

新妈妈应多吃富含维生素及矿物质的食物，可补充血液和钙质，为宝宝输送充足的养料。

多吃脂肪和糖类食物

新妈妈要多吃含脂肪、糖类丰富的食物，保证乳汁充足。

保证充足的热量

足够的热量是新妈妈保证泌乳量的前提，热量不足将导致泌乳量减少40%~50%。

保证充足的水分

新妈妈每天应摄入充足的水分，以保证身体恢复和泌乳需要。

采取高蛋白饮食

新妈妈应多采用高蛋白饮食，可促进身体恢复和乳汁分泌。

● 母乳是婴儿最理想的食物

母乳是婴儿最理想的食物，其含有丰富的蛋白质、脂肪、糖以及各种矿物质，而且营养比例最适合婴儿消化吸收，其成分还会随着婴儿月龄的增长而有所变化，即与婴儿的成长同步变化，以适应婴儿不同时期的需要。

◆ 牛奶中酪蛋白的as成分在胃中容易形成凝乳，难以消化。母乳中只含微量as成分，所以母乳比牛奶更容易消化。

◆ 牛奶中β-乳球蛋白含量较多，容易引起过敏反应。母乳中无此种成分。

◆ 乳铁蛋白在母乳中的含量比牛奶高。乳铁蛋白可结合铁，对肠道内的某些细菌有抑制作用，可以预防某些疾病。

◆ 溶酶菌有抗菌作用，母乳的抗菌力比牛奶高3000倍，是其他任何食品不能比拟的。母乳中含有丰富的分泌型免疫球蛋白IgA，能保证婴儿免受各种病邪的侵袭，增强婴儿抗病能力。所以，母乳喂养的孩子在4~6个月之内很少得病。这种免疫作用是母乳所特有的。虽然牛奶中的IgG比母乳多，但有时可引起婴儿肠绞痛。

◆ 母乳牛磺酸的含量是牛奶的80倍，其作用是促进婴儿脑、神经、视网膜的发育，对神经传导进行调节，对细胞膜的恒定性等具有重要的生理作用。

◆ 母乳对早产儿智力发育尤为重

要。以母乳喂养的早产儿脑功能的发育较好，智商较高。哺乳时，母婴间皮肤的频繁接触、感情的交流、母亲的爱抚与照顾都有利于孩子的心理和社会适应性的健全。而且，母乳既经济又卫生，温度适宜，不易造成肠道感染和消化功能紊乱。

🍎 常用的饮食催奶方法

◆ 猪蹄1只，通草2~4克，加水1500毫升同煮，待水开后，再用文火煮1~2小时。每日1次，分两次喝完，连用3~5天。

◆ 猪骨500克，通草6克，加水200毫升，炖2小时。1次喝完，每天1次。

◆ 鲜鲫鱼500克，去鳞、内脏，清炖或加黄豆芽60克或通草6克煮汤。每日2次，吃肉喝汤，连用3~5天。

◆ 豆腐150克，红糖50克，加适量水同煮，待红糖化后加米酒50毫升。1次吃完，每日1次。

◆ 干黄花菜25克，加瘦猪肉250克同炖食。或用猪蹄1只与干黄花菜同炖食。

◆ 红小豆125克煮粥，早晨吃，连吃4~5日。或用红小豆250克煮汤，早晚饮浓汤数日。

◆ 牛奶果干品、瘦猪肉各60克，红枣5个水煎服，每天1次。

◆ 鸡蛋3个，鲜藕250克，加水煮熟，去蛋壳，汤、藕、蛋一起服，连用5~7日。

◆ 羊肉250克，猪蹄2只，加适量葱、姜、盐炖熟，每日1次。

🍎 喝催乳汤的学问

为了尽快下乳，许多产妇都有喝催乳汤的习惯，但要掌握好喝催乳汤的时机。

◆ **过早喝催乳汤的弊病**：乳汁下来过快过多，新生儿吃不了，容易造成浪费，还会使产妇乳管堵塞而出现乳房胀痛。

◆ **过晚喝催乳汤的弊病**：若喝催乳汤过迟，乳汁下来过慢过少，会使产妇因无奶而心情紧张，分泌乳量会进一步减少，形成恶性循环。

产后喝催乳汤遵循原则

掌握乳腺的分泌规律	一般来说，孩子出生后头7天乳腺分泌的乳汁比较黏稠，略带黄色，称为初乳。初乳进入婴儿体内，产生免疫球蛋白IgA，可保护婴儿免受细菌侵害。初乳的分泌量不是很多，应让婴儿反复吮吸乳头。大约在产后第8天，乳腺开始分泌真正的乳汁。一般在产后第3天开始给产妇喝鲤鱼汤、猪蹄汤之类下奶的食物。
注意产妇身体状况	身体健壮、营养好、初乳分泌量较多的产妇，可适当推迟喝催乳汤的时间，喝的量也可相对减少，以免乳房过度充盈，引起不适。如果产妇身体较差，可早些服用催乳汤，喝的量适当增多，但也要适可而止，以免增加胃肠负担，出现消化不良。

新妈妈哺乳期不宜急于节食

很多产妇为了迅速恢复原来苗条身材，产后立即节食减肥。这样不仅有损身体健康，而且不利于哺育婴儿。

产妇在临产前增加的体重主要是水分和脂肪。产后哺育婴儿，拥有这些水分和脂肪是很有必要的，有时还根本不够。因此，产妇产后不可立即节食减肥，应该多吃富含营养的食物，每天吸收不少于11704千焦（2800千卡）的热量，以保证哺乳和自身的需要。若想节食减肥，应过了哺乳期再开始。

哺乳期饮食误区

误区一：产妇应忌口

许多孕产妇都有忌口的习惯。其实，产后需要充足而丰富的营养素，主副食都应多样化，仅吃一两样食物既不能满足身体的需要，也不利于乳腺分泌乳汁。

误区二：产后体虚，应多吃老母鸡

产后特别是剖宫产后，新妈妈的胃肠道功能还未恢复，不能吃过于油腻的食物。老母鸡、蹄髈等食物脂肪含量较高，不适合产后马上吃。产后体虚是因为分娩过程中体力消耗过大，分娩后又要哺乳引起的。产妇可进食易消化的流质或半流质食物，如虾仁煨面、红薯稀饭等。

误区三：为了早产奶，产后马上多喝汤

从分娩到产奶中间有一个环节，就是要让乳腺管全部畅通。如果乳腺管没有全部畅通，而产妇又喝了许多汤，分泌出的乳汁就会堵在乳腺管内，严重的会引起产妇发烧。所以，要想产后早产奶，一定要让新生儿早早吮吸妈妈的乳房，刺激妈妈的乳腺管多泌乳。待乳腺管全部畅通后，喝些清淡少油的汤，如鲫鱼豆腐汤、黄鳝汤等，对下奶会有所帮助。

误区四：汤比肉有营养

产褥期应该常喝鸡汤、排骨汤、鱼汤和猪蹄汤，以利于泌乳，但同时也要吃些肉类。肉比汤营养要丰富得多，"汤比肉更有营养"的说法是不科学的。

哺乳期新妈妈不宜吃炖母鸡

产妇产后吃炖母鸡，为什么会导致奶水不足或完全回奶呢？

只有催乳素才能起到促进泌乳的作用。产妇分娩后，血液中雌激素和孕激素的浓度大大降低，而母鸡的卵巢和蛋衣中含有一定量的雌激素，产妇食用炖老母鸡后，血液中雌激素的浓度增加，

催乳素的效能就会减弱，导致乳汁不足，甚至完全回奶。

产妇产后吃炖公鸡，可促进乳汁分泌。因为雄激素具有对抗雌激素的作用。公鸡睾丸中含有少量的雄激素，产妇产后若吃一只清炖公鸡，连同睾丸一起食用，会促进乳汁分泌。

当发现乳头不通，即乳房发胀而无奶时，　切勿吃公鸡下奶，否则会引起乳腺炎。

🍎 哺乳期新妈妈不宜多吃味精

味精含有的谷氨酸钠对婴儿不利

味精的主要成分谷氨酸钠，在肝脏中的谷氨酸丙酮酸转氨酶的作用下，转化成人体需要的氨基酸。它对成年人没有什么危害，但对12周以内的婴儿不利。

乳母食用过多味精，会导致婴儿缺锌

因为乳母食用过多味精，谷氨酸钠会通过乳汁进入婴儿体内，与婴儿血液中的锌发生特异性结合，生成不能被机体吸收利用的谷氨酸，随尿液排出体外，从而导致婴儿缺锌，出现味觉减退、厌食等症状，还会造成智力减退、生长发育迟缓、性晚熟等不良后果。

乳母在用乳汁喂养孩子时，至少在3个月内应少吃或不吃味精。

🍎 哺乳期新妈妈不宜吃麦乳精

麦乳精由牛奶、奶油、鸡蛋、麦精等多种营养原料制成，除了以上营养成分外，还含有麦芽糖和麦芽粉。这两种从麦芽中提取的成分，虽然有营养和药用价值，可以消化饮食积聚，补助脾胃，但会使产妇回乳。

🍎 新妈妈哺乳期应适量摄入食盐

民间流传着一种说法，说乳母要忌食盐，因为乳母吃盐婴儿会得尿布疹。但产妇的食物中不放盐，会使产妇倒了胃口，食欲不振，营养缺乏。所以，新妈妈哺乳期应适量摄入食盐。

新妈妈盐摄入过少的危害

乳母限制盐的摄入，影响体内电解质的平衡，不但影响乳母的食欲，而且会造成婴儿体内缺钠，对身体发育不利。

新妈妈盐摄入过多的危害

乳母食盐过多，会加重肾脏负担，也会使血压增高。所以，乳母不应过量食盐，但也不能忌食盐。

🍎 新妈妈哺乳期不宜多喝茶

新妈妈不宜多喝茶的原因如下：

◆ 茶叶中含有的鞣酸容易引起贫血

茶叶中含有鞣酸，可以与食物中的铁相结合，影响肠道对铁的吸收，引起贫血。茶水浓度越高，鞣酸含量越高，对铁吸收的影响越严重。

◆ 茶叶中含有的咖啡因使母子精神过于兴奋

茶叶中还含有咖啡因。饮茶会使人精神兴奋，不易入睡，会影响产妇休息；还通过乳汁进入婴儿体内，使婴儿精神过于兴奋，不能很好地睡觉，易出现肠痉挛和无故啼哭的现象。

新妈妈哺乳期不宜多喝黄酒

产后少量饮黄酒可以祛风活血、舒筋活络，有利于恶露排出、子宫复旧。但过量或饮用时间过长可助内热，使产妇上火，并通过乳汁影响婴儿，还会使恶露排出过多或持续时间过长，不利于产后恢复。新妈妈哺乳期黄酒的饮用时间以产后1周为宜。

新妈妈哺乳期食谱

🍎 适合哺乳期饮用的饮料

橙汁冲米酒

原料：鲜橙2个，米酒1汤匙，白醋10克，白糖5克。

做法：鲜橙洗净，去皮，切碎榨汁约半碗，温热后冲入米酒调服。

- - - - - - - - - - - - - -

功效：行气止痛，消胀通乳，可治妇女哺乳期乳汁排出不畅、乳房红肿、硬结疼痛等症。

桑寄生麦冬蛋茶

原料：鸡蛋2只，红枣24粒，桑寄生100克，麦冬30克，水7碗，冰糖适量。

做法：①鸡蛋煮熟，去壳。红枣去核，洗净。

②麦冬浸洗，连同其他材料放煲内，煮滚，中火煲1.5小时，放入冰糖调味即可。

- - - - - - - - - - - - - -

功效：此茶有宁心、补血、养颜的作用，适合虚不受补的产妇饮用。麦冬味甘，微苦，性微寒，可止咳润肺、清热养阴。桑寄生属补血药材，有祛风养血、强筋骨、补肝肾的功用。

🍎 适合哺乳期食用的粥

花生红枣粥

原料：花生仁、红枣各50克，大米100克，红糖30克。

做法：花生仁浸泡1夜，红枣去核，洗净，同洗净的大米一起下锅熬粥，粥熟后加红糖稍煮即可。

功效：润肺，和胃，止血，催乳，适用于燥咳、反胃、脚气、产妇少乳及各种出血等症。

薏米红枣粥

原料：生薏米100克，红枣（去核）12粒，水4碗。

做法：生薏米浸泡。4碗水、生薏米、红枣倒入煲中，用文火煲45分钟即可。

功效：可活血养颜，减少脸部蝴蝶斑，还可改善恶露不尽。

糯米红枣粥

原料：糯米200克，花生仁100克，红枣50克，红糖适量。

做法：①花生仁煮烂，倒入洗净的糯米，武火烧开。
②加入红枣，文火煮成粥，加红糖调匀即可。

功效：补中益气，健胃润肺，适用于老、幼、产、病主食或脾虚、乳少、浮肿患者食疗。

何首乌粥

原料：何首乌50～100克，粳米100克，大枣7枚，冰糖25克。

做法：①大枣去核，切碎。
②何首乌入沙锅，用水煎，取浓汁去渣，与米、大枣、冰糖同煮成粥。

功效：有养肝补血、益气抗衰、助消化的功效，孕产妇皆宜。

花生咸味粥

原料：花生米、花生油、盐、味精、面粉、姜、葱各适量。

做法：花生米去皮衣，捣碎成渣。锅内放花生油烧热，放入花生渣，加入葱、姜、盐、水烧开，面粉勾芡，烹入味精即可。

功效:润肺和胃，止咳下乳，适用于脾胃虚弱者，还可治久咳、秋燥、乳少等症。

丝瓜粥

原料：鲜丝瓜1条，粳米50克，白糖少许。

做法：①丝瓜去皮、瓤，粳米淘洗干净。

②粳米放锅内，丝瓜切块，放入锅内，加水适量，武火烧沸，文火煮熟成粥，加入白糖即成。

功效：清热解毒，凉血通络，适用于产妇急性乳腺炎热盛未溃或已溃而热毒未消等症。

🍎 适合哺乳期食用的汤煲

丝瓜猪蹄汤

原料：丝瓜250克，香菇30克，猪蹄1只，豆腐100克，生姜丝、盐、味精各适量。

做法：①香菇泡后洗净，丝瓜洗净切丝。

②猪蹄洗净，剁开，放入锅中，加清水适量，煮约30分钟，加入香菇、生姜丝、盐，慢炖20分钟，下丝瓜和豆腐，炖至肉熟烂离火，加入味精即成。

功效：养血通乳，滋润皮肤，适用于产后贫血、乳汁不下、免疫功能降低等症。

益母草红枣瘦肉汤

原料：红枣6粒，瘦肉200克，益母草75克，水4碗，盐半匙。

做法：①瘦肉洗净，切块，红枣去核，洗净。益母草洗净。

②将上述原料同放入煲内煮滚，文火再煮两小时，下盐调味即可。

功效：妇女产后饮用此汤，能调经止痛、活血祛淤。

萝卜鲢鱼汤

原料： 鲢鱼500克，萝卜250克，料酒、盐、葱、姜、白糖、胡椒粉、花生油各适量。

做法： ①萝卜洗净，切薄块。鲢鱼去鳞、鳃、内脏，洗净。葱、姜洗净，葱切段，姜切片。

②净锅放入花生油烧热，下入鲢鱼稍煎，加入料酒、盐、糖、萝卜、葱、姜、适量清水，烧煮至鱼肉熟烂，撒入胡椒粉调味，出锅即成。

功效： 此汤有利水消肿、减肥通乳、润肤泽肤、清热消渴的功效，产妇常食能通乳增乳，减肥润肤，更加健美。

人参鸡煲

原料： 人参5克，净鸡一只，盐、料酒、葱、姜、香菜、香油各适量。

做法： ①人参洗净，切片。葱、姜洗净，切丝。香菜择洗干净，切段。净鸡剁块，下入沸水中氽一下，捞出控净血水。

②鸡块放入锅内，加清水，烧沸后撇去浮沫，放入人参片，小火慢炖至鸡酥烂，下葱丝、姜丝、香菜段搅匀，加盐、料酒调味，滴上香油即成。

功效： 人参有大补元气、补虚损、填精补髓、活血调经的功效。此菜适于产后哺乳期体弱、体虚、气血不足者食用，是进补滋养佳品。

田七乌鸡汤

原料： 乌鸡1只，南枣6粒，陈皮1块，田七20克，水6碗，盐1匙。

做法： ①南枣浸洗。乌鸡宰洗干净，切去鸡尾。

②田七砸碎，与其他材料一同放入炖盅，隔水炖4小时下盐调味即可。

功效： 强心补血，祛淤止血，补益身心。

花生炖猪蹄

原料： 猪蹄两只（重约500克），花生米、盐各适量。

做法： 猪蹄洗净，用刀划口，加花生米、食盐，再加适量水，旺火烧开，撇去浮沫，小火炖至熟烂，骨能脱掉时即可。

- - - - - - - - - - - - -

功效： 此菜含丰富的胶原蛋白，有养血滋阴的作用，可通乳，适合乳少或停乳的产妇食用。

美颜苹果汤

原料： 瘦肉200克，苹果2个，水4碗。

做法： 瘦肉洗净。苹果切四瓣，留皮去心。将苹果、瘦肉、水放入煲内，煮滚，中火煲1小时即可。

- - - - - - - - - - - - -

功效： 妇女产后常饮此汤，可助消化、滋润肌肤，令神采再现。苹果味甘、微酸，性平，有生津、止泻、补气、健脾的功效。猪肉有养胃润肠、补肌滋润的功效。

红萝卜猪肝汤

原料： 红萝卜150克，猪肝60克，姜、油、盐酌量。

做法： 胡萝卜、猪肝分别洗净、切片。锅中加水及姜、盐少许，烧沸后下猪肝，待熟后，饮汤食肝及胡萝卜。

- - - - - - - - - - - - -

功效： 此汤能明目、补血、补铁，改善贫血和营养不良，孕产妇皆宜。

养颜燕窝鹌鹑蛋汤

原料： 燕窝25克，花旗参15克，鹌鹑蛋5只，水5碗，姜1片，盐半匙。

做法： ①花旗参洗净，切片。鹌鹑蛋煮熟、去壳。燕窝浸洗，去杂质。②将所有材料一并放煲内煮滚，用文火煮3小时，下盐调味即成。

- - - - - - - - - - - - -

功效： 此汤能增强智力，光滑皮肤，滋阴补气，是爱靓妈妈的上佳补品。

何首乌海参瘦肉汤

原料：海参1只，瘦肉250克，龙眼肉20克，何首乌50克，红枣5粒，水6碗，盐1匙。

做法：龙眼肉浸洗。海参浸软刷去黏液，切片。红枣去核。所有材料一并放入煲内煮滚，文火煲两小时，下盐调味即成。

功效：补肾养血，润燥乌发，是产妇理想的滋补靓汤。

健脾补肾猪尾汤

原料：猪尾1条，黑豆150克，红枣12粒，陈皮1块，水10碗，盐1匙。

做法：①陈皮浸洗干净。黑豆浸洗干净，炒至皮裂，过清水沥干。
②猪尾去毛斩段、洗净，同其他材料一并放煲内煮滚，用文火煲3小时，下盐调味即可。

功效：产妇常饮此汤，能滋补强身。

猪骨炖莲藕

原料：猪腿骨1000克，莲藕400克，豆腐200克，红枣30克，姜、盐、味精各适量。

做法：①猪腿骨洗净斩块，入沸水中焯去血水。莲藕去皮洗净切块。生姜洗净，切片。豆腐切块。红枣洗净。
②锅内放入清水、骨块煮开，去浮沫，加莲藕、姜、豆腐、红枣烧沸，小火慢煮至熟烂，加盐、味精调味稍煮即可。

功效：益气补血，润肠清热，凉血安神，适于哺乳期食用，可通络下乳、补钙。

清汤羊肉

原料：羊肉500克，香菜、葱、生姜、精盐、味精、香油各适量。

做法：①羊肉洗净切小块。香菜择洗干净，切小段。葱、生姜洗净，葱切段，姜切片。
②沙锅加入适量清水，放入羊肉块、葱段、生姜片，中火煮沸，小火煮至羊肉熟烂，放入香菜、精盐、香油、味精调味装碗即成。

功效：温中养血，祛寒止痛，可用于妇女哺乳期气血虚弱、阳虚失调等症。

蟹肉扒豆腐

原料： 蟹肉50克，豆腐400克，瘦猪肉100克，水发香菇50克，水淀粉、料酒、味精、熟猪油、盐、清汤各适量。

做法： ①豆腐放入开水中稍煮，捞出放入冷水浸5分钟，片去硬皮层，切块。蟹肉蒸熟。瘦猪肉、香菇洗净，切丁。

②净锅加入熟猪油，烧热后下入蟹肉稍炒，烹料酒炒匀，盛出。

③原锅加猪油烧热，放入猪肉丁、香菇丁煸炒片刻，加入清汤、豆腐块、盐，煮沸，用小火焖20分钟，将蟹肉放在豆腐周围，再焖5分钟，水淀粉勾芡，加入味精，起锅时将豆腐装盘，把蟹肉与芡汁堆盖在豆腐上即成。

功效： 此菜营养丰富，可生津润燥、清热解毒、散瘀健胃，是产妇哺乳期食用的佳肴。

山药猪蹄莲子汤

原料： 猪蹄500克，山药200克，莲子肉20克，陈皮2克，盐、姜、葱段各适量。

做法： ①山药去皮，洗净，切块。陈皮洗净。莲子肉洗净，去心。猪蹄刮洗干净，砍块，入沸水中汆一下捞出。

②沙锅加入清水，旺火烧沸加入猪蹄、山药、莲子肉、陈皮、姜块、葱段，用小火煮1小时，去掉葱、姜、陈皮，加盐调味即成。

功效： 健脾益气，补血开胃，适宜于脾胃虚弱的产妇食用。

猪蹄炖丝瓜豆腐

原料： 猪蹄1500克，丝瓜、豆腐各300克，香菇50克，料酒、精盐各适量。

做法： ①猪蹄刮洗干净，切块。丝瓜去皮，洗净，切滚刀块。豆腐切小块。香菇用水发好，切小块。

②原料倒入煲内，大火烧开，小火熬熟，加入精盐、料酒调味即可。

功效： 益气生血，养筋健骨，通络下乳，行气散结，对于乳络不通、胀乳汁少或乳胀生结、疼痛乳少、乳房微热者，有通利行乳、散结止痛、清热除淤的作用，能促进乳汁通利，防止乳腺炎的发生。

炖鸡块

原料: 鸡1只，姜、葱、盐、料酒、胡椒粉、猪油、汤各适量。

做法: ①将鸡宰杀燎毛，除去内脏、爪尖，洗净，剁块，下入沸水锅中氽一下，捞出控净血水。姜、葱洗净，姜切片，葱切段。

②炒锅加油烧至六成热，下入姜片、葱段爆锅，加入鸡块翻炒，烹入料酒、汤，用旺火烧沸，用小火慢炖至鸡酥烂，加入盐、胡椒粉调味即可。

功效: 温中益气，填精补髓，活血调经，适用于产妇哺乳期食用，可滋补通乳，有利于母婴生肌壮骨、强身健体。

排骨大白菜

原料: 猪排骨500克，大白菜250克，香菜、盐、味精、花生油、葱、姜各适量。

做法: ①大白菜去外帮洗净，切长方块。香菜择洗干净，切段。葱、姜洗净，葱切段，姜切片。猪排骨洗净，剁段，放入沸水锅内烫一下捞出，冲洗去血沫，控净血水。

②净锅上火，加油烧热，下葱段、姜片炝锅，放入猪排骨，用急火煸炒，注入适量开水，用中火烧熟，放入白菜块烧至半熟，加盐，用小火炖烂，加味精、香菜段即成。

功效: 产妇食用此菜，可补钙、生肌、润肠胃，有利于产妇强身壮体。

🍎 适合哺乳期食用的凉菜

黄瓜拌蜇皮

原料: 嫩黄瓜200克，海蜇皮丝250克，大蒜、酱油、食醋、盐、味精、香油各适量。

做法: ①嫩黄瓜洗净切条，放入大碗内。大蒜去皮洗净，捣成泥。将酱油、食醋、盐、味精、香油调成味汁。

②海蜇皮丝浸泡后冲洗干净，放入五成热的开水中烫一下，捞出攥净水分，放入盛黄瓜的大碗中，加味汁、蒜泥调匀即可。

功效: 益气和胃，润肠通便，杀菌，产妇哺乳期食用可开胃进食，是产妇保健的佳肴。

凉拌茄子

原料： 茄子2根，蒜1粒，葱1棵。A料：酱油2/3小匙，醋1/2小匙，糖1/4小匙。B料：淀粉1小匙。

做法： ①茄子洗净切段。葱、蒜去皮，均切末。

②茄子放入滚水中，大火煮软，沥干平铺盘中待凉。

③锅中倒入1/2小匙油烧热，爆香葱、姜末，加入A料和1大匙水，中火煮滚，加入B料勾芡，盛起时淋在茄子上即可。

功效： 茄子清热、解毒，可预防高血压，增强血管抵抗力。此菜热量虽低，但能带给人饱足感，味道清淡，适宜哺乳期食用。

🍎 适合哺乳期食用的热炒

葱烧海参

原料： 海参500克，葱白段200克，酱油、料酒、盐、色拉油、胡椒粉、糖、水淀粉、香油各适量。

做法： ①海参取出肠泥，洗净，切块，放滚水中，加入酱油、料酒、盐和胡椒粉，煮约5分钟捞出。

②锅内放2小匙油，葱白段倒入锅中，爆香呈金黄色，加入海参、糖和料酒翻炒，淋上水淀粉勾芡，加入香油即可。

功效： 滋阴，补血，通乳，主治产后体虚缺乳。

熘炒黄花猪肝

原料： 猪肝500克，黄花100克，花生油25克，鸡蛋清1个，团粉20克，酱油、料酒、味精、花椒、盐各适量，豆瓣酱少许。

做法： ①黄花洗净，切1刀，猪肝片两半，切十字花刀，改成长方条块状。鸡蛋清加团粉调成稠糊。肝片用盐、料酒、味精拌匀，挂上蛋糊。

②锅烧热油，下肝片翻炒，凝固时放入黄花熘炒至外脆内热，撒上少许花椒、盐即可。

功效： 补虚益肾，开胃健脾，适于脾胃虚损的产妇食用。

鸡脬芹菜

原料: 鸡脬200克,芹菜250克,淀粉10克,花生油、酱油、盐、料酒、白糖、味精各适量。

做法: ①鸡脬清洗干净,切薄片。淀粉放入大碗内,加酱油、料酒、白糖及少量的水,调成稀糊,放入鸡脬片拌匀。芹菜择洗干净,切段,放入沸水中烫一下捞出,用凉开水投凉,控净水。
②净锅加油烧热,放入鸡脬片,迅速炒散,待鸡脬片变色时放入芹菜段,翻炒几下,加盐、味精炒匀即可。

功效: 哺乳期妇女食用此菜,能防止便秘,同时获得较为全面的营养素,以满足婴儿发育的需要。

豆芽生鱼片

原料: 豆芽200克,生鱼肉300克,胡萝卜、葱、生姜、花生油、酱油、料酒、生粉、盐、味精、胡椒粉、香油各适量。

做法: ①豆芽洗净,放入沸水中汆熟,捞出控水。胡萝卜洗净,切薄片。葱、生姜去皮,洗净,切丝。生鱼肉洗净,切片,放入碗内,加入葱、姜丝、酱油、盐、味精调味拌腌,加生粉拌匀上糊。
②净锅放入花生油烧热,下入葱丝、姜丝爆香,烹入料酒,放入鱼肉片炒熟,加入胡萝卜片、绿豆芽炒匀,加盐、味精调味,撒胡椒面即可。

功效: 此菜适于产妇哺乳期食用,可治疗便秘,增加营养,促进产妇乳汁分泌,有利于婴儿生长。

胡萝卜鸭肝

原料: 胡萝卜150克,熟鸭肝250克,酱油、葱、湿淀粉、盐、味精、生姜、色拉油、香油、料酒各适量。

做法: ①葱、生姜洗净,切末。胡萝卜洗净,切片。熟鸭肝切片。
②净锅倒入色拉油烧热,用葱花、姜末炝锅,放入胡萝卜、鸭肝,烹入料酒、酱油炒熟,湿淀粉勾芡,加盐、味精、香油调味,出锅即可。

功效: 养血,补肝,明目,和胃,润肠,能使皮肤光洁柔滑,减轻面部色素沉淀。

油菜炒牛肉

原料：牛肉300克，油菜心500克，豆瓣酱、酱油、糖、淀粉、花生油、盐、姜汁各适量。

做法：①菜心洗净，切段。净锅下入花生油烧热，放入菜心炒软，加入精盐、姜汁，炒至菜心熟，盛入盘内。

②将牛肉洗净，顺横纹切薄片，放入碗内，加酱油、糖、盐、姜汁腌10分钟。

③锅内下油烧热，放入牛肉片炒至变色，下入豆瓣酱，慢火爆香，加入适量清水，煮至牛肉熟烂，用淀粉勾芡，煮滚，装盘，放在菜心上即可。

功效：此菜富含人体必需的多种营养素，有补肾健脾、益气养血、强身健体的作用。

酸菜炒肉丝

原料：瘦猪肉200克，酸菜150克，花生油、葱、生姜、盐、淀粉、白糖、料酒、味精、香油各适量。

做法：①瘦肉洗净，切丝，放入大碗中，加淀粉、盐、清水搅拌成糊。酸菜洗净切丝。葱、生姜洗净，切丝。

②净锅放入花生油烧热，下入肉丝，迅速滑散，炒至肉丝变色，加葱丝、姜丝、料酒，炒匀盛入碗中。

③净锅放入花生油烧热，下入酸菜丝翻炒，放白糖炒匀，倒入肉丝略炒，加味精、香油调味即可。

功效：滋肝阴，补胃液，利二便，适于产妇哺乳期食用，有利于母子健康。

木耳清蒸鲫鱼

原料：水发木耳100克，鲜鲫鱼500克，料酒、盐、白糖、姜、葱、花生油各适量。

做法：①鲫鱼去鳃、内脏、鳞，洗净，在鱼身两面剞几刀。姜切片，葱切段。水发木耳去杂洗净，撕成小片。

②鲫鱼放入碗中，加姜片、葱段、料酒、白糖、盐、花生油，覆盖木耳，上笼蒸半小时取出，去掉姜片、葱段即成。

功效：此菜有益智健脑、强身健体、通乳增乳的作用，产妇多吃此菜可滋补身体，利于健康，并使乳汁充沛。

素炒豆苗

原料： 鲜嫩豆苗400克，葱、生姜、花生油、精盐、味精、香油各适量。

做法： ①豆苗去根，洗净，切段。葱、姜去皮洗净，切丝。

②炒锅放花生油烧热，下葱姜丝煸香，放入豆苗煸炒片刻，加入精盐、味精、香油调味，翻炒均匀，出锅装盘即成。

- -

功效： 豆苗营养丰富，能促进血液循环，改善肌肤营养，产妇哺乳期食用能使皮肤健康、体态健美。

青椒牛肉片

原料： 牛肉200克，青椒150克，花生油、盐、葱、生姜、淀粉、味精各适量。

做法： ①牛肉洗净切薄片，加水、淀粉抓拌均匀，下入七成热的清水锅中氽熟，捞出沥水。青椒去蒂、籽，洗净，切片。葱、生姜洗净，拍散，切末。

②净锅下入花生油烧热，下入肉片，迅速翻炒至肉变色，加葱末、姜末略炒，倒入青椒炒匀，加入盐、味精炒匀即可。

- -

功效： 此菜有滋养肝阴、补肾健脾、和胃润肠的作用，适宜产妇食用，有利于通乳下乳。

油菜炒豆腐

原料： 豆腐300克，油菜200克，盐、味精、湿淀粉、生姜、花生油、香油、清汤各适量。

做法： ①豆腐切块，放入热油锅中煎成金黄色，出锅沥油。油菜择去老叶、根，洗净切段。生姜洗净，切丝。

②锅置火上加油，烧热后加姜末煸香，放入油菜段煸炒，加入豆腐、清汤烧沸，放入盐、味精，湿淀粉勾芡，淋上香油即成。

- -

功效： 此菜有补中益气、生津润燥、清热解毒、清肺止咳的作用，产妇哺乳期常食可增乳下乳，防止体态发胖。

PART 14
断奶期饮食

妈咪回奶时，乳房肿胀，适宜食用清淡食物，忌食高脂肪食物，如黄油、奶油、鸡汤、鸭汤等。减少营养，禁吃炖鸡、炖肉或营养性药膳。断奶以后，妈咪应少喝汤水，以利于减少乳汁分泌和较快回奶。回奶的妈咪不宜吃羊肉、狗肉、鹿肉、公鸡肉等热性食物，以免增加内热，引发乳腺炎。断奶以后，不宜食用辛辣燥热之品，如辣椒、葱、蒜、胡椒、生姜、芥末、酒等，以免生热化火，引起乳腺炎。

断奶时机与常用方法

🍎 为宝宝断奶的时机

宝宝长到10个月时就可以断奶。如果断奶时期正好赶上炎夏或寒冬季节，可以稍稍推迟一些，因为夏季断奶，婴儿易得肠胃病，严冬断奶，婴儿易着凉。

断奶也不可太迟，最晚1周岁左右就应断奶。否则，由于婴儿月龄较大，其所需的营养物质会不断增加，单纯依靠母乳就不能满足要求，势必妨碍婴儿的生长发育。

🍎 给宝宝正确断奶的方法

给婴儿断奶应该逐步进行，不可采取强硬的方法，以免造成婴儿心理上的痛苦和恐惧。若突然改变婴儿的饮食习惯，宝宝肠胃不能适应，对婴儿健康有害。

断奶的方法是逐渐增加辅食，逐渐减少哺乳量，慢慢地过渡到新的喂饮方式。待孩子对新的饮食习惯以后，就可自然而然地把奶断了。

🍎 产后自然回奶的方法

一般来讲，因哺乳时间已达10个月至1年而正常断奶者，常可使用自然回奶方法。自然回奶是指逐渐减少喂奶次数，缩短喂奶时间，同时应注意少进汤汁及下奶的食物，使乳汁分泌逐渐减少至全无。给宝宝断奶后，不要再让孩子吸吮乳头或挤乳。

🍎 产后人工回奶的方法

因疾病或其他原因在哺乳时间尚不足10个月时断奶者，多采用人工回奶方法。另外，正常断奶时，如果奶水过多，自然回奶效果不好时，亦可使用人工回奶方法。

人工回奶是指用各种回奶药物使乳汁分泌减少的方法。可口服或肌肉注射雌激素类药物，如口服己烯雌酚，口服或外用中药类回奶药亦可有较好效果，如炒麦芽加水煎汤温服；或先将乳汁吸出，用芒硝外敷乳房等。人工回奶的具体方法如下：

◆ 将乳汁挤掉，用芒硝250克，分两包用纱布包好，分别敷在乳房处，24小时更换1次，连用3天。

◆ 用炒麦芽90克，水煎服，两天1剂，连服3天。

◆ 维生素$B_6$200毫克，每日3次。两天后改为100毫克，每日3次，共服3天。

◆ 溴隐亭1.25毫克，每日两次，口服，连用14日，对已有大量乳汁分泌而需停止哺乳者，效果较为理想。

◆ 麦芽30克，山楂30克，神曲30克，煎汤代茶饮。连服5~7日。

◆ 已烯雌酚5毫克，每日3次，口服。或已烯雌酚2毫克/日，肌注，连服3~4日。

◆ 小麦麸60克，红糖30克。将麸子炒黄，再加入红糖，混匀，再炒一下，放碗内，一日数次食之，两日食完。

◆ 花椒6~15克，加水400~500毫升，浸泡后煎煮浓缩成250毫升，再加入红糖（白糖效果不佳）50~100克，于断奶当天趁热1次服下，日服1次，1~3天即可回奶。绝大多数于食后6小时乳汁分泌即明显减少，第2天乳胀消失或胀痛缓解。

妈咪回奶时乳房护理

断奶后可能会出现不同程度的奶胀，要注意保护乳房，保护不好就会诱发乳腺炎。可以用吸奶器把奶吸出或者用手将奶挤出，也可以采取一些适当方法进行回奶。若乳汁仍然很多，可用束胸布紧束乳房，或先用按摩的方法挤出乳汁后，再用布将乳房束紧。以后如果不感到乳房过胀，可不再挤奶，以免刺激乳房分泌乳汁。

妈咪回奶后乳房胀痛怎么办

在回奶后妈咪不能用手挤，也不要让宝宝吸吮，奶量将会逐渐减少直至没有。不要刺激乳房，否则易诱发乳腺疾病。在回奶时，乳房会比较胀满，经一周左右，便会减轻，如果胀得特别疼，就需要挤出来一些，不然容易导致乳腺炎。切忌断续让宝宝吮吸，否则必然将延长回乳时间。

妈咪乳房胀痛时，可以用麦芽加水煮，加冰糖和菊花，当茶饮，再加蒲公英和夏枯草，以减轻乳胀。

预防回奶后发生乳腺炎

在乳胀期间，为预防乳腺炎，应避免乳汁淤积，防止乳头损伤，并保持清洁。常用温水、肥皂洗净乳头。菊花和冰糖能降火，用麦芽一起冲服，可避免乳汁淤积造成乳腺炎。

预防回奶后乳房下垂

停止哺乳后，要注意乳房护理，以防乳房突然变小而变得下垂。快速回奶极易引起乳房松弛和下垂。断奶应循序渐近，从母乳喂养逐渐过渡到人工喂养。慢慢退乳，就可以保持乳房的形态，避免下垂。

新妈妈断奶期饮食指导

🍎 妈咪回奶的饮食注意事项

◆ 断奶以后，乳母应该少喝汤水，以利于减少乳汁分泌和较快回奶。

◆ 妈咪回奶时，乳房肿胀，适宜食用清淡食物，忌食高脂肪食物，如黄油、奶油、鸡汤、鸭汤等。减少营养，禁吃炖鸡、炖肉或营养性药膳。

◆ 回奶时，不宜吃羊肉、狗肉、鹿肉、公鸡肉等热性食物，以免增加内热，引发乳腺炎。

◆ 断奶以后，不宜食用辛辣燥热之品，如辣椒、葱、蒜、胡椒、生姜、芥末、酒等，以免生热化火，引起乳腺炎。

🍎 妈咪回奶时适宜食用的食物

当妈妈需要回奶时，可以选择食用富含维生素B_6的食物。比如，大麦富含维生素B_6，是民间常用的一种退乳食物。蛋花麦片咸粥可以作为退乳早餐。能使乳汁分泌减少的食物还包括麦芽、香菜、韭菜等。

新妈妈断奶期食谱

🍎 适合断奶期饮用的饮料

生枇杷叶茶

原料：生枇杷叶15克（去毛）。

做法：煎汤代茶。

番泻叶茶

原料：番泻叶4克。

做法：开水冲泡代茶。

炒麦芽茶

原料：炒麦芽60克。

做法：煎汤代茶。

山楂六神曲茶

原料：生山楂30克，六神曲适量。

做法：煎汤代茶。

大黄牛膝麦芽茶

原料： 生大黄6克，怀牛膝15克，炒麦芽50克。

做法： 分两次煎服，每日1剂。

🍎 适合断奶期食用的粥

麦芽粥

原料： 粳米150克，炒麦芽50克，红糖适量。

做法： ①将麦芽放入锅内，加适量清水煎煮，去渣。

②锅置火上，放入药汁、粳米煮粥，等粥熟时，加入红糖搅拌溶化即可。

功效： 此粥有回乳作用，适于小儿断乳，需停乳者食用。

回乳粥

原料： 粳米100克，炒麦芽30克，枳壳6克，红糖适量。

做法： ①粳米淘洗干净。

②锅置火上，放适量清水，加入炒麦芽、枳壳煎煮、去渣，放入粳米煮粥，等粥熟时，加入红糖搅拌溶化即可。

用法： 每日1剂，连食5~7日。

功效： 此粥有回乳作用，适于小儿断乳，需停乳者食用。

🍎 适合断奶期食用的汤煲

花椒红糖汤

原料： 花椒12克，红糖30克。

做法： ①花椒洗净。

②锅置火上，加水400克，放入花椒，煎成250克，加入红糖搅拌溶化即可。

功效： 此汤有散寒下气的作用，可用于回乳。

大麦土豆汤

原料： 土豆300克，大麦仁100克，盐、葱花、植物油各适量。

做法： ①将土豆去皮，切成小丁。大麦仁去除杂质后洗净。

②炒锅置火上，倒入适量植物油烧热，放入葱花煸香，加适量水，放入大麦仁烧沸，再加土豆丁煮熟，加盐调味即成。

功效： 此汤有回乳的功效。

🍎 适合断奶期食用的热炒

韭菜炒肉丝

原料：韭菜、瘦猪肉、盐、味精、湿淀粉、熟猪油各适量。

做法：①瘦猪肉洗净，切成细丝，用开水烫一下，捞出控干水分。韭菜洗净切段。

②炒锅置火上，加入熟猪油烧热，倒入肉丝、韭菜，随即放入盐、味精拌炒，用湿淀粉勾芡，颠锅炒匀，装盘即可。

- - - - - - - - - - - - - - - - - -

功效：退乳。

韭黄炒鸡蛋

原料：鸡蛋2只，韭黄200克，葱、盐、味精、花生油各适量。

做法：①韭黄择洗干净，切成段；鸡蛋磕入碗内，加盐、味精打匀。炒锅加油烧热，倒入蛋液，炒熟铲出。

②另起锅加油烧热，倒入韭黄，大火快炒，加盐调味，倒入鸡蛋颠翻两下，装盘即可。

- - - - - - - - - - - - - - - - - -

功效：退乳。

🍎 适合断奶期食用的主食

燕麦五香饼

原料：燕麦粒600克，植物油、盐、味精、五香粉各适量。

做法：①燕麦粒放入铁锅炒至香熟，磨成细粉，放入盆内，加入适量盐、味精、五香粉混合均匀，倒入沸水，和成面团，切小块，制成圆饼。

②平底锅烧热后刷少许植物油，放入燕麦圆饼，烙至两面呈金黄色即成。

- -

功效：退乳。

PART 15
孕产妇常用保健食物

准妈妈在孕期需要补充多种营养素，应多吃营养丰富的鱼、肉、蛋等，同时不可忽略那些平时不为人注意而营养价值高，尤其对孕妇和胎儿有特别益处的食品。本章列出了适合准妈妈食用的水果、蔬菜、水产品、肉禽乳制品、主食等，其中水果包括柠檬、红枣、香蕉、火龙果、板栗、橙子等；蔬菜包括萝卜、丝瓜、蘑菇、花生、茼蒿等；水产品包括鲫鱼、海参、鲈鱼、虾等；肉禽乳制品包括牛肉、猪蹄、鸡肉、猪血、乌鸡、酸奶、牛奶等；主食包括玉米、绿豆、小米等。

适宜孕产妇食用的水果

🍎 柠檬

（每100克含量）

主要营养素

蛋白质	1.1克
脂肪	1.2克
碳水化合物	4.9克
膳食纤维	1.3克

矿物质

钙	101毫克
铁	0.8毫克
磷	22毫克
钾	209毫克
钠	1.1毫克
铜	0.14毫克
镁	37毫克
锌	0.65毫克
硒	0.5微克

维生素

A	4微克
B$_1$	0.05毫克
B$_2$	0.02毫克
B$_6$	0.08毫克
C	40毫克
E	1.14毫克
生物素	37微克
P	560微克
胡萝卜素	0.13毫克
叶酸	31微克
泛酸	0.2毫克
烟酸	0.6毫克

柠檬简介

柠檬味极酸，肝虚孕妇最喜食，故称益母果或益母子，多分布在长江以南，以四川栽培最多。柠檬含丰富的柠檬酸，果实汁多肉脆，有浓郁的芳香。

食用方法

柠檬因太酸而不适合鲜食，可以用来调制饮料、榨汁或制作菜肴。

柠檬功效

◆ **柠檬含锌、碘、铁等多种矿物质**

柠檬中所含的锌对胎儿生长发育，尤其是神经系统的发育有重要作用。柠檬中所含的柠檬酸还可大大提高人体对钙的吸收率，预防妊娠中期因缺钙引起的抽筋、腰腿酸痛、骨关节痛、浮肿等现象。孕期糖尿病患者可以充分利用这种水果。

◆ **柠檬具有降压止血的功效**

适量食用柠檬可以防治心血管疾病，如高血压病和心肌梗死等。柠檬还有提高凝血功能及血小板数量的作用。

◆ **柠檬具有生津止渴、健脾开胃、祛暑安胎的功效**

准妈妈怀孕期间因妊娠反应常出现食欲不振、口干舌燥等症状，适量喝点柠檬汁，可以促进胃蛋白分解酶的分泌，增加肠胃蠕动，有利于孕妇健康和胎儿发育。

◆ 柠檬富含维生素C，可提高孕产妇机体抗病能力

维生素C可参与血细胞的再生和止血过程，能促进溃疡愈合，帮助铁质吸收，可预防孕产妇感冒，防止胎儿发育不良，还能使胎儿皮肤细腻。

🍎 红枣

红枣的营养成分
（每100克含量）

主要营养素

蛋白质	1.4克
脂肪	0.1克
碳水化合物	33.1克
膳食纤维	2.4克

矿物质

钙	16毫克
铁	0.7毫克
磷	51毫克
钾	127毫克
钠	7毫克
铜	0.06毫克
镁	25毫克
锌	1.82毫克
硒	1.02微克

维生素

A	2微克
B₁	0.06毫克
B₂	0.05毫克
B₆	0.14毫克
C	297毫克
E	0.1毫克
生物素	16微克
P	320微克
胡萝卜素	0.01毫克
叶酸	140微克
泛酸	1.6毫克
烟酸	0.86毫克

红枣简介

红枣营养丰富，含丰富的维生素C、叶酸、维生素P和多种微量元素，有"天然维生素丸"的美誉，是女性滋补佳品。

食用方法

红枣可生吃，可煮、蒸，可制甜羹、粥和各类补膏及汤药。

红枣功效

◆ 红枣具有益智健脑的功效

红枣含有丰富的叶酸、微量元素锌，可参与红细胞的生成，能够促进胎儿神经系统的发育，有利于胎儿大脑发育，促进胎儿智力发展。

◆ 红枣具有补中益气的功效

红枣能补益脾胃、和中益气，多食红枣能显著改善肠胃功能，增强食欲，改善孕妇及胎儿的营养状况。

◆ 红枣具有养血安神的功效

红枣具有养血安神、舒肝解郁的作用，对孕产妇经常出现的血虚脏躁、精神不安、产后抑郁综合征都有非常好的改善作用。

◆ 红枣具有增强免疫力、降低血压的功效

红枣富含磷、钾、镁等矿物质及维生素A、维生素C、维生素E、维生素P、

胡萝卜素、叶酸、泛酸、烟酸等，能提高人体免疫力、保护肝脏。红枣还含有芦丁，可以软化血管，使血压降低，可防治妊娠期高血压疾病。

🍎 香蕉

香蕉的营养成分

（每100克含量）

主要营养素

主要营养素	
蛋白质	1.5克
脂肪	0.2克
碳水化合物	20.3克
膳食纤维	1.1克

矿物质

矿物质	
钙	7毫克
铁	0.4毫克
磷	31毫克
钾	256毫克
钠	0.8毫克
铜	0.14毫克
镁	43毫克
锌	0.17毫克
硒	0.87微克

维生素

维生素	
A	56微克
B₁	0.02毫克
B₂	0.04毫克
B₆	0.38毫克
C	8毫克
E	0.5毫克
生物素	76微克
胡萝卜素	60毫克
叶酸	26微克
泛酸	0.7毫克
烟酸	0.7毫克

香蕉简介

香蕉盛产于热带、亚热带地区，营养高，热量低，含丰富的蛋白质、糖、钾、维生素A和维生素C等营养素。

食用方法

香蕉可作水果鲜食，准妈妈每天应食用新鲜香蕉1～2根。也可做成香蕉泥、香蕉汁及水果沙拉等。

香蕉功效

◆ 香蕉能帮助孕产妇缓解紧张等不良情绪

香蕉含有一种特殊的氨基酸，能帮助人体制造"开心激素"，减轻心理压力，解除忧郁，令人快乐开心。睡前吃香蕉，还有镇静作用。

◆ 香蕉是减肥和健脑佳品

香蕉富含各种维生素和矿物质，食物纤维含量丰富，热量却很低，是减肥的最佳食品。香蕉有润肠通便、润肺止咳、清热解毒、助消化和滋补的作用，常吃香蕉还能健脑。

◆ 香蕉富含钾元素

香蕉含有丰富的钾元素，每天吃一根香蕉可以满足体内对钾、钠的需求，消除水肿，同时还可以稳定血压，保护胃肠道。

🍎 火龙果

火龙果的营养成分		矿物质		维生素	
（每100克含量）		钙	6.0毫克	A	18微克
		铁	0.3毫克	B1	0.08毫克
		磷	29毫克	B2	0.06毫克
		钾	350毫克	B6	0.05毫克
		钠	76毫克	C	7毫克
主要营养素		铜	0.03毫克	E	0.4毫克
蛋白质	1.4克	镁	41毫克	胡萝卜素	0.01毫克
脂肪	0.3克	锌	2.28毫克	叶酸	44微克
碳水化合物	11.8克	硒	3.36微克	泛酸	0.53毫克
膳食纤维	1.9克			烟酸	0.4毫克

火龙果简介

火龙果属热带、亚热带植物，果实色泽艳丽，营养丰富，低脂肪、高纤维、低热量，食疗、保健效果显著。

食用方法

每天食用鲜果 1 个或凉拌制成水果沙拉，冷藏后风味更佳。

火龙果功效

◆ 食用含白蛋白丰富的火龙果，可避免重金属中毒

火龙果富含植物性白蛋白，白蛋白是具黏性、胶质性物质，对重金属中毒具有解毒的功效。

◆ 火龙果中的花青素具有抗氧化、抗衰老的作用

火龙果中花青素含量很高。花青素具有抗氧化、抗自由基、抗衰老的作用，还能预防脑细胞变性，防止痴呆症的发生。

◆ 火龙果富含维生素C和水溶性膳食纤维

火龙果还富含能美白皮肤的维生素C以及有减肥、降低血糖和润肠作用的水溶性膳食纤维。

板栗

板栗的营养成分		矿物质		维生素	
（每100克含量）				A	2微克
		钙	5毫克	B₁	0.14毫克
		铁	1.7毫克	B₂	0.17毫克
		磷	89毫克	B₆	0.37毫克
		钾	560毫克	C	24毫克
主要营养素		钠	2毫克	E	4.56毫克
蛋白质	4.1克	铜	0.4毫克	胡萝卜素	0.01毫克
脂肪	1.2克	镁	50毫克	叶酸	100微克
碳水化合物	40.9克	锌	0.55毫克	泛酸	1.3毫克
膳食纤维	2.1克	硒	1.13微克	烟酸	0.8毫克

板栗简介

板栗不仅含有大量淀粉，而且含有蛋白质、脂肪、B族维生素等多种营养成分，是一种价廉物美、富有营养的滋补品。

食用方法

板栗可以生食，多数熟食。适用于烧、煨、炒、焖、炖、扒、煎等烹调法，最宜于烧、焖。特别是炖鸡鸭时，加几粒板栗，风味更佳。

板栗功效

◆ 板栗含有大量叶酸，适合孕妇食用

叶酸参与血细胞的生成，促进胎儿神经系统发育，因此孕妇怀孕期间必须补充叶酸，以预防胎儿先天畸形的发生。

◆ 板栗含维生素E和B族维生素，可预防流产

板栗富含维生素E和B族维生素，能促进胎儿发育，预防流产，并增强生殖功能。

◆ 板栗富含蛋白质、脂肪，有利于胎儿发育

板栗含有丰富的蛋白质、脂肪。蛋白质是生命的物质基础，对胎儿的生长、胎儿的脑及神经系统的发育至关重要。

◆ 板栗有养胃健脾的功效

孕妇吃点板栗，可增加食欲，改善胃肠功能。

◆ 板栗富含钾元素，有助孕妇消除水肿

板栗富含钾元素，可以帮助平衡身体内的钠，可促进身体多余水分的代谢，消除水肿。

橙子

橙子的营养成分
（每100克含量）

主要营养素

蛋白质	0.8克
脂肪	0.2克
碳水化合物	10.5克
膳食纤维	0.6克

矿物质

钙	20毫克
铁	0.4毫克
磷	22毫克
钾	159毫克
钠	1.2毫克
铜	0.03毫克
镁	14毫克
锌	0.14毫克
硒	0.31微克

维生素

A	27微克
B_1	0.05毫克
B_2	0.04毫克
B_6	0.06毫克
C	33毫克
E	0.56毫克
生物素	61微克
P	500微克
胡萝卜素	0.16毫克
叶酸	34微克
泛酸	0.28毫克
烟酸	0.3毫克

橙子简介

橙子富含维生素，性味寒凉，有行气化痰、健脾温胃、助消化、增食欲等药用功效。

食用方法

可每天食用饱满、有弹性、能散发出香气的果实1~3个。

橙子功效

◆ 橙子富含维生素C、胡萝卜素，能软化和保护血管

橙子中维生素C、胡萝卜素的含量相当高，比一般水果高出近10倍，能软化和保护血管，降低胆固醇和血脂，可改善皮肤干燥缺水状况，非常适合在干燥的秋冬季食用。

◆ 橙子富含抗氧化物质，可提高机体免疫力

橙子中所含的抗氧化物质很多，能够抗氧化、强化免疫系统、抑制肿瘤细胞生长，并使肿瘤细胞转变成正常细胞。

◆ 橙子皮内含有橙皮素，适合孕早期妇女食用

橙子皮内含有的橙皮素有健胃、祛痰、镇咳、止逆和止胃痛等功效，特别适合孕早期妇女食用。

适宜孕产妇食用的蔬菜

● 萝卜

萝卜的营养成分		矿物质		维生素	
（每100克含量）		钙	77毫克	B₁	0.02毫克
		铁	0.3毫克	B₂	0.04毫克
		磷	25毫克	B₆	0.07毫克
		钾	196毫克	C	12毫克
		钠	91.2毫克	E	0.92毫克
主要营养素		铜	0.03毫克	K	1微克
蛋白质	0.5克	镁	17毫克	胡萝卜素	0.02毫克
脂肪	0.2克	锌	0.18毫克	叶酸	53微克
碳水化合物	3.1克	硒	0.61微克	泛酸	0.18毫克
膳食纤维	0.8克			烟酸	0.5毫克

萝卜简介

萝卜含有钾、叶酸、磷等多种营养成分，是一种价廉物美、富有营养的食品。

食用方法

萝卜的食用方法很多，可用于菜肴、面点、小吃，也可用于主食，还可用于腌、干、糟、渍，可用于冷盘、热炒、汤羹等。

萝卜功效

◆ 萝卜富含维生素C，有助于孕妇和胎儿健康

萝卜富含维生素C，维生素C对胎儿形成细胞基质、产生结缔组织、心血管的发育以及造血系统的健全有重要作用。维生素C还可增强机体免疫力、预防孕妇感冒、促进对铁质的吸收。

◆ 萝卜富含芥子油和膳食纤维，有助于孕妇健胃消食，防治便秘

萝卜中的芥子油和膳食纤维均能促进肠蠕动，增进食欲，防治便秘，是孕妇最理想的亦蔬亦果的食品。

◆ 萝卜中含莱菔子素，有杀菌消炎的作用

萝卜中的莱菔子素对多种细菌有抑制作用，孕妇食用萝卜，可以为胎儿的生长创造一个安全的环境。

◆ 萝卜富含胡萝卜素，对胎儿生长发育有利

萝卜含有丰富的维生素A原，即胡萝卜素，对眼睛很有好处。维生素A可防止夜盲症和视力减退，还能维护上皮细胞的完整性，促进生长发育，对胎儿特别重要。

🍎 丝瓜

丝瓜的营养成分		矿物质		维生素	
（每100克含量）				A	15微克
		钙	14毫克	B₁	0.02毫克
		铁	0.4毫克	B₂	0.04毫克
		磷	29毫克	B₆	0.07毫克
主要营养素		钾	115毫克	C	5毫克
		钠	2.6毫克	E	0.22毫克
蛋白质	1.0克	铜	0.06毫克	胡萝卜素	90毫克
脂肪	0.2克	镁	11毫克	叶酸	92微克
碳水化合物	3.6克	锌	0.21毫克	泛酸	0.2毫克
膳食纤维	0.6克	硒	0.86微克	烟酸	0.4毫克

丝瓜简介

丝瓜的药用价值很高，全身都可入药，各种营养素的含量较高。

食用方法

丝瓜多用于汤羹，可做成清汤、羹汤等，亦可炒食，烹制时加热的时间要短。

丝瓜功效

◆ 丝瓜富含磷脂，有利于胎儿发育

磷脂是人体细胞的基本构成成分，对胎儿细胞的正常代谢及其正常的生命过程具有重要作用。

◆ 丝瓜富含皂甙，可预防孕妇贫血

丝瓜含有人参皂甙，对受辐射的机体有减轻造血系统损伤及促进恢复的作用，还可增加白细胞的数量。孕妇多吃丝瓜可预防贫血。

◆ 丝瓜富含维生素A，有利于孕产妇与胎儿健康

丝瓜含有维生素A，一般孕妇对维生素A的需要量比非孕期要多出20%～60%。妊娠早期孕妇血液中维生素A浓度下降，妊娠晚期有所上升，临产时降低，产后又重新上升，所以适当补充维生素A对于孕妇及哺乳期新妈妈都是必要的。

◆ 丝瓜富含B族维生素和维生素C，可促进胎儿大脑和心血管发育

丝瓜富含B族维生素和维生素C，维生素C和B族维生素是胎儿大脑发育不可或缺的物质，故食丝瓜对促进小儿大脑发育有很多好处。维生素C对胎儿形成细胞基质、生成结缔组织以及心血管的生长发育、造血系统的健全都有着重要的作用。

◆ **丝瓜有凉血安胎的功效**

丝瓜能清热凉血解毒，孕妇食用丝瓜，可预防先兆流产。

◆ **丝瓜有通乳的功效**

丝瓜具有祛风化痰、通经络、行血脉的作用，并含维生素E，有促进乳腺分泌的作用。孕产妇食用丝瓜可起到通乳、增加乳汁分泌的作用。

◆ **丝瓜有通便防痔的功效**

丝瓜含有黏液质、木胶等物质，有凉血解毒通便的作用，是便秘伴有痔疮孕妇的理想食品。

🍎 香菇

香菇的营养成分
（每100克含量）

主要营养素

蛋白质	20克
脂肪	1.2克
碳水化合物	30.1克
膳食纤维	31.6克

矿物质

钙	83毫克
铁	10.5毫克
磷	258毫克
钾	1960毫克
钠	11.2毫克
铜	0.45毫克
镁	104毫克
锌	8.57毫克
硒	6.42微克

维生素

A	3微克
B₁	0.19毫克
B₂	1.26毫克
B₆	0.45毫克
B₁₂	1.7微克
C	5毫克
D	17微克
E	0.66毫克
胡萝卜素	20毫克
叶酸	240微克
泛酸	16.8毫克
烟酸	7.93毫克

香菇简介

香菇是食用蘑菇中的优良品种，有"蘑菇皇后"的美称，气味香鲜，营养丰富。江南一带盛行种植香菇。

食用方法

每次食用两朵不太大的香菇。特别大的香菇多数是用激素催肥的，建议不要购买。

香菇功效

◆ **多吃香菇，可增加孕产妇的抗病能力，促进胎儿的发育**

香菇含有一种一般蔬菜缺乏的物质，它经紫外线照射会转化为维生素D，被人体利用后，对于增强人体抵抗疾病的能力起着重要的作用。

香菇除了含有抗病毒活性的双链核糖核酸类以外，还含有一种多糖类，能提高机体对病毒的抵抗力，具有明显的抗肿瘤活性和调节机体免疫功能等作用。

◆ 香菇具有补肝肾、健脾胃、益智安神、美容养颜的功效

香菇是一种优质的健康食品，具有补肝肾、健脾胃、益智安神、美容养颜的功效，孕产妇可以经常食用。

🍎 花生

花生的营养成分

（每100克含量）

主要营养素

蛋白质	12.1克
脂肪	25.4克
碳水化合物	5.2克
膳食纤维	7.7克

矿物质

钙	8毫克
铁	3.4毫克
磷	250毫克
钾	1004毫克
钠	3.7毫克
铜	0.68毫克
镁	110毫克
锌	1.79微克
硒	4.5微克

维生素

A	6微克
B₁	0.85毫克
B₂	0.1毫克
B₆	0.46毫克
C	14毫克
E	2.93毫克
K	100微克
胡萝卜素	0.01毫克
叶酸	76微克
泛酸	17毫克
烟酸	14.1毫克

花生简介

花生的营养价值比粮食高，可与鸡蛋、牛奶、肉类等一些动物性食品媲美。常食花生可延年益寿。花生富含蛋白质和脂肪，不饱和脂肪酸的含量很高，适宜孕妇食用。

食用方法

花生可采用煮、炸、卤等多种方法烹调食用。味道浓郁香美。

花生功效

◆ 花生富含谷氨酸、天门冬氨酸和脂肪，有利于胎儿脑部发育

花生含有丰富的谷氨酸、天门冬氨酸和脂肪。脂质是脑及神经系统的主要成分，脂类对胎儿的脑及神经系统的发育至关重要。

◆ 花生富含甘油酯和甾醇酯，对孕产妇健康有利

花生含有丰富的甘油脂和甾醇酯，

能抑制纤维蛋白的溶解，促进骨髓制造血小板，提高血小板的质量，加强毛细血管的收缩性，是孕产妇的理想食品。

◆ 花生富含维生素E，可预防流产或早产

花生富含维生素E，能增强生殖功能，促进胎儿发育，可预防流产或早产，还可降低血液中血小板沉积在血管壁的数量，使血管保持柔软，不易硬化，预防心脑血管疾病。

◆ 花生具有补虚生乳的功效

花生具有扶正、补虚、生乳的作用，可用于产妇身体虚弱、缺乳少乳等症，是妇女孕期产后的补养佳品。

◆ 花生具有降压增智的功效

花生具有明显降低血压、调整血中胆固醇的作用，是预防妊娠期高血压疾病的佳品。花生富含甾醇酯、麦胚酚、磷脂、维生素E等营养物质，可防止孕妇皮肤皱裂老化，能够保护血管壁、增强胎儿脑细胞发育。

🍎 茼蒿

茼蒿的营养成分
（每100克含量）

主要营养素

主要营养素	
蛋白质	1.9克
脂肪	300毫克
碳水化合物	2.7克
膳食纤维	1.2克

矿物质

矿物质	
钙	73毫克
铁	2.5毫克
磷	36毫克
钾	220毫克
钠	161.3毫克
铜	0.06毫克
镁	20毫克
锌	0.35毫克
硒	0.6微克

维生素

维生素	
A	252微克
B$_1$	0.04毫克
B$_2$	0.09毫克
B$_6$	0.13毫克
C	18毫克
E	0.92毫克
K	250微克
胡萝卜素	1.51毫克
叶酸	190微克
泛酸	0.23毫克
烟酸	0.6毫克

茼蒿简介

茼蒿含有钾、钠、钙及维生素A、维生素K、叶酸等多种营养成分，是一种价廉物美、营养丰富的蔬菜佳品。

食用方法

茼蒿可凉拌或快速加热成菜。口感爽嫩，鲜美。

茼蒿功效

◆ 茼蒿富含叶酸，有利于胎儿发育

孕妇多吃富含叶酸的茼蒿，可以减少婴儿发生先天缺陷的可能。

◆ 茼蒿富含维生素K，可预防新生儿出血症

茼蒿含有大量的维生素K。在妊娠

后期，孕妇应注意摄食富含维生素K的食物，以预防产后新生儿因维生素K缺乏引起颅内、消化道等出血。

◆ **茼蒿富含维生素A、胡萝卜素，对胎儿生长发育有利**

茼蒿富含维生素A和胡萝卜素，孕产妇食用茼蒿，有助于提高免疫力，增强对疾病的抵抗力，促进胎儿骨骼发育。

◆ **茼蒿具有清血养心的功效**

茼蒿富含维生素、胡萝卜素及多种氨基酸，气味芳香，可养心安神，稳定情绪，对孕妇的不良情绪有缓解作用。

◆ **茼蒿具有宽中理气、消食开胃的功效**

茼蒿含有一种有特殊香味的挥发油，有助于宽中理气、消食开胃、增加食欲，适宜怀孕初期妊娠反应剧烈、不欲饮食、食入即吐的孕妇食用。

◆ **茼蒿具有利水通便的功效**

茼蒿含有多种氨基酸、脂肪、蛋白质及大量的钠、钾等矿物质和粗纤维，有助于利小便、通大便，可有效消除孕妇腿脚部水肿及习惯性便秘等现象。

适宜孕产妇食用的水产品

🍎 鲫鱼

鲫鱼的营养成分

（每100克含量）

主要营养素

营养素	含量
蛋白质	17.4克
脂肪	1.3克
碳水化合物	2.5克
胆固醇	130毫克

矿物质

矿物质	含量
钙	64毫克
铁	1.2毫克
磷	193毫克
钾	290毫克
钠	70.8毫克
铜	0.08毫克
镁	41毫克
锌	2.75毫克
硒	14.31微克

维生素

维生素	含量
A	32微克
B_1	0.04毫克
B_2	0.07毫克
B_6	0.11毫克
B_{12}	5.5微克
C	1毫克
D	4微克
E	0.68毫克
叶酸	14微克
泛酸	0.69毫克
烟酸	2.5毫克

鲫鱼简介

鲫鱼产自东亚寒温带至亚热带，肉味鲜美，肉质细嫩，营养价值极高。

食用方法

鲫鱼一般适合整条烹调。可采用蒸、煮、烧、焖、汆、炖、炸、煎等方法，适用于咸鲜、茄汁、麻辣、红油等多种味型。

鲫鱼功效

◆ 鲫鱼富含蛋白质，可供孕产妇补充营养

鲫鱼所含蛋白质质优齐全，容易消化吸收，是孕产妇良好的蛋白质来源。

常食用，可补充营养，增强抗病能力。

◆ 鲫鱼有健脾利湿、和中开胃、活血通络、温中下气的功效

鲫鱼有健脾开胃，增进食欲，补虚弱，治脾虚泄泻、痢疾和便血之功效。对脾胃虚弱、水肿、溃疡、气管炎、哮喘、糖尿病患者有很好的滋补、食疗作用，并且对产妇的体虚、气血不足、虚劳羸瘦、饮食不下、反胃呃逆等情形有改善作用，可作为补益食品。

◆ 鲫鱼具有通乳催奶、补阴血、补体虚的功效

民间常给产妇炖食鲫鱼汤，既可补虚，又有通乳催奶的作用。

🍎 海参

海参的营养成分
（每100克含量）

主要营养素

蛋白质	16.5克
脂肪	0.2克
碳水化合物	0.9克
胆固醇	51毫克

矿物质

钙	285毫克
铁	13.2毫克
磷	28毫克
钾	43毫克
钠	502.9毫克
铜	0.05毫克
镁	149毫克
锌	0.63毫克
硒	63.93微克

维生素

A	42微克
B_1	0.03毫克
B_2	0.04毫克
B_6	0.04毫克
B_{12}	2.3微克
D	10微克
E	3.14毫克
叶酸	4微克
泛酸	0.71毫克
烟酸	0.1毫克

海参简介

海参是名贵的海产品，因补益作用类似人参而得名。海参肉质软嫩，营养丰富，是典型的高蛋白质、低脂肪食物，富含多种矿物质和18种氨基酸。

食用方法

海参可配荤素各料，适用炒、熘、扒、烧、烩、焖、蒸、煮等多种烹调方法。孕妇食用时，可将发制好的海参切末，调入鸡蛋液中，加入葱末、盐，蒸熟食用，每日半只。

海参功效

◆ **海参富含蛋白质，有助于孕产妇和胎儿的健康**

海参含18种氨基酸，孕妇为了自身的健康和胎儿的发育，应经常食用海参。

◆ **海参含有硫酸软骨素，有助于胎儿脑神经细胞的发育**

海参含有硫酸软骨素，能延缓肌肉衰老，增强机体免疫力，有助于胎儿生长发育，尤其能促进胎儿脑神经细胞发育。

◆ **海参含有锌，有助于胎儿发育**

锌对促进智力发育作用重大，如果孕妇体内缺锌，不仅影响胎儿脑细胞分裂，还会对胎儿视觉、性器官的发育产生影响。

◆ **海参中含有钒，可预防贫血**

海参中微量元素钒的含量居各种食物之首，可以参与血液中铁的输送，增强造血功能，防止贫血。

◆ **海参具有补肾、益精、益智的功效**

海参有补肾、益精、益智的功效。海参含有大量的DHA，是胎儿脑神经细胞发育所必需的营养物质。同时海参中还含有大量的微量元素碘，有助于胎儿的智力发育。

◆ **海参具有养胎利产的功效**

海参是滋补珍品，具有养胎利产的功效。

◆ **海参具有滋阴、补血、润燥的功效**

海参有滋阴、补血、润燥的功效，含蛋白质、脂肪、矿物质、维生素等营养成分，同时含海参素，能刺激骨髓红细胞生长，可提高造血功能。

◆ **海参具有增强免疫力、抑制病菌的功效**

海参含有多种生物活性成分，如皂甙类和黏多糖类等，有增强免疫力、抗癌、抗凝血的作用。海参中含有的DHA，是维持人体正常免疫的必需营养物质，可提高免疫力。海参中的海参素还具有抑制和杀灭各种致病菌的作用。

🍎 鲈鱼

鲈鱼的营养成分			矿物质		维生素	
（每100克含量）			钙	56毫克		
			铁	1.2毫克	A	19微克
			磷	131毫克	B₁	0.03毫克
主要营养素			钾	205毫克	B₂	0.17毫克
			钠	144.1毫克	B₁₂	4.6微克
蛋白质	18.6克		铜	0.05毫克	D	30微克
脂肪	3.4克		镁	37毫克	E	0.75毫克
碳水化合物	0.4克		锌	2.83毫克	烟酸	3.1毫克
胆固醇	86毫克		硒	33.1微克		

鲈鱼简介

鲈鱼肉质白嫩，品味清香，没有腥味，肉为蒜瓣形，最宜清蒸、红烧或炖汤。秋末冬初成熟的鲈鱼特别肥美，鱼体内积累的营养物质也最丰富，是吃鲈鱼的最好时令。

食用方法

鲈鱼鲜品最宜清蒸，又可红烧、炖汤，若用鸡汤烹煮，味道更好。

◆ 鲈鱼富含核酸，对胎儿大脑发育有益

鲈鱼富含核酸，对孕妇和胎儿发育有重要作用。核酸DHA是大脑脂肪的主要成分，是胎儿大脑发育不可缺少的高度不饱和脂肪酸。孕妇常食鲈鱼，对胎儿的大脑发育非常有益。

◆ 鲈鱼富含多种矿物质，对胎儿生长发育有益

鲈鱼含有丰富的钙、磷、钾、碘、铜等矿物质，孕妇应多食鲈鱼，以便增加营养，保证胎儿健康发育。

◆ 鲈鱼富含烟酸，能化痰止呕，补肝肾，益脾胃

烟酸能降低胆固醇及甘油三酯，促进血液循环，增强消化功能，有效防治胃肠功能障碍，适宜孕妇食用，特别适宜妊娠呕吐较重的孕妇食用。

◆ 鲈鱼具有预防早产的功效

鲈鱼含有一种珍贵的游离脂肪酸，可推迟自然分娩的发生，因此可起到安胎、预防早产的作用。

◆ 鲈鱼具有促进乳汁分泌的功效

中医认为乳汁是由母体精血所化生，脾为后天生化之源，鲈鱼具有健脾益气的功效，产妇常食鲈鱼，有利于精血化生，从而促进乳汁分泌。

🍎 虾

海水虾的营养成分		矿物质		维生素	
（每100克含量）		钙	62毫克	A	15微克
		铁	1.5毫克	B$_1$	0.01毫克
		磷	228毫克	B$_2$	0.07毫克
		钾	215毫克	B$_6$	0.12毫克
主要营养素		钠	165.2毫克	B$_{12}$	1.9微克
蛋白质	18.6克	铜	0.44毫克	D	123微克
脂肪	0.8克	镁	46毫克	E	0.62毫克
碳水化合物	2.8克	锌	2.38毫克	叶酸	23微克
胆固醇	193毫克	硒	33.72微克	泛酸	3.8毫克
				烟酸	1.7毫克

虾的简介

虾分为淡水虾和海水虾，肉质肥嫩鲜美，食之既无鱼腥味，又无骨刺，富含蛋白质及各种矿物质、维生素，可通乳，适宜孕产妇食用。

食用方法

虾鲜品最宜煮、蒸、烧、煎、炸等法成菜。

虾的功效

◆ 虾肉富含蛋白质，有利于胎儿发育

蛋白质对调节生理功能、维持新陈代谢有重要作用，是生命的物质基础。妊娠期胎儿对蛋白质的需求量明显增加。虾肉富含蛋白质，孕妇多吃虾，有利于胎儿发育。

◆ 虾肉富含碘，对孕妇健康和胎儿发育有益

虾肉中碘的含量高于其他食品，碘是人体维持正常生理活动的必需元素。孕妇对碘的需要量较大，缺碘会出现死胎、流产、早产和先天性畸形。补碘的关键时间是妊娠期的前3个月。

◆ 虾肉富含钙，对孕妇健康和胎儿发育有益

虾肉含有大量的钙，孕妇和胎儿对钙的需要量都比较多，孕妇需多吃虾来补充钙。

◆ 虾肉富含锌，有利于胎儿生长发育

虾肉含有丰富的锌。锌对孕妇有着极其重要的作用，可促进胎儿脑组织发育，缺锌直接影响胎儿的智力。

◆ 虾肉具有益气、安胎、通乳的功效

虾肉富含维生素E，能促进性激素分泌，提高生殖能力，防止流产，促进乳腺分泌催乳素，增加乳汁分泌。

适宜孕产妇食用的肉禽乳制品

🍎 牛肉

牛肉的营养成分
（每100克含量）

三大营养素

蛋白质	17.8克
脂肪	2克
碳水化合物	0.2克

矿物质

钙	6毫克
铁	2.2毫克
磷	150毫克
钾	270毫克
钠	48.6毫克
铜	0.1毫克
镁	17毫克
锌	1.77毫克
硒	6.26微克

维生素

A	3微克
B_1	0.02毫克
B_2	0.24毫克
B_6	0.38毫克
B_{12}	0.8微克
D	243微克
E	0.42毫克
生物素	10.1微克
K	7微克
叶酸	6微克
泛酸	0.66毫克
烟酸	4.1毫克

牛肉简介

牛肉蛋白质含量高，脂肪含量低，味道鲜美，受人喜爱。

食用方法

烹调牛肉时多采取切块炖、煮、焖、煨、卤、酱等方法。

牛肉功效

◆ **牛肉富含蛋白质，有助于孕妇和胎儿健康**

牛肉中含丰富的蛋白质，可以供给构成人体组织所需的氮和氨基酸。牛肉中的蛋白质易被人体吸收，所以是孕妇补充蛋白质的理想食品。

◆ **牛肉富含维生素D，有利于胎儿生长发育**

牛肉富含维生素D，能促进全身骨骼及牙齿发育，预防佝偻病和骨质疏松的发生。孕妇对维生素D的需要量是正常人的两倍，故应多食牛肉。

◆ **牛肉富含锌、铁，具有补血益智、增强免疫力的功效**

牛肉富含铁和锌。铁可形成血红素和铁酵素，帮助全身氧气的运送，促进细胞能量的产生，从而产生体力，维持健康的免疫系统，预防缺血性贫血。锌有利于胎儿神经系统的发育，缺锌可直接影响胎儿智力。锌还能提高人体免疫力。

◆ **牛肉具有健脾、消肿、止渴的功效**

牛肉具有补中益气、滋养脾胃的作用，可用于防治孕妇因内分泌变化而造成的慢性腹泻、食欲不振、下肢浮肿等症。

🍎 猪蹄

牛肉的营养成分
（每100克含量）

三大营养素

蛋白质	23.2克
脂肪	17.7克
碳水化合物	1.9克

矿物质

钙	260毫克
铁	23.2毫克
磷	17.7毫克
钾	1.9毫克
镁	12毫克
锌	0.84毫克
硒	2.94微克

维生素

A	16微克
B₁	0.26毫克
B₂	0.11毫克
B₆	0.37毫克
B₁₂	0.4微克
D	230微克
E	0.1毫克
生物素	3微克
K	1微克
叶酸	0.7微克
泛酸	1毫克
烟酸	1.5毫克

猪蹄简介

猪蹄含有丰富的胶原蛋白，常吃可延缓衰老，被称为美容佳肴。

食用方法

选择脂肪洁白、肉色红润、无异味的新鲜猪蹄，尽量选择前蹄，采用炖、红烧、焖等烹调方法，每次食用约100克。

猪蹄功效

◆ **猪蹄具有安神的作用**

食用猪蹄有利于减轻中枢神经过度兴奋，对焦虑、神经衰弱、失眠等有改善作用。常喝猪蹄汤可缓解小腿抽筋或麻木痉挛现象。对孕产妇来说，猪蹄是一种营养健康的食品。

◆ **猪蹄富含胶原蛋白，常吃可预防冠心病和缺血性脑病**

猪蹄含有大量胶原蛋白和少量脂肪、碳水化合物，经常食用，可有效地防治肌营养障碍，对消化道出血等失血性疾病也有一定疗效，还可改善全身的微循环，从而防治冠心病和缺血性脑病。

◆ **猪蹄汤具有催乳与美容的作用**

猪蹄对哺乳期妇女能起到催乳和美容的双重作用。

🍎 鸡肉

鸡肉的营养成分 （每100克含量）			

三大营养素

蛋白质	18.5克
脂肪	9.6克
碳水化合物	1.4克

矿物质

钙	17毫克
铁	0.9毫克
磷	160毫克
钾	340毫克
钠	72.4毫克
铜	0.08毫克
镁	7毫克
锌	1.29毫克
硒	5.4微克

维生素

A	42微克
B_1	0.07毫克
B_2	0.08毫克
B_6	0.18毫克
B_{12}	0.4微克
D	221微克
E	0.2毫克
生物素	2微克
K	53微克
叶酸	11微克
泛酸	1.68毫克
烟酸	5毫克

鸡肉简介

鸡肉蛋白质含量高，而脂肪含量低，味道鲜美，营养丰富，深受人们喜爱。

食用方法

鸡肉不仅适于热炒、炖汤，而且比较适合冷食凉拌。

鸡肉功效

◆ 鸡肉有温中益气、补精填髓、益五脏、补虚损的功效

鸡肉适于由脾胃气虚、阳虚引起的乏力、胃脘隐痛、浮肿、产后乳少、虚弱头晕等症的病人食用。

◆ 鸡肉营养丰富，对孕妇和胎儿健康有益

鸡肉是高蛋白、低脂肪的健康食品，其中氨基酸的组成与人体的需要十分接近，极易被人体吸收，同时鸡肉含有的脂肪酸多为不饱和脂肪酸，对人体有益。

◆ 鸡肉富含维生素和矿物质，适合妇女产后调补

鸡肉含有多种维生素、钙、磷、锌、铁、镁等营养成分，是人体生长发育所必需的，特别适合妇女产后调补。

鸡肉食用注意事项

◆ 高温油炸的鸡肉不仅热量极高，经常食用还易患乳腺癌，对胎儿的发育也有很大的影响。

◆ 鸡胸肉是整鸡中热量和脂肪含量最低的部位，常食用可以有效预防妊娠期高血压疾病的发生。

◆ 吃鸡要去掉鸡皮，这样可以有效减少脂肪和胆固醇的摄入。

◆ 性别不同的鸡功效不同。雄性鸡肉属阳，温补作用较强，适合阳虚气弱患者食用；雌性鸡肉属阴，适合产妇、年老体弱及久病体虚者食用。

猪血

猪血的营养成分		矿物质		维生素	
（每100克含量）		钙	4毫克	A	12微克
		铁	8.7毫克	B₁	0.03毫克
		磷	16毫克	B₂	0.04毫克
主要营养素		钾	29毫克	D	386微克
蛋白质	12.2克	钠	56毫克	E	0.2毫克
脂肪	0.3克	铜	0.1毫克	生物素	2.3微克
碳水化合物	0.9克	镁	5毫克	K	90 微克
胆固醇	116毫克	锌	0.28毫克	烟酸	0.3毫克
		硒	7.94微克		

猪血简介

猪血中含人体不可缺少的无机盐，如钠、钙、磷、钾、锌、铜、铁等，含铁特别丰富。铁是造血必需的重要物质，有良好的补血功能。妇女分娩后膳食中要常有猪血，既防治缺铁性贫血，又增补营养，对身体大有裨益。

猪血功效

◆ 猪血是低热量、低脂肪、高蛋白食品

猪血属低热量、低脂肪、高蛋白食品，适合孕产妇食用。

◆ 猪血具有补血的功效

猪血含铁量很高，铁是造血的必需物质，机体缺乏铁元素会发生缺铁性贫血，贫血患者常吃猪血可起到补血的功效。

◆ 猪血含有锌、铜等矿物质，具有提高机体免疫功能和抗衰老的功效

猪血内所含的锌、铜等矿物质，有提高机体免疫功能和抗衰老的作用，猪血中的卵磷脂能抑制低密度胆固醇的有害作用。

◆ 猪血营养丰富，对孕妇和胎儿健康有益

猪血含有人体必需的8种氨基酸，还含铁、铜、锌、锰、钨、钴、钠、磷、钾、铬、硅、钙等多种人体必需的矿物质，营养丰富，适宜孕产妇食用。

食用方法

猪血在收集过程中非常容易被污染，最好购买经过灭菌加工的盒装猪血，可采用炒、炖、煮汤等多种烹饪方法，每次食用50克。

🍎 酸奶

酸奶的营养成分 （每100克含量）			维生素	
			A	17微克
	矿物质		B1	0.04毫克
	钙	118毫克	B2	0.06毫克
	铁	0.3毫克	B6	0.04毫克
	磷	85毫克	B12	0.1微克
主要营养素	钾	150毫克	C	1毫克
	钠	30.2毫克	D	232微克
蛋白质 3.1克	铜	0.03毫克	E	0.12毫克
脂肪 4.6克	镁	12毫克	K	1微克
碳水化合物 11.7克	锌	1.74毫克	叶酸	11微克
胆固醇 151毫克	硒	1.71微克	烟酸	0.2毫克

酸奶简介

酸奶不但具有新鲜牛奶的全部营养素，而且能使蛋白质结成细微的乳块，乳酸和钙结合生成的乳酸钙，更容易被消化吸收，是孕产妇补充营养的理想食品。

酸奶功效

◆ 酸奶含有乳酸菌，可提高免疫力

酸奶含有大量的乳酸菌，可促进人体肠内有益菌的繁殖，能改善肠内正常菌群的生存状态。

常喝酸奶可预防阴道炎及泌尿系感染，提高人体自然免疫功能，增强抵抗力，降低胆固醇，促进人体对矿物质的吸收。酸奶中还含有核酸，能增强孕妇的体质和免疫功能。

◆ 酸奶富含蛋白质，对孕妇和胎儿健康有益

酸奶含有的高质量的蛋白质有利于孕妇和胎儿的健康，可增强孕妇的免疫力。

◆ 酸奶富含矿物质，对孕妇健康和胎儿的生长发育有益

酸奶含有丰富的钙、钠、钾、镁、锌等营养物质，因良好的钙磷比而容易被人体吸收，乳酸菌的作用更能提高其利用率，对孕妇身体和胎儿的生长发育有重要作用。

◆ 酸奶具有通便止泻的功效

酸奶中的乳酸菌对防治孕妇便秘非常有效。乳酸菌能刺激大肠蠕动，促进排便顺利进行，同时可以将病原菌排出体外，达到改善腹泻的目的。

◆ 酸奶具有健胃消食的功效

酸奶能够促进消化液的分泌，增加胃酸，增强人的消化能力，促进食欲。

孕产妇饮用酸奶注意事项

酸奶是鲜奶经过乳酸菌发酵制成的，其pH值较低，如果孕妇在妊娠初期反应较大，而且反酸，说明胃酸多，这时不宜喝酸奶。在饭后，当胃里有一些食物后，是可以喝的，但要适量。

🍎 牛奶

牛奶的营养成分

（每100克含量）

主要营养素

蛋白质	3克
脂肪	2.9克
碳水化合物	4.1克
胆固醇	151毫克

矿物质

钙	135毫克
铁	0.3毫克
磷	73毫克
钾	157毫克
钠	36.5毫克
铜	0.02毫克
镁	11毫克
锌	3.36毫克
硒	1.94微克

维生素

A	11微克
B₁	0.04毫克
B₂	0.07毫克
B₆	0.03毫克
B₁₂	0.3微克
C	1毫克
D	240微克
E	0.21毫克
生物素	117微克
K	2微克
叶酸	5微克
泛酸	0.55毫克
烟酸	0.2毫克

牛奶简介

牛奶是人们喜爱的饮品之一，含有丰富的蛋白质、钙、磷、钾等营养素，人体吸收率高达98%，是其他食物无法比拟的。

牛奶功效

◆ 牛奶中钙、磷、钾等矿物质含量丰富，是孕产妇的理想饮品

每升牛奶可提供1200毫克的钙，且极易被人体吸收利用，很少刺激胃肠道，并能有效地维持人体酸碱平衡，是孕产妇的理想饮品，经常饮用可预防孕产妇缺钙。

◆ 牛奶具有润肺、润肠、通便的作用

牛奶可治反胃，有补益劳损、润大肠、治下痢、除黄疸的功效。

◆ 牛奶可提高机体免疫力

牛奶脂肪球颗粒小，呈高度乳化状态，易于消化吸收，且胆固醇含量少，对中老年女性尤为适宜。同时，牛奶中存在多种免疫球蛋白，能增强人体免疫力。

孕产妇饮用牛奶注意事项

◆ 不可空腹喝牛奶。喝牛奶前最好吃点东西，或边吃食物边喝牛奶，可配合面包、蛋糕、点心等，以降低乳糖的浓度，有利于营养成分的吸收。

◆ 避免与茶同饮。乳糖含有丰富的钙离子，茶叶含有丰富的鞣酸，会阻碍钙离子的吸收。

◆ 不宜采用铜器加热。铜能加速对维生素C的破坏，并对牛奶中发生的化学反应具有催化作用，因而会加速营养成分的损失。

◆ 冲调牛奶的水温应控制在40～50℃，温度过高会破坏牛奶中的奶蛋白等营养物质。

◆ 牛奶忌与含植酸的食物(如菠菜)同食，以免影响人体对钙的吸收。

◆ 并不是所有人都适合饮用牛奶。若饮用牛奶有不良反应，可用酸奶代替。

适宜孕产妇食用的主食

🍎 玉米

玉米的营养成分

(每100克含量)

主要营养素

蛋白质	4克
脂肪	2.3克
碳水化合物	40.2克
膳食纤维	10.5克

矿物质

钙	1毫克
铁	1.5毫克
磷	187毫克
钾	238毫克
钠	1.1毫克
铜	0.25毫克
镁	96毫克
锌	0.9毫克
硒	1.63微克

维生素

A	63微克
B1	0.21毫克
B2	0.06毫克
B6	0.11毫克
B12	15微克
C	10毫克
E	1.7毫克
生物素	216微克
K	1微克
胡萝卜素	0.34毫克
叶酸	12微克
泛酸	1.9毫克
烟酸	1.6毫克

玉米简介

玉米是粗粮中的保健佳品，对人体的健康颇为有利，有些地区以它作为主食。

食用方法

煮熟后每次食用100克，可整个熟吃，也可做玉米面粥、玉米面馒头等主食。烤制后食用风味独特。

玉米功效

◆ 玉米富含维生素C，对孕妇与胎儿健康有益

玉米富含维生素C，有长寿、美容作用，有益孕妇与胎儿健康。玉米胚尖所含的营养物质有增强人体新陈代谢、调节神经系统的功能，能使皮肤细嫩光滑，抑制、延缓皱纹产生。

◆ 玉米有调中开胃、降低血压、降低血清胆固醇的功效

中美洲印第安人不易患高血压与他们主要食用玉米有关。

◆ 玉米具有防治便秘的功效

玉米中的维生素B6、烟酸等成分，有刺激胃肠蠕动、加速粪便排泄的作用，可防治便秘、肠炎、肠癌等。

食用提示

◆ 食用玉米时，应把玉米粒的胚尖全部吃掉，因为玉米的许多营养都集中在这里。

◆ 玉米熟吃更佳，烹调尽管使玉米损失了部分维生素C，却获得了更有营养价值的抗氧化剂活性。

◆ 玉米发霉后能产生致癌物，所以发霉玉米绝对不能食用。

🍎 小米

小·米的营养成分
（每100克含量）

主要营养素		矿物质		维生素	
蛋白质	9.2克	钙	9毫克	A	17微克
脂肪	3.2克	铁	5.6毫克	B1	0.67毫克
碳水化合物	73.3克	磷	240毫克	B2	0.12毫克
膳食纤维	1.6克	钾	239毫克	B6	0.18毫克
		钠	9毫克	B12	73微克
		铜	0.54毫克	E	3.63毫克
		镁	107毫克	生物素	143微克
		锌	2.08毫克	胡萝卜素	0.19毫克
		硒	4.74微克	叶酸	29微克
				泛酸	1.7毫克
				烟酸	1.6毫克

小·米简介

我国北方许多妇女生育后，有用小米加红糖来调养身体的传统。小米熬粥营养丰富，富含维生素和无机盐，维生素B1含量是大米的数倍，无机盐含量也高于大米，是孕妇滋补佳品。

食用方法

小米主要作主食应用，可做成饭、粥，还可磨粉后制作各类糕、饼等。

小·米功效

◆ 小米富含碳水化合物，适合孕产妇食用

小米含有丰富的碳水化合物，孕妇怀孕期间要消耗体内10%以上的热量和80%以上的蛋白质，所以必须吸收大量的碳水化合物和动植物脂肪以补充体内能量。

◆ 小米中含有的粗脂肪可以补充孕妇所需的热量

小米含有大量的粗脂肪。脂肪的主要功能是供应热量，妊娠期间热量需要增加，小米中的粗脂肪正好可以补充孕妇所需的热量。

◆ 小米富含B族维生素，对孕产妇和胎儿健康有益

小米含有大量的B族维生素，对孕妇和胎儿健康有益。B族维生素的主要功能是预防神经炎，促进胎儿发育，促进乳汁分泌。故孕妇应多食小米，促进胎儿发育，为产后泌乳做好准备。

◆ 小米具有滋阴养血的功效

小米所含营养易被人体吸收，有养肾气、除胃热、利小便、消肿等功能，还对治疗贫血有一定的辅助作用，特别适宜孕妇产后食用。孕妇患肾病者尤为适用。

◆ 小米具有健胃止呕的功效

小米有益脾胃、除烦热的作用，对于脾胃虚弱、反胃、呕吐及脾虚泄泻、消化不良等症有一定疗效，适用于治疗孕妇妊娠中毒症之呕吐、心烦。

◆ 小米具有益肾安胎的功效

小米有养肾气的作用，能安胎。常吃小米有助于 提高细胞寿命，是治疗习惯性流产的一种食疗方法。

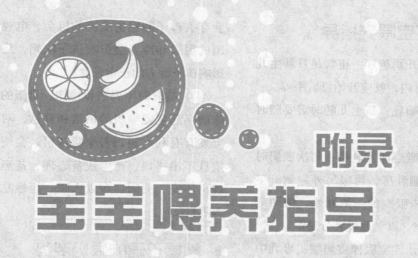

附录

宝宝喂养指导

　　母乳是新生宝宝最科学、最理想的食品，母乳的作用是任何代乳品都无法比拟的。健康母亲的乳汁分泌量可满足4～6个月以内婴儿营养的需要。在婴儿满月前应提倡按需哺乳，以促进乳汁分泌。1个月后的婴儿，可逐渐采取定时喂养，但时间不必规定得过于呆板。4个月以上的婴儿，单纯母乳喂养已不能满足其生长发育的需要，即使是人工喂养的婴儿，也不能单纯靠增加牛乳的量来满足婴儿的营养需要。一般来说，当每日摄入的奶量达到1000毫升以上或每次哺乳量大于200毫升时，就应增加辅助食品，以保障乳儿的健康，开始逐步断奶。婴儿5～6个月正处于断奶期，此时，婴儿已开始分泌淀粉酶，可以添加一些淀粉类辅食、动物性食物、果蔬类及植物油。

母乳喂养

新生宝宝喂养指导

◆ 越早开奶越好：正常足月新生儿出生后半小时内，就应开始母乳喂养。

◆ 按需哺乳：新生儿随时需要随时哺乳。

◆ 轮流吸空两侧乳房：每次喂奶时应先吸空一侧乳房，再吸另外一侧，下次喂哺则从未吸空的一侧开始，使两侧乳房轮流吸空，以刺激母乳分泌。

◆ 不要让宝宝吸橡皮奶嘴：母乳中的营养成分和水分能够满足从出生到4个月宝宝生长发育的全部需要，不必再加糖水、菜水和其他代乳品。吸橡皮奶嘴容易出现"乳头错觉"，使宝宝拒奶、烦躁而导致母乳喂养的失败。

◆ 母亲在感冒时可以继续哺乳：感冒时哺乳母亲应戴口罩，以防止病毒传染给宝宝，尽量不要用手接触孩子的手、鼻子和嘴巴。如果母亲体温在38℃以上，应暂时停止喂奶，待体温恢复正常后再喂。在停止哺乳期间，应及时把乳汁挤掉，以防乳汁结块及影响乳汁分泌。

◆ 妈妈不要边看电视边哺乳：妈妈在哺乳时与婴儿逗乐、谈天，交流情感，不仅有利于增进母子感情，还有利于婴幼儿大脑发育。而哺乳时看电视，会夺去母子间感情交流的机会，电视发出的射线和声音会影响孩子吃奶，还会影响孩子听力的正常发育。

◆ 哺乳时不要浓妆艳抹：母亲的乳味能唤起宝宝愉快的情绪和食欲，对宝宝发育有利。妈妈若涂脂抹粉，会使宝宝认不出妈妈，产生戒备心理，甚至表现出不安、哭闹、难以入睡、拒绝吃奶等不良反应。

掌握正确的喂奶姿势

母亲可选择舒服轻松的姿势来喂哺婴儿，只要宝宝能含住乳头即可。可尝试多种喂奶姿势，选择最舒服的一种。一天之内，要变换多种授乳姿势，这样可保证婴儿不会仅向乳晕一个部位施加压力，还可避免乳腺导管阻塞。如果坐着授乳，要让坐姿舒适。必要时，用软垫和枕头支持双臂和背部。

刚开始哺乳时，母亲所选择的哺乳姿势可能会受到分娩的影响。若做过会阴切开术，就会觉得坐起来非常不舒服，因此，侧卧哺乳更为适合。如果做过剖宫产手术，腹部有伤口，可把婴儿放在床上，靠在自己身旁哺乳。

在分娩后头几周的晚上，母亲应采取侧睡姿势。如果希望更舒服些，则可在母亲手臂下垫上枕头，轻轻地怀抱婴儿，让宝宝躺在枕头上，紧靠在母亲身旁，以便吸吮乳头。这时母亲一定要警醒，不可因劳累熟睡而压住孩子，使孩子窒息。

🍎 喂完奶要让宝宝打嗝

宝宝吃奶时会吸进很多空气，立即躺下就会吐奶。可以竖抱宝宝，从下往上轻轻拍拍宝宝的后背，待宝宝打嗝后再让宝宝躺下睡觉，将宝宝的头部稍微垫高一点。

🍎 母乳质量巧改善

早喂奶，勤哺乳

喂奶时间越早，越能刺激乳母分泌乳汁。断脐后，马上让母子皮肤直接接触，24小时母婴同室。早喂奶、多吸吮、按需哺乳是促进乳汁分泌的有效措施。不要因为最初几天乳汁不足，就放弃母乳喂养。

因为母亲在分娩后2~7天正处在泌乳期，乳汁由少到多要有个过程，在此期间，只要给宝宝频繁哺乳，母乳就一定会多起来。

食量充足，营养丰富

母乳是由母体营养转化而成，所以喂奶的妈妈应保证营养充足，多进食营养丰富的食物，以满足自身需要和泌乳需要。

乳母食物中蛋白质含量应该多一些，因为食物中的蛋白质仅有40%转化成母乳中的蛋白质。乳母还应摄入足够的热量和水，较多的钙、铁、维生素B_1和维生素C。

此外，乳母不应偏食、挑食，否则会影响母乳质量。如果肉、蛋、青菜吃得少，乳汁就会缺乏叶酸和维生素B_{12}，婴儿易患巨幼细胞贫血。

乳母一般每天应吃粗粮500克，牛奶250克，鸡蛋两个，蔬菜500克，水果250克，油50克，适量的肉类和豆制品。

保持心情稳定

泌乳和排乳受中枢神经系统和内分泌调节，不良情绪刺激会干扰这种调节作用，所以，乳母应力求保持轻松愉快的情绪。

避免疲劳

产妇在分娩时，精神、体力消耗极大，需要较长时间的恢复。然而许多母亲需昼夜照料孩子，得不到充分的休息，就会影响泌乳的质量。所以，丈夫和家人要多分担孩子的护理工作，使妻子有较多时间休息。休息不等于卧床，乳母也应进行适度活动，才有助于身体恢复，也有助于泌乳。

谨慎用药

许多药物都能通过乳汁进入婴儿体内，所以，母亲用药要慎之又慎，最好按医生指导用药。应该避免用下列药物：安定、异烟肼、可待因、氯霉素、红霉素、四环素、磺胺类药、氯丙嗪、阿托品、阿司匹林、苯巴比妥等。

不要喂水，不要让宝宝吸橡皮奶嘴

母乳中的营养成分和水分能满足新生宝宝生长发育的全部需要，不必再加糖水、菜水和其他代乳品。宝宝出生头几天，即使初乳分泌量较少，也不必加任何食物和饮料。吸橡皮奶嘴会出现"乳头错觉"，使宝宝拒奶、烦躁，从而导致母乳喂养失败。

🍎 宝宝不宜平躺吃奶

婴儿平躺在床上哺乳或用奶瓶吃奶，虽然有利于婴儿入睡，却非常容易引起中耳炎。

咽部与中耳之间有一相通的管道，叫咽鼓管。婴儿的咽鼓管比成人短，但粗细相同，而且几乎呈水平状态。婴儿平躺吃奶常发生溢奶或呕吐，呕吐物容易通过咽鼓管进入中耳内，从而引起发热、耳痛和慢性中耳炎。如果常年流脓，还会导致听力下降。

因此，婴儿吃奶时不宜平躺。吃奶后应轻轻拍打婴儿背部，以防溢奶、呕吐和发生中耳炎。

🍎 掌握1～3个月宝宝每天喂奶次数

母乳是婴儿最理想的食物。母乳不仅营养丰富，容易被婴儿消化吸收，而且含有多种免疫成分，所以，母乳喂养的婴儿患病率较低。

由于哺乳时母婴直接接触，可以促进婴儿智能发育。母乳喂养经济方便，温度适宜，不易过敏，并能加快乳母的子宫复原。母乳喂养是婴儿喂养的最佳选择。

一般健康母亲的乳汁分泌量常可满足4～6个月以内婴儿营养的需要。在婴儿满月前应提倡按需哺乳，以促进乳汁分泌。

1个月后的婴儿，只要母乳充足，每次吸奶量增多，吸奶的间隔时间会自然延长，此时可逐渐采取定时喂养，但时间不能规定得过于呆板，否则会造成母亲精神紧张。

一般情况下，两个月以内的婴儿每隔3～4小时喂奶1次，一昼夜吃6～8次；3～4个月的婴儿每日喂6次左右；以后渐减。

混合喂养

母乳不足时先喂母乳

母乳喂养的婴儿，如果体重增长不理想，则说明母乳不足，此时应选用配方奶或其他代乳品加以补充，这叫做部分母乳喂养，也称为混合喂养。

混合喂养虽然比完全人工喂养好，但终究不如纯母乳喂养，而且加用奶瓶喂养，可使婴儿产生乳头错觉，而不愿吸吮母亲乳头。

如果母乳分泌量不足，必须先尽量设法增加乳汁分泌，保证母亲营养与睡眠充足，必要时进行催乳治疗，而不应轻易改为部分母乳喂养。

只有在母乳确实不足而又无法改善时，才不得不实行部分母乳喂养。一般应力争母乳喂养到4个月后才改为混合喂养或人工喂养。

混合喂养的过程一般是先喂母乳，再喂牛奶。乳汁及时排空能够促进再分泌和乳量的增加。开始时可不限制加喂牛奶的量，任婴儿吃，直到满足其食欲，然后观察婴儿大便情况，再确定是否增加乳量。

若母亲白天上班无法喂奶，可以每天喂数次配方奶代替母乳，但每天喂哺母乳不宜少于3次，否则，母乳分泌有迅速减少的可能。

精心为宝宝选择优质的鲜牛奶

当妈妈母乳不足，希望给宝宝加喂鲜牛奶时，要认识到牛奶属于易变质食品，在选购鲜奶时需要注意以下事项：

尽量买本地出产的鲜奶产品

本地品牌产品减少了运输和储藏环节，减少了在这些环节使奶品变质的可能。

尽量买最新鲜的奶品

尽量购买保质期比较短的奶品。保质期越长，则营养成分的损失越可能增加，添加防腐剂等成分的可能性越大。不新鲜的产品营养价值降低，食品安全风险加大，会对娇弱的宝宝构成威胁。

尽量买最天然的奶品

尽量买最天然形态的牛奶，少买添加多种原料的牛奶，尽量不买高度加工食品。天然形态的奶品掺假难度更高，混合产品则容易得多。纯牛奶的造假难度比乳饮料和奶粉要高一些。

精心为宝宝选择优质的婴儿奶粉

如果妈妈母乳不足，或由于其他原

因而不能给宝宝喂奶，就要为宝宝精心选择优质的婴儿奶粉。

目前市场上销售的各种婴儿奶粉，其营养成分各有不同，质量存在很大差异，妈妈要仔细分辨。曾报道有长期食用伪劣奶粉，而导致营养极度缺乏的"大头宝宝"；有长期食用添加有害化学物质三聚氰胺的奶粉，而导致肾结石的"结石宝宝"。

为了宝宝的身体健康和营养均衡，妈妈一定要为宝宝选择质量可靠、营养丰富的优质婴儿奶粉。如果条件允许，最好选择国际知名奶粉品牌，确认通过国际权威机构的严格质量检测。

另外，还要注意宝宝食用婴儿奶粉后的反应，当发现所食用的婴儿配方奶粉与宝宝的体质不合时，应立即停止食用这个牌子的奶粉，改用其他品牌配方奶粉。

● 真假奶粉巧鉴别

试手感

用手指捏住奶粉包装袋来回摩擦，真奶粉质地细腻，会发出"吱吱"声；而假奶粉由于掺有绵白糖、葡萄糖等成分，颗粒较粗，会发出"沙沙"声。

辨颜色

真奶粉呈天然乳黄色；假奶粉颜色较白，细看有结晶和光泽，或呈漂白色或其他不自然的颜色。

闻气味

打开包装，真奶粉有牛奶特有的乳香味；假奶粉乳香甚微，甚至没有乳香味。

尝味道

把少许奶粉放进嘴里品尝，真奶粉细腻发黏，易粘住牙齿、舌头和上腭部，溶解较快，且无糖的甜味；假奶粉放入口中很快溶解，不粘牙，甜味浓。

看溶解速度

把奶粉放入杯中，用冷开水冲，真奶粉需经搅拌才能溶解成乳白色混浊液；假奶粉不经搅拌即能自动溶解或发生沉淀。

用热开水冲时，真奶粉形成悬漂物上浮，搅拌之初会粘住调羹；假奶粉溶解迅速，没有天然乳汁的香味和颜色。其实，所谓"速溶"奶粉，都掺有助溶剂，真正速溶奶粉是没有的。

掌握假品特征

有些假奶粉是用少量奶粉掺入白糖、菊花精和炒面混合而成的，其最明显的特征是有结晶，无光泽，呈白色或其他不自然的颜色，粉粒粗，溶解快，即使在凉水中不经搅拌也能很快溶解或沉淀。

人工喂养

🍎 掌握好人工喂养的方法

◆ 根据婴儿的月龄和具体消化情况，按比例配制好需要的奶。

◆ 橡皮奶头孔的大小以倒置可连续滴出为宜。

◆ 奶的温度不宜过高，以奶汁滴在大人手臂内侧感到不冷也不过热为宜。

◆ 喂奶时应先把婴儿抱起，让婴儿斜卧在妈妈怀里，切忌平卧时喂奶、喂水，以免奶水呛入气管。

◆ 喂奶时应将整个奶嘴充满奶液，以免宝宝吸入空气而引起溢乳。

◆ 每次喂完奶要将婴儿竖抱起来，头斜靠在大人肩上，轻轻拍其背部，让婴儿打嗝，以便将吃奶时吸入的空气排出。稍后将婴儿放下，并使其略右侧卧，以防止溢奶呛入气管。

◆ 给3个月前的婴儿喂奶时，要选择在婴儿清醒、比较兴奋的时间进行，但婴儿仍常常吃着吃着便睡着了。

◆ 母亲在喂奶时要注意观察婴儿的动静，如发现他吮吸无力，节奏缓慢，就应适当地活动一下婴儿。一般是用手轻轻揪搓耳朵，也可以改变一下抱姿，或有意将奶头从婴儿嘴中抽出等，以此唤起婴儿的兴奋，使其继续吃奶。如果仍不能唤醒婴儿，就不必勉强，让他安然入睡。可视婴儿的需要，提前下次喂奶的时间。

🍎 掌握好人工喂养的牛奶温度

奶温过高的危害

如果牛奶温度太高，就会烫伤婴儿的口腔及食管黏膜，导致局部黏膜充血、水肿、疼痛感，造成口腔炎、食管炎，影响宝宝的进食。

奶温过低的危害

如果奶温太低，就会影响孩子胃肠道的功能，使其肠蠕动增加，牛奶不能很好地消化吸收，从而出现腹泻。

试奶温的方法

喂奶前，先将奶液滴于大人手腕内侧或手背皮肤上，来确定温度是否适宜。如果感到不冷不热，与手的皮肤温度相似（36~37℃），就可以给孩子吃了。此方法既简单又可靠，家长不妨试一试。在一个大杯子里倒入凉水，将奶瓶放在其中来回搅动，可快速冷却。

🍎 确保宝宝奶嘴奶瓶用品安全无毒

妈妈在为宝宝选择奶嘴奶瓶时，要选择用食品级硅胶制成的安全奶嘴，口感柔软，方便宝宝吮吸。要确保奶瓶的材质和瓶身印刷油墨绝对不含任何重金属成分。奶嘴和奶瓶各部件均可耐高温至120℃，可在水中煮沸消毒，不变形。

🍎 莫忘给宝宝的奶具消毒

奶具被细菌污染是导致婴儿腹泻的主要原因，因此家长一定要认真对宝宝的奶具进行消毒。奶粉渣滓很容易残留在奶嘴的头部和内侧，清洗不净易滋生细菌，家长一定要认真清洗消毒。

婴儿用的食具，如奶瓶、奶嘴、水瓶、盛果汁的小碗、小勺等，每日都要消毒。最好按婴儿吃奶次数准备奶瓶，如每日吃5次奶，即准备5个奶瓶。

宝宝食具的消毒方法是：将奶瓶洗干净，放入锅内，锅内放入凉水，水面要盖过奶瓶，加热煮沸5分钟，用夹子夹出，盖好待用。

橡皮奶嘴可在沸水中煮3分钟。每次用完后，立即取下清洗干净，待下次用时用沸水浇烫即可。

添加辅食

🍎 喂果蔬汁补充维生素C

母乳中维生素C的含量较不稳定，若母亲营养不均衡，摄入维生素C（水果、新鲜蔬菜）较少，其乳汁中维生素C含量亦偏低。牛乳中的维生素C含量只有人乳的1/4，且于煮沸后即被破坏殆尽。所以，人工喂养的婴儿更容易发生维生素C缺乏。一般应在出生后1～2个月开始添加新鲜果汁、菜汁，以补充维生素C。

果汁的做法

选用富含维生素C的新鲜、成熟的水果，如柑橘、草莓、西红柿、桃子等，洗净，去皮，用小刀把果肉切成小块，或直接搅碎放入碗中，用汤匙背挤压出果汁，或用消毒的纱布挤出果汁，柑橘类亦可用榨汁器制作成果汁。

菜汁的做法

选用鲜嫩的蔬菜，洗净，切碎，置于沸水中，盖上锅盖煮开。稍凉后，将菜汁滤出。

果汁和菜汁的喂法

开始时可以用温开水将果汁稀释一

倍，第一天每次只喂1汤匙，第二天每次两汤匙，第三天每次3汤匙……这样一天一天地逐渐增加，满10汤匙时，就可以用奶瓶喂果汁。

等孩子习惯后就可以用凉开水稀释，一天可喂3次，每次喂30～50毫升。

不要在喂奶前喂果汁或菜汁，最好在两次喂奶之间或洗澡、活动后喂。在喂果汁或菜汁的过程中，如果孩子出现呕吐、腹泻，就应暂停添加，待正常后，可再从少量开始添加，或改变果汁的种类。

在水果中，苹果、西红柿有收敛作用，可使大便变硬；柑橘、西瓜、桃子有使大便变软的功能。

● 从4个月开始给宝宝添加辅食

对于4个月以上的宝宝，单纯的母乳喂养已经不能够满足宝宝生长发育的需要，即使是人工喂养的宝宝，也不能够单纯靠增加牛乳的量来满足其营养需要。

一般来说，当每日摄入的奶量达到1000毫升以上，或每次哺乳量大于200毫升时，就应增加辅助食品，为断奶做准备。

宝宝5～6个月已开始分泌足够的淀粉酶，可以添加一些淀粉类辅食（如奶糕、米粉、饼干等）、动物性食物（如肝、蛋、鱼等）、果蔬类及植物油。可

按不同月龄婴儿的需要和消化能力加喂辅食，使其逐渐适应。

● 4~6个月的婴儿辅食添加方法

奶糕

婴儿3~4个月时可适量加喂奶糕。调配方法是取适量奶糕粉，用温开水或牛奶调成糊状喂食。5~6个月的婴儿也可用小勺喂食，然后再喂部分牛奶。

肝泥

婴儿6个月时可开始添加少许肝泥。将生猪肝用刀背横刮，刮取血浆样的东西即为肝泥，可加入粥内煮熟。为婴儿做粥切忌加碱，以免破坏营养素。

蔬菜与水果

可适量添加四季蔬菜，如萝卜、胡萝卜、黄瓜、西红柿、茄子、柿子椒、菠菜等，同时适量添加四季水果，如苹果、柑橘、梨、桃、葡萄等。

面条

选用薄、细面条，用水煮烂，然后加少许菜泥或蛋黄。婴儿6个月时可加少许鱼松、肝泥、蛋羹，还可加少量熟过的酱油调味。

鱼泥

婴儿6个月时可开始添加少许鱼泥。将鱼蒸熟，去皮去骨，鱼肉搅烂即可。

蛋黄

从4个月开始婴儿即可添加蛋黄。每日开始喂1/4煮熟的蛋黄，压碎后分两次混合在牛奶、米粉或菜汤中喂。以后逐渐增加至1/2~1个，6个月时便可以吃蒸鸡蛋羹了，可先用蛋黄蒸成蛋羹，以后逐渐增加蛋白量。

粥

将米洗净，煮成烂粥，开花，收汤，成米糊状。可用菜汤调味，以后可逐渐在粥中加入少许菜泥、鱼泥。

🍎 7~9个月的婴儿辅食添加方法

◆ 7~9个月的婴儿多已出牙，所以应及时添加饼干、面包干等固体食物，以促进牙齿的生长和培养咀嚼、吞咽等习惯。

◆ 最初可在每天傍晚的一次哺乳后补充淀粉类食物，以后逐渐缩短这一次的哺乳时间而增加辅食量，直到该次完全喂给辅食而不再吃奶，然后在午间依照此法给第二次，这样可逐渐过渡到三餐谷类和2~3次哺乳。

◆ 人工喂养的婴儿，7个月时还应保证每天500~750毫升的牛奶供给。

◆ 在喂粥和烂面的基础上，可以添加碎蔬菜、肝类、全蛋、禽肉、豆腐等食品，以使食谱丰富多彩，菜肴形式多样，增加小儿的食欲。

◆ 继续给予水果和鱼肝油。

🍎 10~12个月婴儿应开始断奶

◆ 10个月左右婴儿的饮食已固定为早、中、晚三餐，主要营养的摄取已由乳类转向辅助食物，变辅食为主食了。此时继续喂哺母乳，会影响婴儿的食欲，甚至到晚上不吃母乳不睡觉，弄得妈妈身心疲惫，对母婴均不利。

◆ 11~12个月的宝宝就可以完全断奶了。断奶时孩子会哭闹几天，妈妈应采取断然措施，可暂时与婴儿分离，坚持数天，就可以保证断奶成功。

🍎 最好别在夏天断奶

随着婴儿的逐渐长大，单靠母乳已经不能满足婴儿发育的需要，应当有计划地增加辅食。当辅食增至一定程度后，再继续喂母乳就会影响婴儿进食其他食品，此时就该为婴儿断奶了。

给婴儿断奶必须早做准备，逐渐为婴儿增加辅食，并减少哺乳次数，最后完全停喂母乳。

有些母亲事先不加辅食，想断奶时就突然停喂，甚至采取往奶头上抹辣椒等强制手法，结果使婴儿在相当一段时间内不能正常饮食，影响孩子的身心健康。

断奶最理想的时间是在婴儿10~12个月时，若赶上炎夏季节，可推迟到秋凉季节。因为夏季气候湿热，适合细菌生长繁殖，小儿极易患腹泻等消化道传染病，这时给小儿断奶是不适宜的。

🍎 宝宝营养不良的表现

营养不良是因营养供应不足、不合理喂养、不良饮食习惯及精神、心理因素而导致厌食、食物吸收利用障碍等引起的慢性疾病。

☀ 宝宝营养不良的表现：

◆ 体重减轻，皮下脂肪减少、变薄。腹部皮下脂肪先减少，继之躯干、臀部、四肢，最后两颊脂肪消失而似老人。

◆ 皮肤干燥、苍白松弛，肌肉发育不良，肌张力低。

◆ 轻者常烦躁哭闹；重者反应迟钝、消化功能紊乱，可出现便秘或腹泻。

爱心提示

在对营养不良的治疗上，轻者可通过调节饮食使其恢复，重者应送医院进行治疗。

🍎 宝宝食欲不振怎么办

◆ 一般情况，婴儿每日每餐的进食量是比较均匀的，但也可能出现某日或某餐进食量减少的现象。不可强迫孩子进食，只要给予充足的水分，孩子的健康不会受损。

◆ 婴儿的食欲可受多种因素的影响，如温度变化、环境变化、接触不熟悉的人及体内消化和排泄状况的改变等。

◆ 短暂的食欲不振不是病兆，如连续2~3天食量减少或绝食，并出现便秘、手心发热、口唇发干、呼吸变粗、精神不振、哭闹等现象，则应注意。

◆ 不发热者，可给予助消化的中药和双歧杆菌等菌群调节剂，也可多喂开水（可加果汁、菜汁）。婴儿积食消除，消化通畅，很快便会恢复正常的食欲。如无好转，应去医院进一步检查治疗。

🍎 宝宝腹泻时应如何喂养

婴儿腹泻时，饮食要进行以下调整：

◆ 首先减轻胃肠道负担，轻者不必禁食和补液；重者可禁食6～8小时，静脉输液纠正脱水及电解质紊乱。

◆ 脱水纠正后，先用口服补液和易消化的食物，由少到多，从稀到稠。原为母乳喂养的，每次吃奶时间要缩短。

◆ 原为混合喂养的，可停喂牛奶或其他代乳品，单喂母乳。

◆ 原为人工喂养者，牛奶量应减少，适当加水或米汤。

◆ 原来已加辅食的，亦可减量或暂停喂辅食。

◆ 患儿腹泻经治疗，病情逐渐好转，大便每日2～3次，水分减少，身体基本恢复正常时，再逐渐添加辅食，以免再次导致腹泻。一般需1～2周才能恢复到原来的饮食。

🍎 让宝宝养成良好的进食习惯

◆ 婴儿进餐时要有固定的座位，吃东西时不打闹、不说笑。吃饭前不要给婴儿吃零食，以免影响食欲，使婴儿产生厌食情绪。

◆ 要训练婴儿自己吃东西。

◆ 10~12个月的婴儿还不能自己拿匙吃东西，在喂他时，可以给他一把匙，让他自己试试。

◆ 可以扶着他的手，把食物送到嘴里。

◆ 有时可以给他一块饼干或馒头片，让他自己用手拿着吃。

◆ 要逐渐培养婴儿自己吃饭的习惯，不能因为怕弄脏而不让婴儿自己动手，否则到了3～4岁时他也不会自己动手吃饭的。

🍎 宝宝偏食的危害

◆ 偏食的孩子吃饭时，爱吃的多吃，不爱吃的少吃甚至不吃，饱一顿、饥一顿，易造成胃肠功能紊乱，影响消化吸收，若不纠正，可使婴幼儿生长发育迟缓，甚至停滞。

◆ 偏食可使婴幼儿食欲减退，久之可致营养不良及贫血，抗病能力下降，易患感染性疾病和消化道疾病。

◆ 偏食还能引起各种维生素缺乏性疾病。如不吃全脂乳品、豆类、肝等食物，或不吃胡萝卜、西红柿、绿色蔬菜等，可因维生素A缺乏而致夜盲症，严重者可引起角膜混浊、软化、溃疡甚至穿孔，最终导致失明。

◆ 爱吃荤菜而不吃新鲜的绿叶菜、西红柿及水果的婴儿，可因体内缺乏维生素C而致坏血病。轻者牙龈出血，重者引起骨膜下、关节腔内及肌肉内出血，婴儿肢体疼痛、拒抱，影响肢体活动，严重时可引起骨折。

◆ 不吃鱼、虾、蛋黄、香菇等含维生素D的食物，可致维生素D缺乏，如不及时补充与治疗，轻者婴儿多汗，夜啼，重者可抽风，并引起骨骼畸形，如"鸡胸"、"O"型或"X"型腿等。